Reanimation von Erwachsenen und Kindern

Atemwege freimachen (Mundhöhle inspizieren, wenn erforderlich freiräumen)

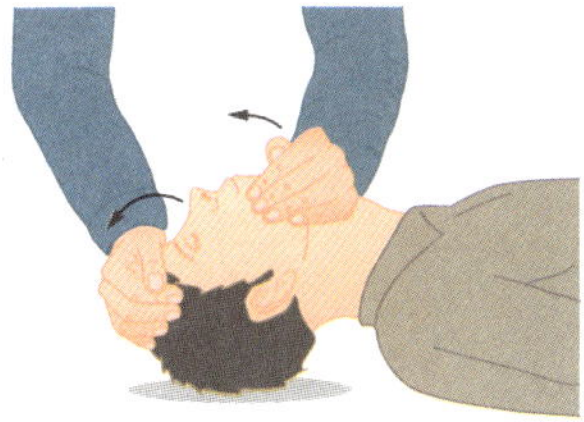

Thoraxkompression

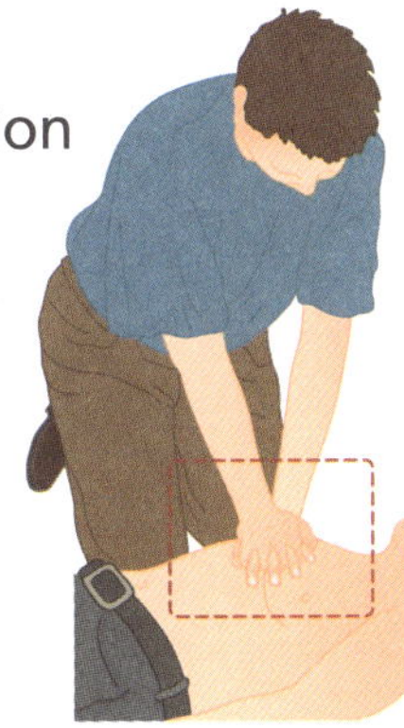

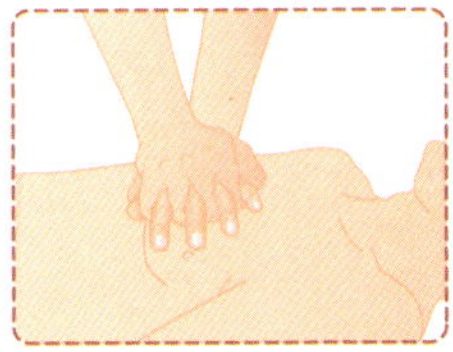

Beatmung

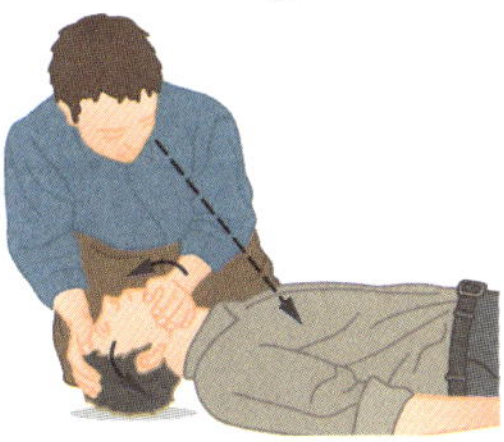

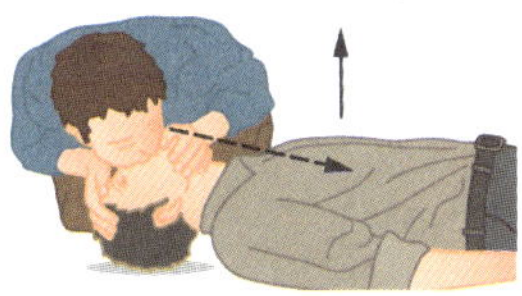

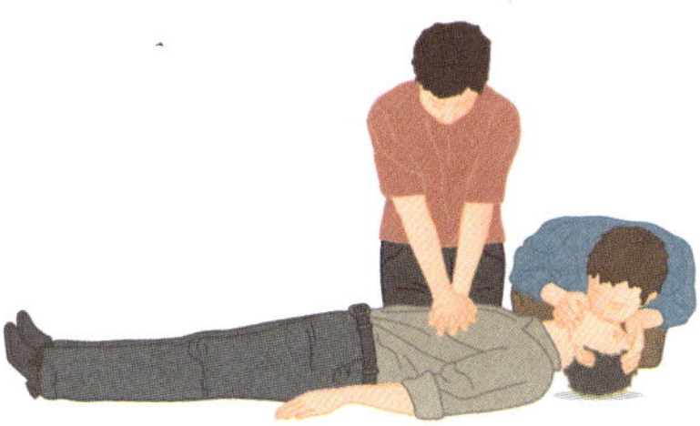

30 Kompressionen → 2 x beatmen

Reanimationsparameter Erwachsene:

Beatmungsfrequenz	etwa 6–8 pro Minute
Beatmungsvolumen	etwa 700–1 000 ml
Herzmassagefrequenz	etwa 100 pro Minute
Drucktiefe	etwa 4–5 cm

Lutz Rothe, Volker Swarek

Erste Hilfe konkret

für Ausbildung und Praxis

7. Auflage

Bestellnummer 92000N

Bildungsverlag EINS
westermann

service@bv-1.de
www.bildungsverlag1.de

Bildungsverlag EINS GmbH
Ettore-Bugatti-Straße 6-14, 51149 Köln

ISBN 978-3-427-**92000**-7

westermann GRUPPE

Inhaltsverzeichnis

Vorwort zur 7. Auflage

Liebe Leserin, lieber Leser,

das Ihnen vorliegende Lehrbuch und Nachschlagewerk wurde zusammen mit Helfern, Ausbildern, Rettungsdienstpersonal und Ärzten entwickelt. Durch diese Praxisnähe und die Berücksichtigung aller für diesen Bereich relevanten Themen ist es in allen Ausbildungen vom Ersthelfer bis zum Sanitäter, zur Vorbereitung auf die Rettungssanitäter und die Krankenpflege-Ausbildung einsetzbar.

In den 20 Jahren seit dem Erscheinen der ersten Auflage 1997 hat sich unser Buch in Deutschland zu einem Standardlehrwerk entwickelt, welches von Hilfsorganisationen, Feuerwehren, in Pflegeberufen und der Bundeswehr eingesetzt wird. Zusätzlich ist es durch seinen strukturierten Aufbau, dem Erkrankungsverzeichnis, dem Fachwörterverzeichnis und vielem mehr zu einem unverzichtbaren Begleiter in Sanitätstaschen, auf Sanitätsdiensten und in Schulungsräumen geworden.

In dieser Auflage wurden unter anderen die sich bei der Erste-Hilfe Ausbildung geänderten Kurse angepasst, sowie der Begriff des Notfallsanitäters als neuer Beruf und Fachbegriff im Rettungsdienst aufgenommen. Auch wurde, wie in der letzten Auflage begonnen, der Anhang um ein Deutsch/Englisch – Wörterbuch der wichtigsten Fachbegriffe und Redewendungen für diesen Bereich ergänzt um den aktuellen Gegebenheiten Rechnung zu tragen.

Wie in den vergangenen Jahren seit dem Erscheinen des Buches haben wir für diese Auflage zahlreiche Anregungen, Kritiken und Verbesserungsvorschläge von Lesern, aus dem Rettungsdienst und von Ausbildern erhalten. Diese Hinweise und Zuschriften, sowie Diskussionen und Fachgespräche haben uns wieder geholfen Details zu verbessern und Inhalte zu ergänzen, wofür wir uns bei allen Lesern und Interessierten herzlich bedanken möchten.

Nur so konnten wir sicherstellen, dass Sie auch bei dieser Auflage ein Lehrbuch erhalten, welches, getreu unserem Ziel *„aus der Praxis, für die Praxis"*, auf dem aktuellen Stand ist.

Cremlingen/Stubbendorf, Frühjahr 2017 — Die Verfasser

Ärztliches Geleitwort

Durch unsere langjährigen Erfahrungen als Notärzte im Rettungs- und Sanitätsdienst sowie in der Ausbildung haben wir auf die Anfrage der Autoren nach unserer Mitwirkung an diesem Buch gern unsere Unterstützung angeboten.

Die Bereitschaft der Bevölkerung zur Aus- und Fortbildung ist erfreulicherweise nach wie vor groß. Es ist beachtenswert, wie gut Kurse wie „Erste Hilfe am Kind", „Erste Hilfe für Fortgeschrittene" oder auch „Sanitäter-Lehrgänge" besucht sind. Wir haben die Erfahrung gemacht, dass die Hilfsbereitschaft bei der Bevölkerung viel stärker ausgeprägt ist, als oft behauptet wird.

Viele „Schaulustige" stehen häufig gar nicht am Unfallort, um sich am Elend anderer zu ergötzen, vielmehr beherrscht eine sehr große Unsicherheit die Situation. „Was ist jetzt zu tun? Was kann ich alles falsch machen? Welche Konsequenzen hat das für mich?"

Eine sichere und schnelle Durchführung von Basismaßnahmen ist aber bei Verkehrsunfällen, Unfällen am Arbeitsplatz oder im privaten Bereich sowie bei internistischen Notfällen für eine weitere Behandlung und Heilung des Patienten von entscheidender Bedeutung. Durch das vorliegende Buch kann der interessierte Leser erkennen, dass es nicht komplizierter medizinischer Geräte bedarf, um einen Patienten bis zum Eintreffen des Rettungsdienstes adäquat zu versorgen und dass die Gefahr, etwas falsch zu machen, viel geringer ist, als oft vermutet wird. Schon allein durch eine korrekte, der jeweiligen Erkrankung angepasste Lagerung kann bereits bei vielen Patienten einer weiteren Verschlechterung ihres Gesundheitszustandes vorgebeugt werden. Oft tritt hierdurch sogar eine entscheidende Besserung ein.

Dr. med. B. Gier-Moser
Fachärztin für Innere Medizin,
Notärztin

Dr. med. C. Westphal
Facharzt für Chirurgie und Unfallchirurgie, Notarzt

Zum Gebrauch

Die Erkenntnisse der Medizin, speziell der Notfallmedizin und der Herz-Lungen-Wiederbelebung, unterliegen einem laufenden Wandel durch Forschung und klinische Erfahrungen. Die Autoren haben große Sorgfalt darauf verwendet, dass die Angaben in diesem Buch dem derzeitigen Wissensstand entsprechen.

Dieses Lehrbuch vermittelt die theoretischen Inhalte, um verletzten Personen als Ersthelfer kompetent helfen zu können. Darüber hinaus ist aber auch eine praktische Ausbildung zwingend erforderlich, um die Inhalte zu vertiefen und zu üben. Deshalb wollen wir an dieser Stelle zusätzlich den Besuch von Kursen bei den Hilfsorganisationen empfehlen, wo alle in diesem Buch genannten Tätigkeiten praktisch erlernt werden können.

Legende:

Ein „!" neben dem Text zeigt an, dass bei falscher Ausführung der Maßnahme eine Schädigung des Patienten möglich ist.

Ein „Ü" weist darauf hin, dass die genannte Maßnahme nur durch zusätzliche praktische Übungen sicher vermittelt und erlernt werden kann.

Wichtige Lerninhalte sind **fett**, Fachwörter kursiv hervorgehoben.

Ein Fachwörterverzeichnis befindet sich im Anhang.

Maßnahmen sowie die Lagerungen beziehen sich, wenn nicht besonders vermerkt, immer auf Patienten mit erhaltenem Bewusstsein.

Die Autoren weisen ausdrücklich darauf hin, dass die Durchführung der in diesem Buch genannten Maßnahmen oder eine durch Fehlinterpretation mögliche Schädigung von Patienten in der Verantwortung des Lesers liegen.

Wegen der besseren Lesbarkeit wird für personenbezogene Begriffe nur die männliche Form verwendet, die im Rahmen des allgemeinen Sprachgebrauchs die geschlechtsneutrale Form repräsentiert.

1 Der Helfer

„Das Leben eines Menschen ist das höchste zu schützende Gut."

Diese Tatsache ist jedem selbstverständlich, der sich freiwillig medizinisch fortbildet oder in einem solchen Beruf ausbilden lässt und arbeitet: angefangen bei dem Laienhelfer, der aus Interesse einen Erste-Hilfe-Kurs besucht oder sein Wissen auffrischt, über den ehrenamtlichen Sanitäter bei einer Hilfsorganisation bis hin zum leitenden Notarzt, der dieses verantwortungsvolle Amt zu einem großen Teil nicht seiner Qualifikation entsprechend bezahlt bekommt, sondern oft nur aus Interesse am Erhalt von Menschenleben ausübt.

Ein Problem besteht aber häufig auch darin, dass der Helfer zu viel für einen erkrankten Menschen tun will, also mehr als er sicher durchzuführen gelernt hat.

Eine Selbstüberschätzung kann aber genau das Gleiche bewirken wie Untätigkeit: die unnötige Schädigung eines Patienten.

Je höher ein (Laien-)Helfer qualifiziert ist, über umso mehr Wissen dieser verfügt, desto weniger Tätigkeiten werden oft im Verhältnis zur Menge des Wissens sicher beherrscht. Die Versuchung liegt nahe, dass etwas getan wird, dessen Folgen nicht objektiv eingeschätzt werden. In diesem Zusammenhang seien beispielsweise Kugelschreiberhülsen erwähnt, die Kindern bei zugeschwollenen Atemwegen durch Insektenstiche in die Luftröhre gerammt werden sollen, damit sie wieder Luft bekommen. Abgesehen davon, dass die Ausführung einer solchen „Tracheotomie" oder „Koniotomie" erlernt sein muss und nur von einem Arzt durchgeführt werden darf, sind selbst bei einem sehr infrage zu stellenden Gelingen dieser Maßnahme die Komplikationen nicht einzuschätzen. Wurde hierbei ein Organ (Schilddrüse) oder ein großes Gefäß verletzt? Wie sieht es mit Schmerzen oder der Infektionsgefahr aus?

Doch mit den Möglichkeiten, die einem Ersthelfer oder Sanitäter bleiben, kann fast immer die Zeit bis zum Eintreffen des Rettungsdienstes oder anderer Hilfe sinnvoll genutzt und einem Patienten qualifiziert geholfen werden: ihn – wenn erforderlich – aus dem Gefahrenbereich retten, einen Notruf absetzen, lebensrettende und weiterführende Maßnahmen treffen, ihn beruhigen, sich selbst beruhigen etc. Wenn der Helfer sich dies immer vor Augen führt, ist es nicht notwendig, „rabiate" Maßnahmen zu ergreifen.

Die Rettung von Menschenleben und nicht die eigene Profilierung oder die Durchführung von Heldentaten steht im Vordergrund. Es haben die Eigensicherung und dann das Wohl des Patienten stets Vorrang.

1.1 Ausbildungsstufen

1.1.1 Breitenausbildung

Ersthelfer nach dem Erste-Hilfe-für-Laien-Kurs (EHL)

Die erste Ausbildungsstufe über dem nicht ausgebildeten Laien ist der Ersthelfer mit einer neun Unterrichtseinheiten á 45 Minuten umfassenden Ausbildung, in der ein kleiner Einblick in die Anatomie von Herz-Kreislauf-System, Atmung, Bewegungs- und Stützapparat und der Haut gegeben wird.

Der Kurs dient dazu, die in dem EHL ergriffenen Maßnahmen im Groben zu verstehen. Der Schwerpunkt liegt hierbei auf praktischen Handlungsanweisungen und dem Erkennen einer Situation, um einen korrekten Notruf absetzen und die lebensrettende Basisversorgung einleiten zu können.

Ein solcher EH Lehrgang sollte alle drei bis fünf Jahre wiederholt werden, um sowohl Neuerungen der Lehrinhalte zu erfahren als auch das eigene Wissen aufzufrischen. Der Kurs „Lebensrettende Sofortmaßnahmen am Unfallort" (LSM) ist entfallen und wird nicht mehr angeboten.

Sanitäter

Unter dem Begriff „Sanitäter" wird im Allgemeinen weniger eine bestimmte Ausbildungsstufe zusammengefasst, sondern mehr die Tätigkeit als ehrenamtlicher Hilfeleistender im Auftrag einer Hilfsorganisation. Hiermit ist üblicherweise eine Mindestausbildung verbunden, um einen bestimmten Standard zu bieten und Qualität zu gewährleisten. Die Bezeichnungen für diese Ausbildungsstufe differieren zwischen den einzelnen Organisationen:

- Sanitäter in verschiedenen Stufen beim Deutschen Roten Kreuz,
- Sanitätshelfer (SanH) bei der Johanniter-Unfall-Hilfe und dem Arbeiter-Samariter-Bund
- Einsatzsanitäter beim Malteser-Hilfsdienst.

Trotz unterschiedlicher Bezeichnungen verfügen die Teilnehmer in ihrer höchsten Ausbildungsstufe über vergleichbare Kenntnisse. Nach insgesamt ca. 60 Stunden Ausbildung, Sanitätsdienst- und eventuell auch Rettungswachenpraktika sind zahlreiche medizinische Grundlagenthemen unterrichtet worden.

Aufgrund der Vielzahl der Themen und der Kürze der Ausbildungsdauer können hier nur Einführungen und Überblicke vermittelt werden. Allerdings sind sowohl das Wissen als auch die Fertigkeiten wesentlich ausgeprägter als bei Ersthelfern gemäß der EHL-Ausbildung. Dementsprechend können Hilfsorganisationen sichergehen, dass es Sanitätern nach einer bestandenen Abschlussprüfung sehr wohl zugetraut und zugemutet werden kann, verletzte Personen sinnvoll zu versorgen, bis der Rettungsdienst eintrifft. Zudem kann eine wesentlich detailliertere Patientenübergabe erfolgen, wodurch die Arbeit des Rettungsdienstpersonals vereinfacht wird.

1.1.2 Rettungsdienstausbildungen

Rettungshelfer (RH)

Der RH ist keine Ausbildung, die durch einheitliche Richtlinien standardisiert wurde. Als Rettungshelfer werden üblicherweise Personen bezeichnet, die einen 160-stündigen Grundlehrgang zum Rettungssanitäter und ein 80-stündiges Klinikpraktikum erfolgreich abgeschlossen haben. Damit haben sie theoretische Kenntnisse erlangt, mit denen sie Vorgänge im menschlichen Körper besser verstehen können. Neben der praktischen Übung von venösen Zugängen und Intubationen befasst sich der Grundlehrgang mit ähnlichen Themen wie ein Sanitätslehrgang, allerdings werden diese ausführlicher abgehandelt.

Vielerorts berechtigt die RH-Ausbildung zum Einsatz als zweite Person (als Fahrer) im qualifizierten Krankentransport.

Rettungssanitäter (RS)

Die Ausbildung zum Rettungssanitäter ist in Länderrichtlinien festgelegt (§ 22 Abs. 2 Nr. 2 Rettungsdienstgesetz). Sie umfasst neben dem Grundlehrgang (160 Stunden) ein Klinikpraktikum auf einer Intensivstation (80 Stunden), ein Klinikpraktikum in einer anästhesistischen Abteilung (80 Std.) und ein Rettungswachenpraktikum (160 Stunden). Den Abschluss bildet ein 40-stündiger Abschlusslehrgang mit einer mündlichen, schriftlichen und praktischen Prüfung.

Nach dieser theoretisch/praktischen Ausbildung kann der Rettungssanitäter zur Menschenrettung auch auf einem Rettungswagen eingesetzt werden. In der Regel ist ein Rettungssanitäter die erste Person auf einem Krankentransportwagen (KTW).

Notfallsanitäter (NotSan/NFS), Rettungsassistent (RA), Praxisanleiter

Der Notfallsanitäter ist ein im Notfallsanitätergesetz (NotSanG) vom 01.Januar 2014 festgelegter medizinischer Lehrberuf mit einer Ausbildungsdauer von drei Jahren. Dieses Gesetz ersetzt das bisherige Rettungsassistentengesetz vom 10.Juli 1989, mit seiner zweijährigen Ausbildung zum Rettungsassistenten. Im Rahmen einer Übergangsregelung können bisherige Rettungsassistenten durch Ergänzungslehrgänge und Prüfungen ebenfalls die Qualifikation des Notfallsanitäters erlangen.

Die Ausbildung beinhaltet den theoretischen und praktischen Unterricht an einer staatlich anerkannten Rettungsschule, die praktische Ausbildung in einer geeigneten Klinik, die praktischen Tätigkeit in dem ausbildenden Rettungsdienst (der Lehrrettungswache) und endet mit einer staatlichen Prüfung.

Durch seine umfassende Ausbildung ist der Notfallsanitäter in der Lage und berechtigt Maßnahmen zu ergreifen, welche sonst nur Ärzten vorbehalten sind (Notkompetenz). Das *primäre* Einsatzgebiet des Notfallsanitäters liegt im hauptamtlichen Rettungsdienst. Dort übernimmt er die Aufgabe der ersten Person (des Transportführers) auf dem RTW oder dem Notarztwagen (NAW). Als Fahrer und Assistent des Notarztes auf einem Notarzt-Einsatz-Fahrzeuges (NEF) oder als Assistent des Notarztes und Piloten auf einem Rettungshubschrauber.

Weiterhin kann ein Notfallsanitäter durch eine Zusatzausbildung die Qualifikation zum „Praxisanleiter für Notfallsanitäter/Gesundheitsberufe", ehemals Lehrrettungsassistent, erlangen. Hierdurch ist er berechtigt angehendes Rettungsdienstpersonal in der Praxis/auf einer Lehrrettungswache auszubilden.

1.1.3 Ärztliche Ausbildungen

Auf die ärztlichen Ausbildungen soll an dieser Stelle nicht näher eingegangen werden, da diese sehr umfangreich sind. Wichtig für den Bereich der Notfallmedizin ist der Unterschied zwischen einem Arzt, einem Notarzt (NA) und einem leitenden Notarzt (LNA). Der Arzt in seiner allgemeinen Bezeichnung ist im Krankenhaus oder seiner Praxis tätig. Der Notarzt hingegen verfügt über eine Zusatzqualifikation, die ihn berechtigt, ein Rettungsmittel (NEF, NAW) zu besetzen. Durch weitere Zusatzlehrgänge kann er die Qualifikation eines leitenden Notarztes (LNA) erlangen. Die Aufgaben eines LNA sind unter anderem die Leitung, Koordination und Überwachung der medizinischen Maßnahmen bei einem Vorfall mit zahlreichen Verletzten.

Die eben vorgestellte Struktur ist sehr einfach und leicht zu durchschauen. Jeder Helfer (Ersthelfer, Sanitäter, RS, NotSan, NA und LNA) muss sich hier eingliedern. Dieses Eingliedern ist jedoch nicht mit Unterordnen zu verwechseln, da beispielsweise ein Sanitäter durchaus die Aufgabe hat, Ersthelfer zur richtigen Ersten Hilfe anzuleiten. Anweisungen von höher ausgebildetem Personal sind allerdings unbedingt zu befolgen.

1.2 Der Helfer am Unfallort

Häufig wird das Modell der sogenannten „Rettungskette" verwendet, um die Aufgaben eines Helfers am Unfallort zu beschreiben. Es handelt sich dabei um die ineinander greifenden Bereiche **Sofortmaßnahmen, Notruf, erweiterte Maßnahmen, Rettungsdienst und Krankenhaus**. Das Bild einer Kette ist für die Versorgung einer verunfallten Person sehr passend, denn zum einen ist ein fester Ablauf vorgegeben, zum anderen wird leicht erkennbar, dass das schwächste Glied der Kette deren ganze Stabilität gefährdet.

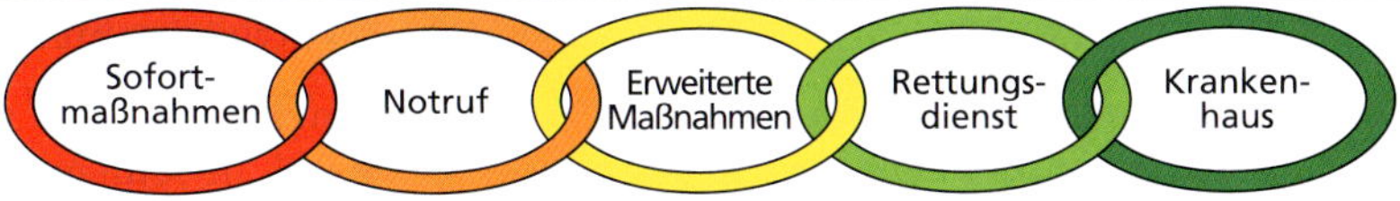

1. Wichtigste Maßnahmen, um das Leben zu erhalten. Eigenschutz beachten.
2. Notruf mit den 5 Ws absetzen (lassen).
3. Weitere Hilfsmaßnahmen
4. Versorgung durch professionelle Helfer
5. Umfassende medizinische Behandlung

Abbildung 1.1: Rettungskette

Der Ersthelfer am Unfallort übernimmt die ersten drei Abschnitte der Kette: Sofortmaßnahmen, Notruf und erweiterte Maßnahmen. Dementsprechend liegt es in seinen Händen, mit welcher Effektivität die professionelle Weiterversorgung durch Rettungsdienst und Krankenhaus durchgeführt werden kann. Es ist daher wichtig, die Abschnitte der Rettungskette sorgfältig und gewissenhaft abzuarbeiten, um den Zustand des Patienten nicht zu verschlechtern.

Die Erfahrung hat gezeigt, dass gerade die ersten beiden Abschnitte der Rettungskette oft unzulänglich durchgeführt werden. Die Helfer kümmern sich oft zuerst um Patienten, die am lautesten schreien oder offensichtliche Verletzungen aufweisen. Schockpatienten hingegen, die solches Verhalten aufgrund ihres Krankheitsbildes nicht aufweisen, werden eher vernachlässigt, wodurch sich der Schock verstärkt und zu einem akuten Notfall weiterentwickeln kann. Notrufe werden häufig viel zu spät oder gar nicht abgesetzt bzw. enthalten nur unzureichende Informationen. Die Sofortmaßnahmen werden zum Teil gar nicht durchgeführt, sondern durch die erweiterten Maßnahmen ersetzt.

1.2.1 Sofortmaßnahmen

Die erste und wichtigste Sofortmaßnahme hat mit dem Patienten nur wenig zu tun: **sich einen Überblick über die Situation verschaffen und die Unfallstelle absichern.** Aus sicherer Entfernung wird zuerst abgeschätzt, was passiert sein könnte, ob eine Eigengefährdung vorliegt oder ob der Patient bei akuter Gefahr zunächst aus dem Gefahrenbereich gerettet werden muss. Nachdem dieser Überblick gewonnen wurde, wird die Unfallstelle abgesichert: Bei Verkehrsunfällen das eigene Fahrzeug nicht zu dicht an der Unfallstelle parken, um Rettungsfahrzeuge nicht zu behindern (empfohlene Entfernung: ca. 20 m in Fahrtrichtung vor der Unfallstelle mit eingeschaltetem Warnblinklicht), und das Warndreieck aufstellen (Stadt 50 m, Landstraße 100 m, Autobahn 200 m vor dem Unfall). Nachts sollte die Unfallstelle durch zusätzliche Fahrzeuge beleuchtet werden. Bei Unfällen mit gefährlichen Gütern, auslaufenden Flüssigkeiten, ausströmenden Gasen oder Hochspannung muss die Feuerwehr hinzugezogen werden.

Es wird ersichtlich, dass eine Vielzahl von Faktoren berücksichtigt werden müssen, die oft nur dann erkannt werden, wenn sich der Helfer ausreichend Zeit für einen Überblick nimmt.

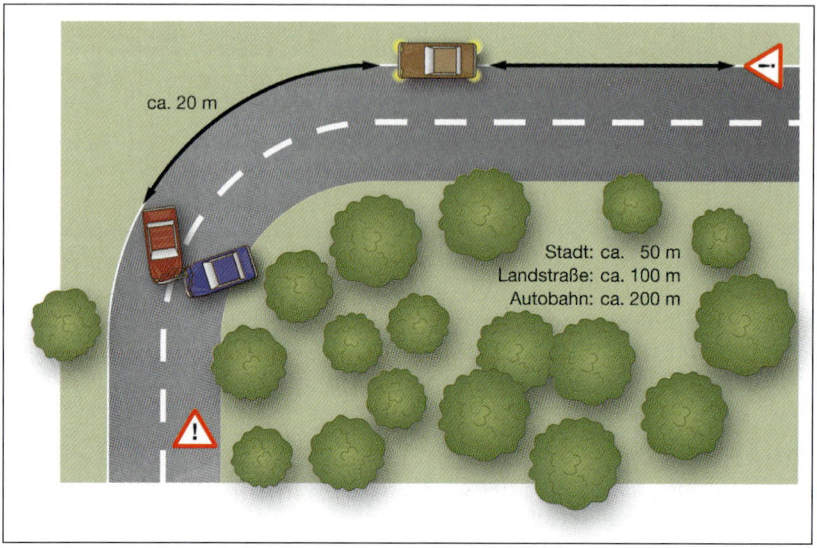

Abbildung 1.2: Absichern einer Unfallstelle

Erst jetzt werden die lebensrettenden Sofortmaßnahmen eingeleitet: Bei einer notwendigen Rettung ohne Eigengefährdung wird der Patient aus dem Gefahrenbereich entfernt. Danach werden Bewusstsein, Atmung und Puls kontrolliert sowie krankheits- und verletzungsspezifische Maßnahmen durchgeführt, um eine unmittelbare Lebensgefahr vom Patienten abzuwenden: Schocklage, stabile Seitenlage, Beatmung, Herz-Lungen-Wiederbelebung usw. Bei mehreren lebensbedrohlich verletzten Patienten kann die Sofortmaßnahme auch darin bestehen, sofort den Notruf abzusetzen. Hierdurch trifft unter Umständen der Rettungsdienst viel schneller ein, und es kann mehr Personen effektiver geholfen werden.

1.2.2 Notruf

Der Notruf wird entweder vor den erweiterten Maßnahmen oder, wenn mehrere Helfer vor Ort sind, parallel zu den Sofortmaßnahmen abgesetzt. Je früher dies erfolgt, umso eher trifft der Rettungsdienst ein und umso besser sind die Chancen, dass der Patient im weiteren Verlauf schnellstmöglich optimal versorgt wird. Es gilt hier der Grundsatz: **„Lieber einmal zu oft den Rettungsdienst alarmieren als einmal zu wenig!"**

Es gibt viele Möglichkeiten, einen Notruf abzusetzen:

- Notrufsäulen (Hebel umlegen oder Klappe öffnen)
- Telefonzellen (112 wählen, gebührenfrei)
- Funkgeräte (nächste Basisstation verständigen, dort 112 wählen lassen)
- private Haushalte (112 wählen; nach § 323c StGB gilt es als unterlassene Hilfeleistung, ein Telefonat für einen Notruf zu verweigern!)
- Der Notruf kann auch mit dem Privathandy abgesetzt werden.

Um die Arbeit des Rettungsdienstes zu vereinfachen, müssen folgende Punkte **(5 Ws)** beim Notruf berücksichtigt werden:

- **W**as ist passiert?
- **W**o ist es passiert?
- **W**ie viele Verletzte sind betroffen?
- **W**elche Verletzungen liegen vor? Ist technische Hilfe nötig?
- **W**arten auf Rückfragen!

Der letzte Punkt ist sehr wichtig. Häufig werden in der Aufregung relevante Informationen vergessen, die das Leitstellenpersonal erfragen muss. Das Telefongespräch wird deshalb immer vom Leitstellendisponenten beendet!

Wenn Sie eine andere Person beauftragen, den Notruf abzusetzen, fordern Sie diese immer auf, zur Unfallstelle zurückzukehren und Bericht zu erstatten. Nur so können Sie sichergehen, dass der Notruf abgesetzt wurde. Lassen Sie zudem bei unübersichtlichen oder versteckten Unfallstellen sowie großen Häusern einen Einweiser postieren, der den Rettungsdienst oder die Polizei auf sich aufmerksam macht. Nachts ist es zudem vorteilhaft, Häuser, Grundstücke und Unfallstellen für das Auffinden durch den Rettungsdienst so weit wie möglich hell zu erleuchten.

1.2.3 Erweiterte Maßnahmen

Erst jetzt werden weitere Maßnahmen ergriffen. Dazu zählen u. a.:

- Wunden abdecken,
- Frakturen ruhigstellen,
- Lagerungen verbessern,
- Blutdruckmessung,
- Wärmeerhalt,
- psychische Betreuung usw.

Zusammenfassung:
Obwohl es viele Verletzungen und Erkrankungen gibt, die nicht in ein solches Schema passen, ist es grundlegend, dass sich der Helfer bei jedem Einsatz diesen Ablauf ins Gedächtnis ruft. Der Helfer sollte seine Handlungen immer begründen können und nichts dem Zufall überlassen.

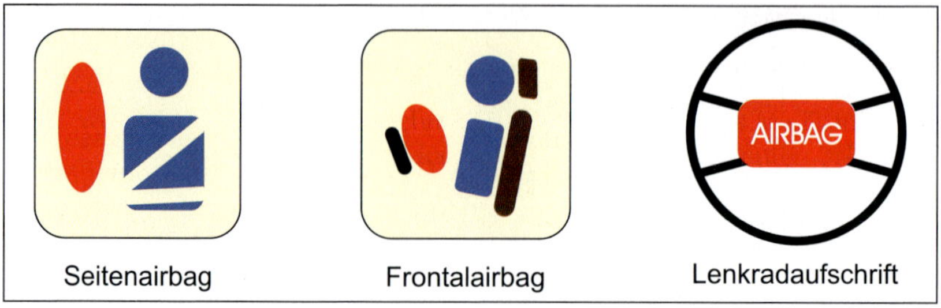

Abbildung 1.3: Kennzeichnung von Airbags in Fahrzeugen; links + Mitte: Fensteraufkleber, rechts: Lenkradbeschriftung

1.2.4 Airbag

Bei fast allen Fahrzeugen kann man mittlerweile davon ausgehen, dass zumindest im Lenkrad ein Airbag installiert ist. Oftmals befindet sich auf Höhe des Handschuhfaches noch ein Beifahrerairbag und in den Rückenlehnen der Sitze evtl. Seitenairbags. Üblicherweise wird darauf durch Schriftzüge sowie durch Aufkleber auf Windschutzscheibe und Seitenfenster hingewiesen.

Beim weiteren Vorgehen wird unterschieden, ob der Airbag ausgelöst hat. Ist dies der Fall, so geht grundsätzlich keine große Gefahr mehr vom Airbag aus. Lediglich das Berühren aller damit verbundenen Teile sollte aufgrund der Verpuffungstemperatur von 400 °C unterbleiben. Weiterhin sollten die Verbrennungsgase nicht vorsätzlich und über lange Zeit eingeatmet werden, auch wenn die Fahrzeughersteller diese als ungefährlich bezeichnen.

Nicht ausgelöste Airbags hingegen stellen eine nicht zu unterschätzende Gefahr für die Helfer dar:

- Durch Hitzeentwicklung und Erschütterungen im Fahrzeug kann ein Airbag auch nach einem Unfallereignis auslösen.
- Beim Auslösen bricht die Schutzverkleidung des Airbags auseinander und kann dem Helfer schwere Verletzungen bis hin zu Knochenbrüchen zufügen.
- Durch das Zünden des Treibsatzes erfolgt eine unerwartete Schallemission, die zum Schock führen kann.
- Bei Beschädigung eines nicht ausgelösten Airbags kann das Treibmittel frei werden, was zu Verätzungen und Vergiftungen führen kann.

Daher müssen beim Retten von Personen aus verunfallten Fahrzeugen mit nicht ausgelösten Airbags immer verschiedene Sicherheitsmaßnahmen berücksichtigt werden:

- Sich möglichst wenig im Bereich der intakten Airbags aufhalten.
- Nicht an den Airbags manipulieren.
- Den Patienten möglichst schnell aus dem Gefahrenbereich entfernen.

1.2.5 Gefahrgut

Unfälle, in die Gefahrstofftransporter verwickelt sind, treten erfahrungsgemäß sehr selten auf. Noch viel seltener ist ein Austreten der Gefahrstoffe, sodass die Helfer an der Unfallstelle unmittelbar bedroht sind. Trotzdem muss immer beachtet werden, ob sich Kennzeichnungen an Fahrzeugen befinden. So können beispielsweise Radioaktivtransporte auch in herkömmlichen Pkws mit Sonderkennzeichnung durchgeführt werden.

Grundsätzlich wird bei Gefahrgutkennzeichnungen zwischen den Gefahrguttafeln mit Kemmler-Zahlen und Gefahrzetteln unterschieden. Die zweiteilige orangefarbene Tafel mit schwarzen Buchstaben gibt in der oberen Zeile die Hauptgefahr an, und in der unteren Zeile ist das Gefahrgut in einer Ziffernfolge (Kemmler-Zahl) kodiert. Auch wenn in der Abbildung die üblichen Warntafeln und Kennzeichnungen zur Übersicht erläutert werden, so besteht kein Grund, diese auswendig zu lernen. Bei Erkennen einer solchen Tafel ist immer dasselbe Vorgehen geboten:

- Feuerwehr unter Angabe der Kemmler-Zahl alarmieren.
- Der Unfallstelle fernbleiben. **Selbstschutz geht vor Menschenrettung!**
- **Nur bei gesichertem Selbstschutz Hilfsmaßnahmen in der Nähe der Unfallstelle ergreifen.**

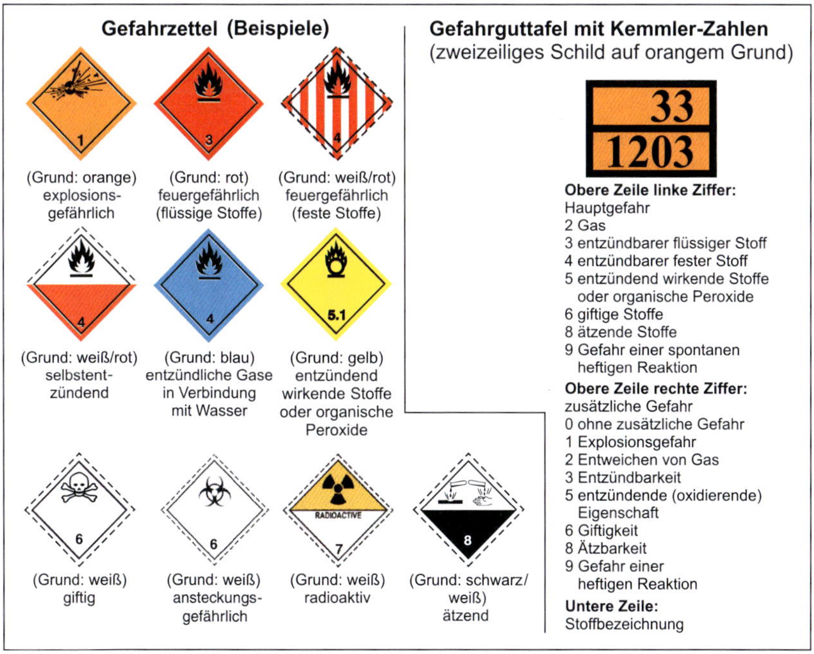

Abbildung 1.4: Gefahrzettel und Gefahrguttafeln mit Kemmler-Zahlen

- Motoren von stehenden Fahrzeugen abstellen. Offenes Feuer und Rauchen unterlassen.
- Keine frei werdenden Substanzen berühren oder einatmen.
- Sich möglichst mit dem Wind der Unfallstelle nähern und sich gegen den Wind von dieser entfernen.

1.2.6 Feuerlöscher

Jederzeit kann es passieren, dass ein Helfer auf einen Unfallort stößt, bei dem ein Feuer entsteht. Dabei gilt es, schnell zu handeln, um ein Ausbreiten des Feuers zu vermeiden und einen entstehenden Schaden zu begrenzen, ohne dass die eigene Sicherheit gefährdet wird.
Insbesondere kleine oder entstehende Brände können noch leicht unter Kontrolle gebracht werden, wobei die folgenden Regeln beachtet werden müssen:

- **Nach Möglichkeit sollte man sich nie einem Feuer nähern.** Schon gar nicht, wenn ein **Brand von giftigen oder explosiven Gegenständen** vermutet wird.
- Wenn es erforderlich ist, sich dann dem **Feuer nur aus Richtung des Windes nähern.** Rauch und entstehende Gase werden so vom Helfer weggeweht. Die entstehenden Rauchgase sind akut gesundheitsgefährdend und dürfen nicht eingeatmet werden.
- Nie in die Flammen greifen. Mögliche Hitzeentwicklung beachten.

Bei der Verwendung eines Feuerlöschers ist nicht nur die Löschtechnik, sondern auch die Wahl des Löschmittels von Bedeutung. Nicht jedes Löschmittel ist für jeden Brand geeignet. Abbildung 1.5 zeigt eine Beschriftung, wie sie sich auf jedem zugelassenen Feuerlöscher befinden muss. Neben einer kurzen Bedienungsanleitung ist zusätzlich eine Übersicht über die Brandklassen zu sehen, für die der Löscher eingesetzt werden darf. In Abbildung 1.6 ist eine Kurzbeschreibung der Brandklassen dargestellt. Ein Feuerlöscher darf nie bei Bränden eingesetzt werden, für die er nicht geeignet ist.

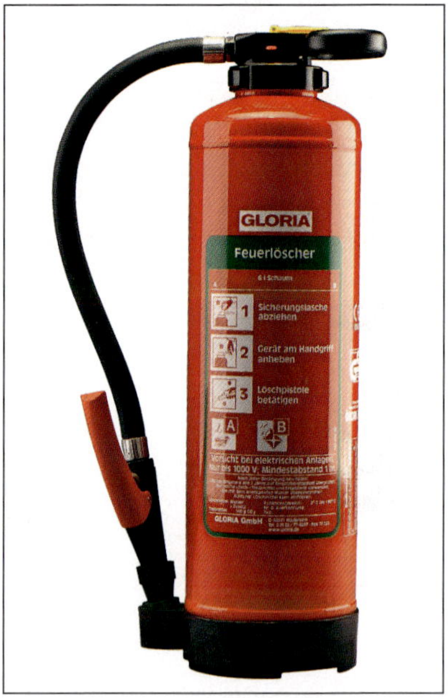
GLORIA
Feuerlöscher
1 Sicherungslasche abziehen
2 Gerät am Handgriff anheben
3 Löschpistole betätigen

Abbildung 1.5: Feuerlöscher/Beschriftung

Brände fester Stoffe, z. B. Holz, Papier, Stroh, Textilien, Kohle, Autoreifen

Brände von flüssigen oder flüssig werdenden Stoffen, z. B. Benzin, Benzol, Öle, Fette, Lacke, Teer, Äther, Alkohol, Stearin, Paraffin

Brände von Gasen, z. B. Methan, Propan, Wasserstoff, Acetylen, Erdgas, Stadtgas

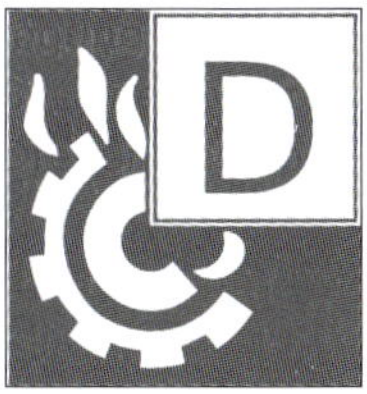

Brände von Metallen, z. B. Natrium, Magnesium

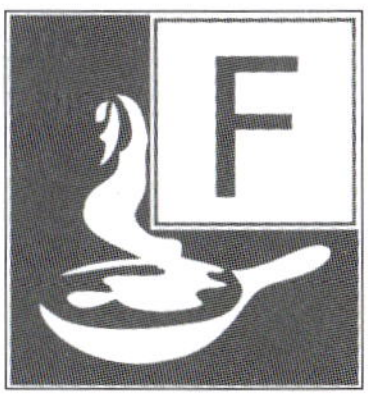

Brände von Speisefetten und -ölen in Frittier- und Fettbackgeräten, z. B. Speisefett, Speiseöl

Abbildung 1.6: Brandklassen und deren Symbole auf dem Feuerlöscher

Ü Der Umgang mit Feuerlöschern ist zwar nicht schwer, sollte aber dennoch geübt werden. Entsprechende Veranstaltungen werden von Feuerwehren, Herstellern von Feuerlöschern und auch von großen Betrieben angeboten. Im Folgenden wird ein Überblick über die wichtigsten Verhaltens- und Löschregeln gegeben:

!

- Feuer werden immer **mit Richtung des Windes** gelöscht.
- Der **Löschvorgang** beginnt immer direkt am Brandherd, an der untersten und dem Helfer nächsten Stelle. **Nie durch das Feuer hindurch löschen oder von oben anfangen.**
- Immer mit **kurzen Sprühstößen löschen.** Keinen Dauerbetrieb. Die Löschmittelmenge eines Handfeuerlöschers ist sehr gering.
- Bei Flüssigkeitsbränden sollte langsam und vorsichtig eine geschlossene Decke des Löschmittels auf die Flüssigkeit aufgebracht werden. Das Spritzen der Flüssigkeit sollte vermieden werden.

2 Zellen und Gewebe

2.1 Zellen

Die kleinste lebensfähige Einheit des Menschen ist die Zelle. Zellen können sich ernähren, wachsen, auf Reize antworten und sich vermehren. Die Grundbestandteile sind der **Zellleib** und der **Zellkern**. Die größte Zelle im menschlichen *Organismus* ist die weibliche Eizelle, deren Durchmesser ca. 0,25 mm beträgt. Die kleinste ist das rote Blutkörperchen mit ca. 0,002 mm Durchmesser.

2.1.1 Der Zellleib

Der Zellleib ist von einer gallertartigen Beschaffenheit und besteht zu 50 % aus *Organellen*, den chemischen Reaktionsräumen, und zu etwa 40 % aus Wasser. Den Rest bilden Fette, Eiweiße, Kohlenhydrate und Salze, zusätzlich können *Pigmente* und *Glykogen* eingelagert sein.

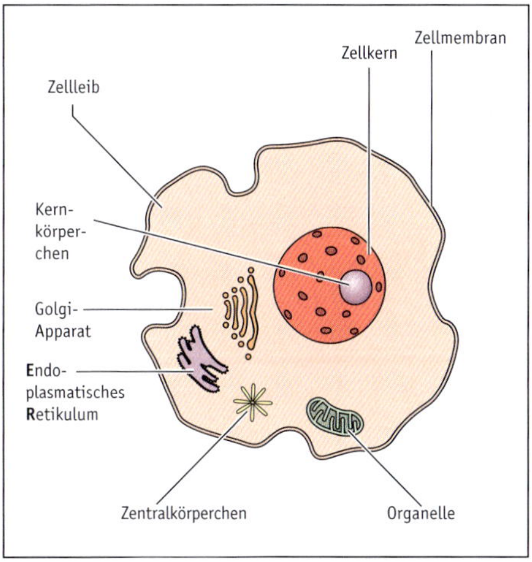

Abbildung 2.1: Aufbau einer Zelle

2.1.2 Der Zellkern

Der Zellkern kann verschiedene Formen und Größen haben und ist von einer Membran umgeben. Er ist verantwortlich für die Stoffwechselvorgänge der Zelle. Die wichtigsten Substanzen des Kernes sind die **Chromosomen** als Träger der Erbeigenschaften, in denen alle Informationen über den Organismus enthalten sind. Jedes Chromosom wiederum besteht aus zwei DNS-Strängen *(Desoxyribonukleinsäure),* die schraubenförmig ineinander verdreht sind.

2.1.3 Zellstoffwechsel/Zellatmung

Unter dem Zellstoffwechsel versteht man, dass die Zelle Stoffe von außen aufnimmt, sie verarbeitet und Abfallprodukte wieder ausscheidet. Dieser Zellstoffwechsel kann nur stattfinden, wenn die Zelle mit ausreichend Sauerstoff versorgt und das hierbei entstehende Kohlendioxid wieder abgegeben wird.

2.2 Gewebe

Sind **Zellen gleicher Bauart** und Funktion in einem Verband zusammengefasst, wird dieser als **Gewebe** bezeichnet.

Folgende Gewebearten werden unterschieden:

- **Binde- und Stützgewebe** (Knorpel, Knochen, Fettzellen)
- ***Epithel*- und Drüsengewebe** (Haut, Drüsen)
- **Muskelgewebe** (Muskeln, Gefäße)
- **Nervengewebe** (Gehirn, Rückenmark, periphere Nerven)

2.2.1 Binde- und Stützgewebe

Binde- und Stützgewebe ist fast überall im Körper vorhanden und wird unterteilt in:

- **Fettgewebe,**
- **Knorpelgewebe,**
- **Knochengewebe.**

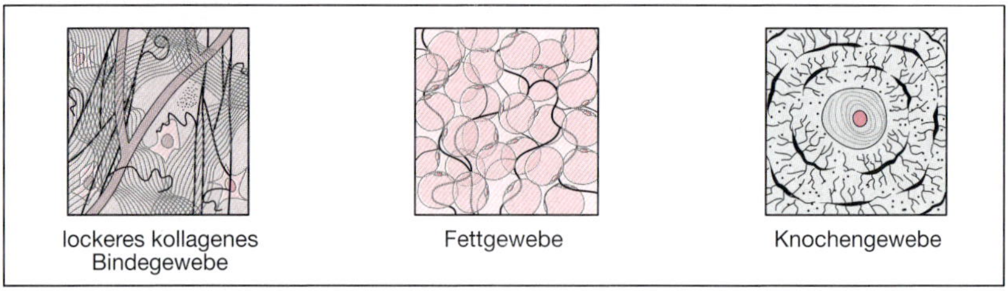

Abbildung 2.2: Binde- und Stützgewebe

Die verschiedenen Eigenschaften der Gewebetypen beruhen auf der unterschiedlichen Zusammensetzung der Zwischenzellsubstanz.

Bindegewebezellen enthalten *kollagene* oder elastische Fasern. Dieses lockere Bindegewebe füllt die Organzwischenräume aus und bindet den Großteil des *extrazellulären* Wassers. Eine andere straffere Gruppe bildet Sehnen und Bänder.

Fettgewebezellen als Sonderform des Bindegewebes enthalten Fetttropfen und dienen als Nährstoff- und Wärmespeicher sowie in Form von Unterhautfettgewebe als Polster für mechanisch beanspruchte Körperstellen. Knorpelgewebezellen sind besonders zug- und druckfest, groß und rund.

Knochengewebezellen sind durch *kollagene* Fasern und Kalksalze in der Zwischenzellsubstanz gekennzeichnet.

2.2.2 Epithelgewebe

Hierbei handelt es sich um ein flächig ausgebildetes Gewebe, das zum einen die äußere Körperoberfläche (die Haut) bildet, zum anderen die inneren Oberflächen wie Verdauungstrakt, Schleimhäute oder Atmungsapparat auskleidet. Das Epithelgewebe kann vielfältige Aufgaben übernehmen, wie z. B. die Absonderung oder Aufnahme von Stoffen oder die Schutzfunktion der äußeren Haut.

2.2.3 Muskelgewebe

Muskelzellen sind lang gestreckt, spindelförmig und können sich zusammenziehen (*kontrahieren*). Muskelfasern werden durch Bindegewebehüllen zu Muskelbündeln zusammengefasst, von denen viele einen Muskel ergeben. Dieser wird wiederum von einer Hülle aus Bindegewebe umschlossen. Das Muskelgewebe wird in drei Kategorien unterteilt:

Die **glatte Muskulatur** findet man z. B. im Magen, Darm oder den Blutgefäßen. Ihre *Kontraktion* ist nicht durch den Willen beeinflussbar und wird durch das *autonome* Nervensystem gesteuert. Die Aufgabe der glatten Muskulatur liegt in einer ausdauernden Leistungsentfaltung.

Die **quer gestreifte Muskulatur** wird auch als Skelettmuskulatur bezeichnet, die direkt durch den Willen beeinflusst werden kann. Sie ist für die kurzzeitige und starke Leistungsentfaltung zuständig.

Die **Herzmuskulatur** stellt einen Sonderfall dar. Sie ist ihrem Aufbau nach der quer gestreiften Muskulatur ähnlich, um eine hohe Leistung zu erbringen, kann aber vom Willen nicht beeinflusst (bewusst gesteuert) werden.

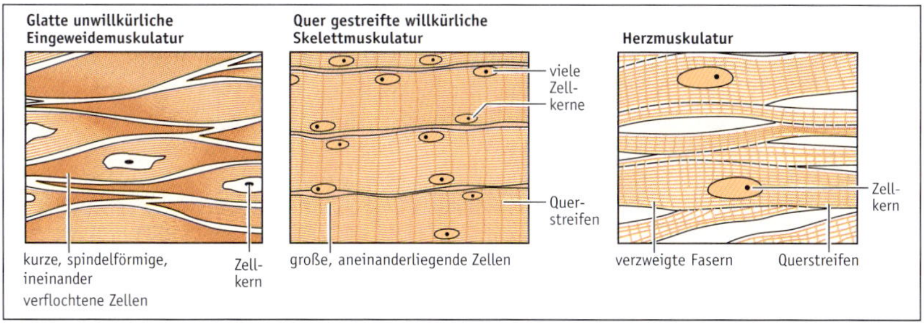

Abbildung 2.3: Muskelgewebe

2.2.4 Nervengewebe

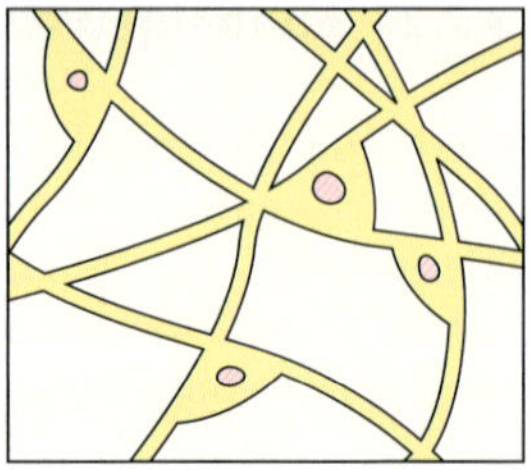

Abbildung 2.4: Nervenzellen

Das Gehirn, das Rückenmark sowie das Nervensystem werden aus dem Nervengewebe gebildet. Es ermöglicht dem Organismus, sich in seiner Umgebung zu orientieren, anzupassen und zu handeln. Nervengewebe besteht aus Nervenzellen und -fasern. Die Nervenfasern bilden die weiße Substanz des Zentralnervensystems (Rückenmark), die Nervenzellen die graue Substanz (Gehirn). Ein Nerv kann auf chemische, thermische, mechanische oder elektrische Reize reagieren.

2.2.5 Organe und Organsysteme

Sind verschiedene Gewebe in einer Einheit mit bestimmten Aufgaben zusammengefasst, wird diese als **Organ** bezeichnet wie z. B. das Organ „Magen“ mit Drüsen, Muskelfasern, Bindegewebe und vielem mehr. Bilden mehrere Organe eine Einheit, so spricht man von einem **Organsystem**, zum Beispiel das „Verdauungssystem“ mit Magen, Dünndarm, Dickdarm, Leber etc.

Die Gesamtheit aller funktionell miteinander verknüpften und sich gegenseitig beeinflussenden Zellen, Gewebe, Organe und Organsysteme bildet den **Organismus**, ein selbstständiges Lebewesen.

3 Haut und Wunden

3.1 Anatomie und Physiologie

Die Haut besteht aus der **Oberhaut** (*Epidermis*), der **Lederhaut** (*Corium*), der **Unterhaut** (*Subcutis*) und den **Hautanhangsgebilden**.

Die **Oberhaut**, welche die äußerste Schicht bildet, wird wiederum unterteilt in die **Horn**- und die **Keimschicht**. Erstere besteht aus vielen Lagen platter, verhornter Zellen, die ständig in der Keimschicht neu gebildet werden. Durch die Abschuppung der verhornten Zellschicht erfolgt die Selbsterneuerung der Haut. Dieser Erneuerungsprozess dauert etwa 30 Tage. In der Keimschicht ist zusätzlich ein Farbstoff eingelagert, dessen Menge die Hautfarbe bestimmt und zum Schutz vor der *UV-Strahlung* dient. Beide Schichten sind frei von Blutgefäßen.

Die **Lederhaut** setzt sich aus Bindegewebe und Fasern zusammen, enthält Blut- und Lymphgefäße, Nerven und teilweise Muskulatur. Oberhaut und Lederhaut sind durch die Papillen, welche kleinste Blutgefäße (*Kapillaren*) enthalten, miteinander verbunden, wodurch die Nährstoffversorgung der Oberhaut erfolgt. Beim Zerreißen dieser Haargefäße entstehen Blutergüsse *(Hämatome)*, die umgangssprachlich blaue Flecken genannt werden.

In der **Unterhaut** ist der überwiegende Teil des Fettgewebes eingelagert. Leder- und Unterhaut sind von einem sensiblen Nervennetz durchzogen, das an den Nervenenden entweder über Schmerzsensoren oder über *Rezeptoren* für Kälte, Wärme und den Tastsinn verfügt.

Haare, Finger- und Fußnägel sowie Schweiß- und Talgdrüsen zählen zu den sogenannten Hautanhangsgebilden.

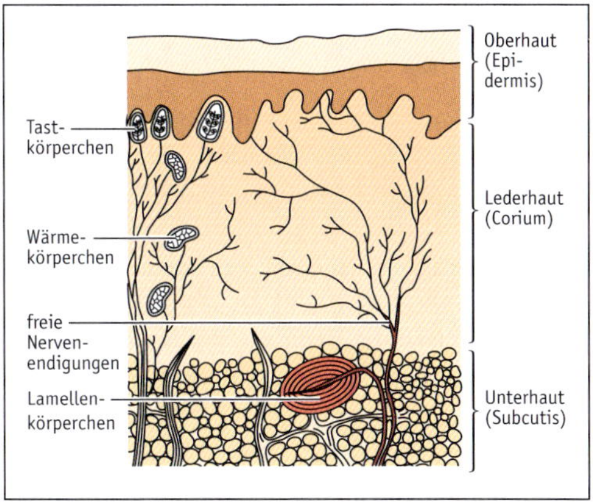

Abbildung 3.1: Aufbau der Haut

Die einzelnen Bestandteile der Haut übernehmen folgende Aufgaben:

- **Schutzfunktion:** Schutz vor mechanischen, chemischen und thermischen äußeren Einflüssen, zusätzlich vor eindringenden Viren, Keimen und Bakterien.
- **Fettspeicher:** Das in der Unterhaut eingelagerte Fett dient als Energievorrat, zur Auspolsterung und zum Schutz vor Wärmeverlust.

- **Regulation der Körpertemperatur:** Durch die mehr oder weniger starke Durchblutung des die Haut durchziehenden, weit verzweigten Kapillarnetzes wird die Menge der abzustrahlenden Wärme beeinflusst. Die Abgabe des Schweißes durch Verdunstung sorgt für Kühlung.
- **Abgabe von Schweiß und Talg:** Die Schweißabgabe dient neben der Wärmeregulation auch der Regulation des Wasserhaushaltes mit der Abgabe von bis zu 1,5 Litern pro Tag und der Ausscheidung von Abfallprodukten. Schweiß besteht neben Wasser als Hauptanteil auch aus Elektrolyten und organischen Substanzen wie z. B. *Harnstoff*. Talg dient der „Schmierung" von Haut und Haaren und in Verbindung mit der Hornschicht ebenfalls der Wärmeisolation. Schweiß und Talg bilden zusammen den **bakterienhemmenden Säureschutzmantel** der Haut (*pH*-Wert ca. 5,5–6,5).
- **Sinnesfunktion:** Neben dem Tastsinn verfügt die Haut über Sensoren für Wärme, Kälte und Schmerz. Ein Stück Haut dieser Fläche enthält ca.:

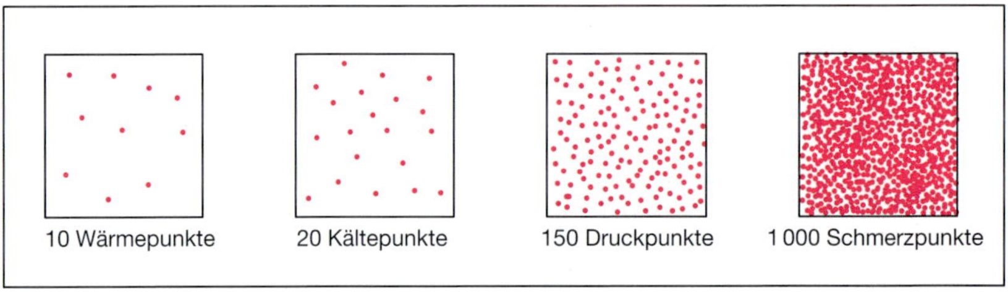

Abbildung 3.2: Tastfelder der Haut

- Abgesehen von der fehlenden Verhornung weisen die **Schleimhäute** den gleichen Grundaufbau wie die „Außenhaut" auf. In der Schleimhaut befinden sich zusätzliche Drüsen, die für ständige Feuchtigkeit sorgen. Es werden verschiedene Aufgaben wahrgenommen: Im Verdauungstrakt nehmen die Schleimhäute Wasser und Nährstoffe aus dem Darminhalt auf, in den Atemwegen feuchten sie die eingeatmete Luft an und reinigen sie. An verschiedenen Körperstellen (z. B. Naseninnenraum und *Bronchien*) sind feine Flimmerhärchen auf der Schleimhaut vorhanden, die einerseits die Einatemluft reinigen, zum anderen werden Fremdkörper wie z. B. Staub wieder heraustransportiert. Zudem übernehmen *Rezeptoren* in manchen Schleimhäuten zusätzliche Sinnesfunktionen beispielsweise für Geruch und Geschmack.

3.2 Verletzungen der Haut

Verletzungen der Haut können auf unterschiedliche Art entstehen, z. B. durch Umwelteinflüsse wie Hitze, Kälte, Säure und Strom oder durch Gewalteinwirkung. Thema dieses Kapitels ist die Verletzung der Haut durch äußere Gewalteinwirkung.

Sogenannte **Weichteilverletzungen** liegen vor, wenn außer der Haut zusätzlich auch Fett- und Muskelgewebe verletzt sind.

3.2.1 Schürfwunden

Schürfwunden betreffen vorwiegend die Oberhaut. Meist fehlen Blutungen oder es treten nur punktförmige Blutungen auf, wenn das Gefäßnetz an der Grenzschicht zwischen Oberhaut und Lederhaut verletzt ist. Schürfwunden nässen häufig im weiteren Verlauf stark. Im Allgemeinen besteht nur eine geringe *Infektionsgefahr*. Die Heilung erfolgt unter Schorfbildung.

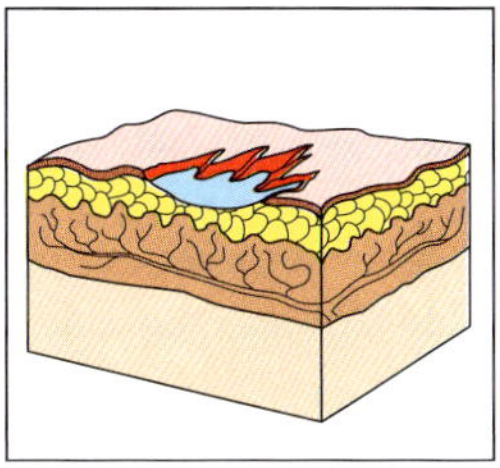

Abbildung 3.3: Schürfwunde

3.2.2 Schnittwunden

Bei Schnittwunden können alle Gewebeschichten bis hin zum Knochen durchtrennt sein. Die glatten Wundränder klaffen oft auseinander. Die Infektionsgefahr ist aufgrund der starken Blutung gering. Wenn die Wundränder nach der Versorgung wieder aneinanderliegen, erfolgt in der Regel eine rasche und gute Wundheilung.

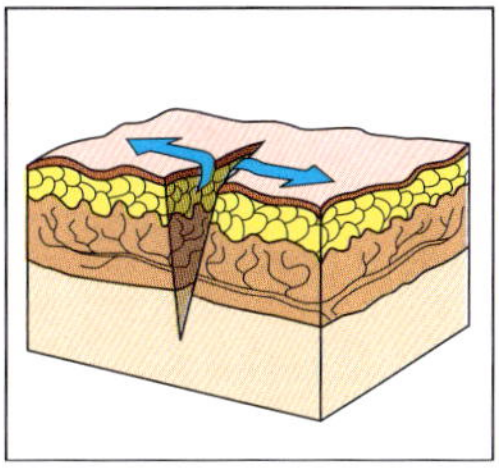

Abbildung 3.4: Schnittwunde

3.2.3 Risswunden

Risswunden betreffen meist nur die oberen Hautschichten. Beim Abriss großer Hautlappen spricht man von einer **Ablederung**, beim Abriss der Kopfhaut von **Skalpierung**. Die Blutung ist gering, die Infektionsgefahr groß, die Wundränder sind unregelmäßig. Die Wundheilung verläuft schlecht und häufig verzögert.

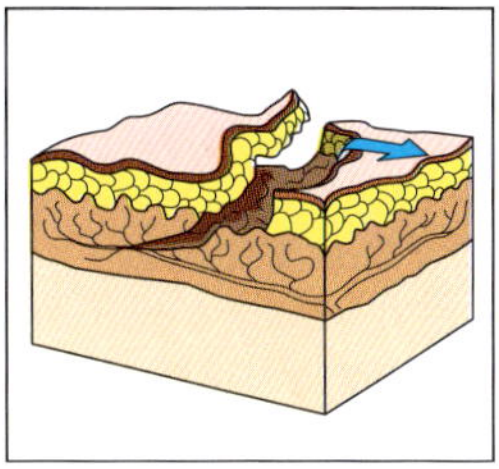

Abbildung 3.5: Risswunde

3.2.4 Stichwunden

Eine von außen harmlos aussehende Stichwunde kann über schwere innere Verletzungen hinwegtäuschen. Die Blutung nach außen ist meist gering, während es im Körperinneren zu lebensbedrohlichen Blutungen kommen kann. Häufig sind Bakterien in den Stichkanal verschleppt, und es besteht eine große Infektionsgefahr. Durch eine daraus resultierende Infektion wird der Heilungsverlauf gestört.

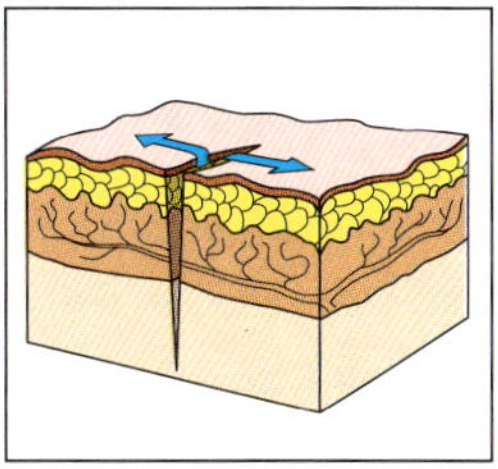

Abbildung 3.6: Stichwunde

Das Eindringen großer, zum Teil spitzer Gegenstände (z. B. Zaunpfahl, Eisenstange) in den Körper wird als **Pfählungsverletzung** bezeichnet. Diese ist häufig lebensbedrohlich bis tödlich, da hierbei schwerste innere Verletzungen entstehen können.

3.2.5 Quetschwunden

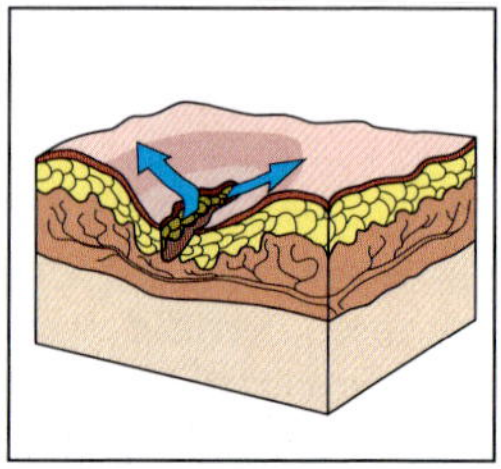

Abbildung 3.7: Quetschwunde

Quetschwunden entstehen durch starkes Zusammenpressen von Hautschichten, wobei das umgebende Gewebe mitbetroffen ist. Es kommt zu einer Drosselung der Blutzufuhr und zu Hämatomen. Die entstehende Blutung ist meist gering und ungefährlich, die Wundränder sind unregelmäßig. Auch bei dieser Wundart ist die Infektionsgefahr groß und der Heilungsverlauf verzögert.

Schwere Verletzungen entstehen durch Abriss oder Abquetschen von Gliedmaßen. Anfangs kommt es hierbei meist nur zu einer geringen Blutung wegen einer Schutzfunktion des Körpers: Die betroffenen Blutgefäße ziehen sich zusammen. Es kommt aber oft zu einer starken Nachblutung.

3.2.6 Platzwunden

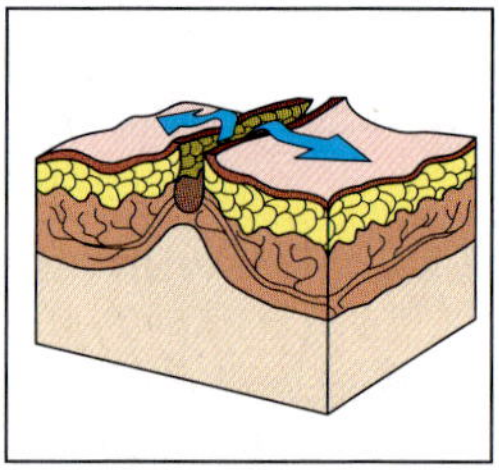

Abbildung 3.8: Platzwunde

Platzwunden entstehen durch stumpfe Gewalteinwirkung auf Hautstellen, die meist unmittelbar am Knochen aufliegen (Schienbein, Schädel). Die Blutung ist stark, die Wundränder sind unregelmäßig, die Infektionsgefahr ist erhöht.
Platzwunden müssen für eine gute Wundheilung und zur Vermeidung einer hässlichen Narbenbildung oder Wundinfektion grundsätzlich innerhalb weniger Stunden chirurgisch versorgt werden. Dies gilt auch für alle anderen klaffenden Wunden.

3.2.7 Schussverletzungen

Schussverletzungen können als Streifschuss, Steckschuss und als Durchschuss erfolgen.

- Beim **Streifschuss** entsteht eine oberflächliche Verletzung mit einer „Schussrinne". Wird der Schädel hiervon betroffen, kann es zu einer indirekten Schädigung des Gehirns infolge plötzlicher Erschütterung des Schädelknochens mit der Folge einer Blutung im Schädel oder einer Gehirnerschütterung (Commotio) kommen (➔ Abschnitt 13.2.2 „Gehirnerschütterung, -prellung, -quetschung").

- Bei einem **Durchschuss** entsteht eine kleine Einschuss- und eine wesentlich größere Ausschusswunde. Der verbindende Schusskanal ist aufgrund der wieder zusammenliegenden Gewebeschichten nicht zu erkennen. Aus der meist geraden Verbindungslinie zwischen Ein- und Ausschusswunde lässt sich aber auf die in diesem „Kanal" liegenden Organe und deren mögliche Verletzungen schließen.

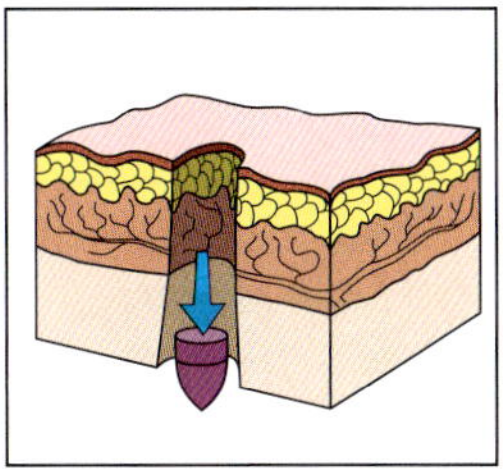

Abbildung 3.9: Schussverletzung

- Bei einem **Steckschuss** hat das Geschoss entweder nur geringe Durchschlagskraft oder es bleibt in einem Knochen stecken und tritt aus dem Körper nicht wieder aus. Der Schusskanal endet am Geschoss. Die Einschusswunde liefert keine Informationen über den Verlauf des Geschosses im Körper, denn der Schusskanal muss nicht immer geradlinig verlaufen, da eventuell Knochen das Geschoss abgelenkt haben. Es muss daher immer mit dem Auftreten lebensgefährlicher Organverletzungen gerechnet werden.

3.3 Wundversorgung

3.3.1 Allgemeine Regeln zur Wundversorgung

Das fachgerechte Anlegen eines Verbandes dient zwar in erster Linie der Wundversorgung bzw. Blutstillung, beruhigt aber auch den Verletzten, da er sich jetzt in den Händen eines ausgebildeten Helfers weiß. Durch sorgfältiges und sicheres Arbeiten können bei nahezu allen Wunden die Blutung zum Stillstand gebracht und die Infektionsgefahr wesentlich verringert werden. In diesem Zusammenhang ist anzumerken, dass der Helfer einen Verletzten immer auf eine ***Tetanusimpfung*** und die Vorstellung bei einem Arzt hinweisen sollte, was bei kleineren Wunden oft vergessen wird.

Wundverbände bestehen in der Regel aus wenigstens drei Schichten:

- **keimfreie (*sterile*) oder keimarme Wundauflage,**
- **zur Befestigung dienendes Verbandmaterial,**
- **Material zur Auspolsterung.**

Die Wundauflage schützt vor Verschmutzung, unterstützt die Blutstillung, saugt Wundabsonderungen auf und verhindert eine weitere mechanische Schädigung der Wunde. Bei dem Auflegen einer Wundauflage ist sorgfältig darauf zu achten, dass diese durch den Helfer keimarm behandelt wird. Sie sollte weder an der Auflagefläche berührt noch nach dem Öffnen der Verpackung beiseitegelegt oder „angesprochen" bzw. „angehaucht" werden.

Anhand der verwendeten Verbandmittel werden folgende Verbandarten unterschieden:

- **Pflasterverbände,**
- **Dreiecktuchverbände,**
- **Bindenverbände,**
- **Druckverbände** (→ Abschnitt 7.2.1 Versorgung lebensbedrohlicher Blutungen an Extremitäten).

Beim Anlegen eines Verbandes sind die folgenden Regeln zu beachten:

!

- **Eigenschutz beachten: Zur Vermeidung einer Krankheitsübertragung zwischen Helfer und Verletztem muss sich der Helfer vor Anlegen eines Verbandes zur Blutstillung immer Schutzhandschuhe anziehen.**
- **Wunden nicht berühren!**
- **Nicht an Wunden manipulieren**, damit eine spätere Beurteilung durch einen Arzt möglich bleibt.
- Wird das Umfeld einer Wunde vor dem Verbinden gereinigt, ist darauf zu achten, dass **kein Desinfektionsmittel in die Wunde** gelangt.
- **Fremdkörper** in den Wunden **werden nicht entfernt,** sondern mittels Verbandmaterial in ihrer Position fixiert, sodass ein weiteres Eindringen, Verschieben oder Herausfallen verhindert wird.
- Befinden sich **spitze Fremdkörper in einer Wunde**, so ist darauf zu achten, dass auf diese mit dem Verbandmaterial **kein Druck** ausgeübt wird.
- Auf der Wunde oder in deren Umfeld liegende **lose Fremdkörper dürfen** vor dem Verbinden unter Beachtung der Sterilität **vorsichtig, z. B.** mit einer Pinzette, **entfernt werden**.
- Sogenannte „Hausmittel" wie **Puder, Salben usw. haben in Wunden nichts zu suchen**.

3.3.2 Pflasterverbände/Wundschnellverbände (WSV)

Pflasterverbände werden hauptsächlich zum Behandeln kleiner Wunden verwendet. Vor dem Anlegen eines **Pflasterverbandes** ist die spätere Klebestelle auf der Haut, wenn notwendig mit einer keimfreien Wundauflage, eventuell zusätzlich mit Hautdesinfektionsmittel, zu reinigen. Auf Haaren, feuchter oder fettiger Haut klebt ein Pflasterverband schlecht oder gar nicht. Da der Aufbau und die Handhabung eines solchen **Pflasters** hinlänglich bekannt sein dürften, wird hier lediglich auf die beiden auf S. 31 gezeigten Varianten eines Pflasterverbandes eingegangen.

- **Rahmenverband**: Die Pflasterstreifen werden halb auf die Wundabdeckung und halb auf die Haut geklebt.
- **Fensterverband**: Zur Befestigung der keimfreien Wundauflage werden breite Pflasterstreifen parallel längs und quer über die Wundauflage geklebt.
- **Wundschnellverband:** Kombination aus Befestigung, Auflage und Polsterung zur schnellen Verwendung. Wird in der Regel für kleine Wunden eingesetzt.

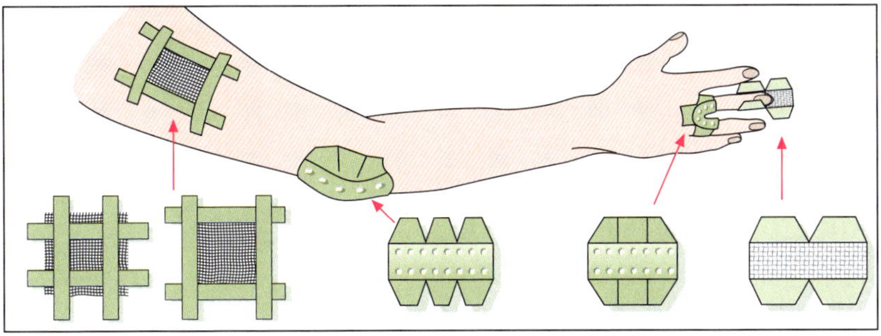

Abbildung 3.10: Fensterverband, Rahmenverband, Wundschnellverband

3.3.3 Dreiecktuchverbände

Das Dreiecktuch ist ein vielseitig verwendbares Verbandmittel. Da heutzutage im Sanitätsdienst aber immer mehr elastische Binden und Verbandpäckchen Anwendung finden, ergibt sich für die Verwendung von Dreiecktüchern nicht mehr ein so großes Anwendungsgebiet wie noch vor wenigen Jahren. **Zudem müssen Dreiecktücher aufgrund der fehlenden Sterilität immer in Kombination mit Wundauflagen (Zellstoff-Mull-Kompresse = ZuMuKo) verwendet werden.** !

■ Herstellen einer Dreiecktuch-„Krawatte“

Das Dreiecktuch wird auseinandergefaltet und hingelegt – direkten Bodenkontakt vermeiden.

Die längste Seite des Dreiecks wird als Basis, die Ecken der Basis werden als Enden und die der Basis gegenüberliegende Ecke wird als Spitze bezeichnet.

Die Spitze wird bis auf zwei bis drei Fingerbreit an die Basis herangelegt und zweimal in die Basis eingefaltet. Von der anderen Seite her wird genauso verfahren, sodass eine sogenannte „Krawatte“ entsteht.

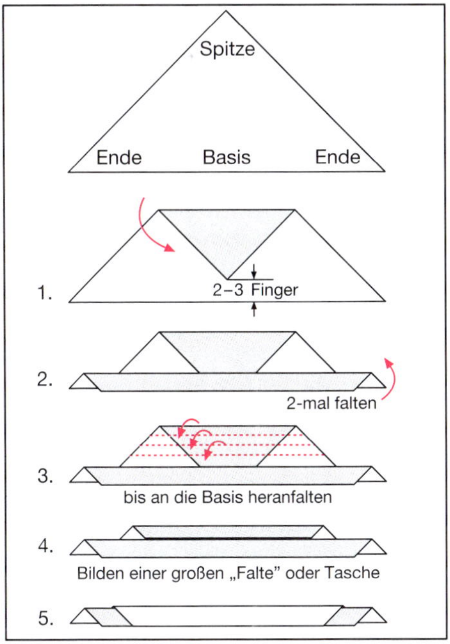

Abbildung 3.11: Herstellen einer Dreiecktuchkrawatte

Stirnverband

Versorgung von Verletzungen im Stirnbereich:

- Dreiecktuch zu einer Krawatte falten.
- Wunde mit keimfreier Wundauflage bedecken.
- Wundauflage mit der Krawatte fixieren und die beiden Enden der Krawatte auf der gegenüberliegenden Seite der Wunde verknoten.
- Für Druckverbände einen Gegenstand (z. B. Verbandpäckchen) zwischen Wundauflage und Krawatte legen, wobei der Gegenstand auch in die Krawatte eingefaltet werden kann. Der Knoten wird dann über den druckausübenden Gegenstand, d. h. über die Wunde gelegt.

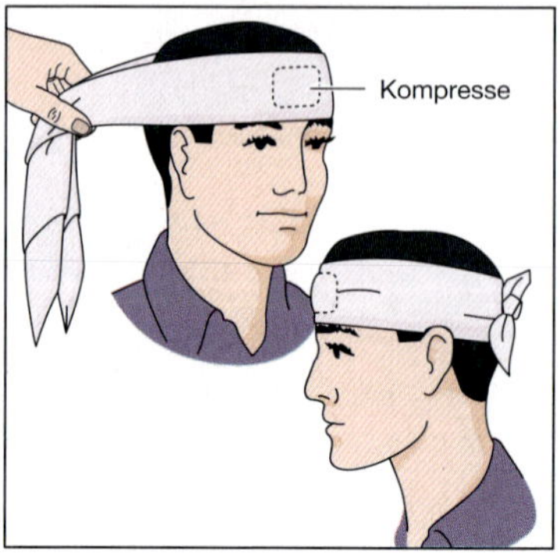

Abbildung 3.12: Stirnverband

Bei Stirnverletzungen sind elastische Verbandpäckchen oder elastische Binden mit Mullkompressen besser handhabbar.

Kinnschleuder

Versorgung von Verletzungen im Kinn- und Unterkieferbereich:

Ü

- Dreiecktuch zu einer Krawatte falten, an beiden Enden zwischen Daumen und Zeigefinger halten und an das Kinn legen. Wundauflage mit Dreiecktuch fixieren.
- Die „Tasche" der Krawatte um das Kinn falten. Die Krawatte dann links und rechts vom Kinn um 180° drehen, sodass das Kinn fester eingefasst wird. Diese Drehung kann durch beide Daumen unterstützt werden.
- Enden über einer Schläfe kreuzen, um Stirn und Hinterkopf herumführen und auf der Stirn verknoten.

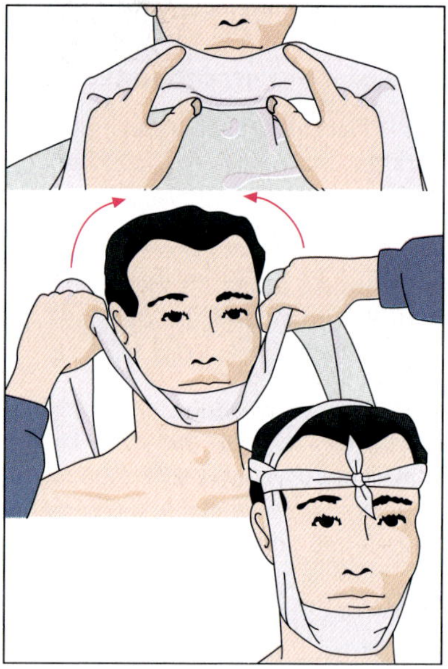

Abbildung 3.13: Kinnschleuder

Eine Versorgung von Wunden in diesem Bereich oder die Ruhigstellung des Unterkiefers ist aber auch mit elastischen Verbandpäckchen oder (Mullkompressen) mit elastischen Binden gut möglich.

Schulterverband

Befestigung von Wundauflagen auf der Schulter oder dem Oberarm:

- Ein Dreiecktuch mit der Spitze auf die verletzte Schulter legen und so eine Wundauflage fixieren. Die Basis wird fest um den Oberarm geknotet, **ohne dass eine Stauung oder Abbindung angelegt wird!** Ein zweites Dreiecktuch zu einer Krawatte falten und die Spitze des ersten Dreiecktuches unter die Mitte der Krawatte legen.
- Die Krawatte aus dem zweiten Tuch dann in die Spitze des ersten Tuches mit einer Umdrehung einrollen.
- Die Enden der Krawatte werden unter der anderen, also der gesunden Schulter in der Achselhöhle verknotet, sodass die notwendige Festigkeit des gesamten Verbandes erzeugt wird.

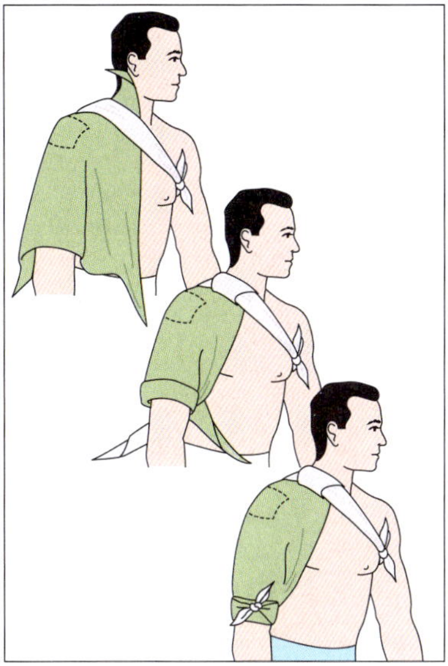

Abbildung 3.14: Schulterverband

Ü

!

Ellenbogenverband

Befestigung von Wundauflagen im Ellenbogenbereich:

- Den Unterarm ca. im 90°-Winkel beugen und die Mitte eines Dreiecktuches über den Ellenbogen legen. Die Spitze zeigt kopfwärts, die Basis befindet sich unterhalb des Gelenks. Die Wundauflage wird entsprechend fixiert.
- Die Enden werden in der Ellenbeuge gekreuzt und so weitergeführt, dass diese oberhalb des Gelenks verknotet werden können.

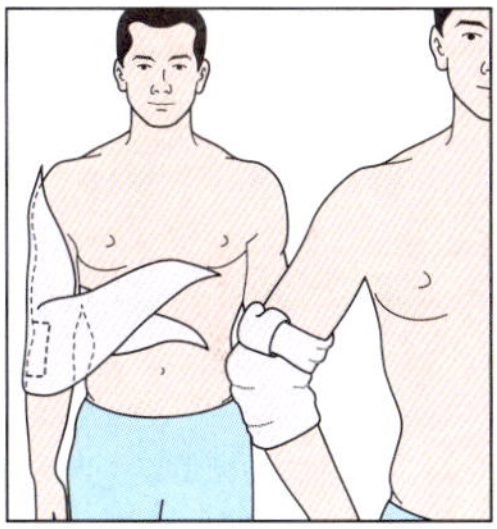

Abbildung 3.15: Ellenbogenverband

Ü

Knieverband

Befestigung von Wundauflagen im Kniebereich:

- Den Unterschenkel ca. im 90°-Winkel beugen und die Mitte eines Dreiecktuches über das Kniegelenk legen. Die Spitze zeigt kopfwärts, die Basis liegt unterhalb des Gelenks. Die Wundauflage wird jetzt so fixiert.
- Die Enden werden in der Kniebeuge gekreuzt und so weitergeführt, dass diese oberhalb des Kniegelenks verknotet werden können.

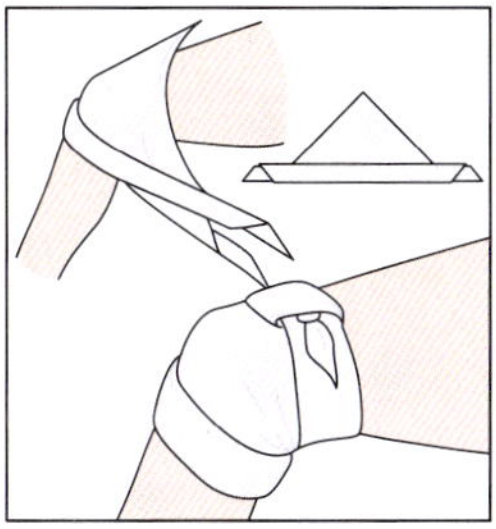

Abbildung 3.16: Knieverband

Ü

Hand-/Fußverband

Befestigung von Wundauflagen in der Handfläche, auf dem Handrücken, der Fußsohle und dem Fußrücken:

Ü

- Die Mitte eines Dreiecktuches über den Handteller/den Fußrücken legen, sodass die Basis zum Gelenk und die Spitze zu den Fingern/Zehen zeigt.
- Die Spitzen des Dreiecktuches um die Hand-/die Fußunterseite führen, dort kreuzen, am Hand-/Fußrücken erneut kreuzen und zum Gelenk führen.
- Die Enden auf der Oberseite des Unterarmes verknoten. Für den Fuß müssen die Enden zuvor noch um den Unterschenkel geführt werden, sodass man sie auf dem Schienbein verknoten kann.

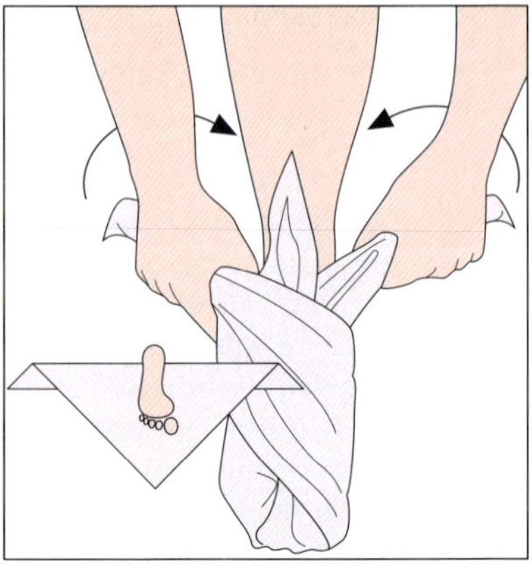

Abbildung 3.17: Hand-/Fußverband

Armtrageschlinge

Ruhigstellung der Schulter, des Oberarmes, Ellenbogens, Unterarmes und Handgelenkes:

Ü

- Das Dreiecktuch vor dem Körper des Patienten unter dessen angewinkelten verletzten Unterarm so durchschieben, dass der Arm sich etwa in der Mitte des Dreiecktuches befindet. Die Spitze des Dreiecktuches zeigt zur Schulter, die Basis zum Handgelenk des Patienten.
- Das Ende des Dreiecktuches, das vom Körper des Patienten wegzeigt, wird zur Schulter des gesunden Arms hochgeschlagen, das andere Ende zur Schulter des verletzten Arms.

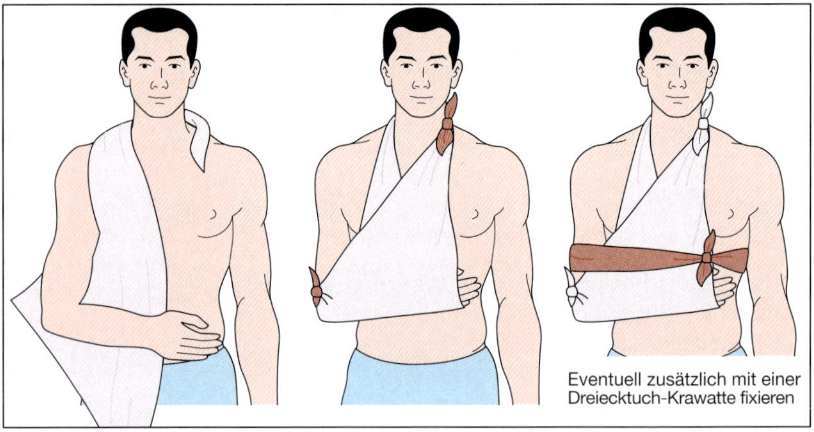

Abbildung 3.18: Armtrageschlinge

- Die Enden werden seitlich der Halswirbelsäule auf der gesunden Seite unter Beibehaltung der 90°-Beugung des Unterarmes verknotet.
- Das Herausrutschen des Ellenbogens aus der Armschlinge nach hinten kann durch einen Knoten in der Spitze des Dreiecktuches verhindert werden.

Auch bei Schulterausrenkungen sollte eine Armtrageschlinge angelegt werden, die den Arm mit zusätzlichen Dreiecktüchern, die zu einer Krawatte gefaltet sind, am Oberkörper fixiert. Für Unterarm- und Handgelenkfrakturen sind Vakuumschienen oder Vakuumkissen (➔ Abschnitt 18.6.1 „Vakuumkissen/-matratze") besser geeignet.

3.3.4 Bindenverbände

- Jeder Verband beginnt mit zwei Kreisgängen, mit denen die Binde festgelegt wird.
- Grundsätzlich beginnen Bindenverbände an den dünneren, körperfernen Stellen und führen im weiteren Verlauf in Richtung Körperzentrum.
- Gliedmaßen werden immer in der Stellung verbunden, in der sie nach Anlegen des Verbandes bleiben sollen.
- Zehen und Fingerspitzen werden grundsätzlich nur dann verbunden, wenn dies erforderlich ist. An ihrem Aussehen lässt sich die Durchblutung im verbundenen Glied leicht beurteilen. Blaue oder geschwollene Finger- oder Zehenspitzen zeigen an, dass der Verband zu eng und der Rückfluss des Blutes behindert ist.
- Reicht die Binde für einen bestimmten Verband nicht aus, so wird der Anfang der zweiten Binde unter das Ende der ersten gelegt und mit der neuen Binde der letzte Bindengang wiederholt. Die neue Binde ist damit festgelegt. Knoten dürfen zur Verlängerung einer Binde nicht verwendet werden.

Festlegen einer Binde

Der *Bindenkopf* wird mit der einen Hand gefasst und die Binde so angelegt, dass in den Spalt zwischen Binde und Bindenkopf hineingesehen werden kann. Der Bindenanfang wird mit dem Daumen der anderen Hand festgehalten. Der erste Kreisgang muss gut gespannt sein (1). Der freie Zipfel wird über den ersten *Kreisgang* geschlagen (2) und durch einen zweiten *Kreisgang* festgelegt (3). Nach dem Festlegen des Bindenanfanges beginnt der eigentliche Verband.

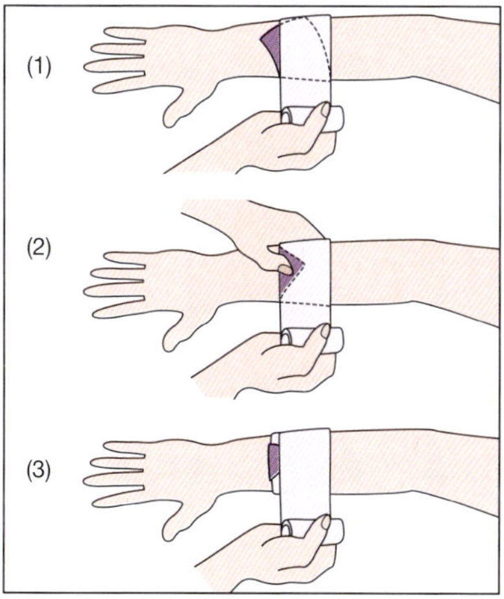

Abbildung 3.19: Festlegen einer Binde

Ü

Ü

Handverband

Die Vorgehensweise beim Anlegen eines Handverbandes wird aus der nebenstehenden Abbildung ersichtlich:

Der Verband wird am Handgelenk mit den *Kreisgängen* festgelegt. Danach kreuzt man die Binde vom Handgelenk über den Handrücken zu den Fingerspitzen. Diese werden eineinhalb Mal umrundet und der Verband wird über Kreuz wieder zurück zum Handgelenk geführt, welches auch eineinhalb Mal umrundet wird. Dieser Vorgang wird drei- bis viermal wiederholt, bis der Handrücken vollständig bedeckt ist. Auch hier darf die Wundauflage nicht vergessen werden.

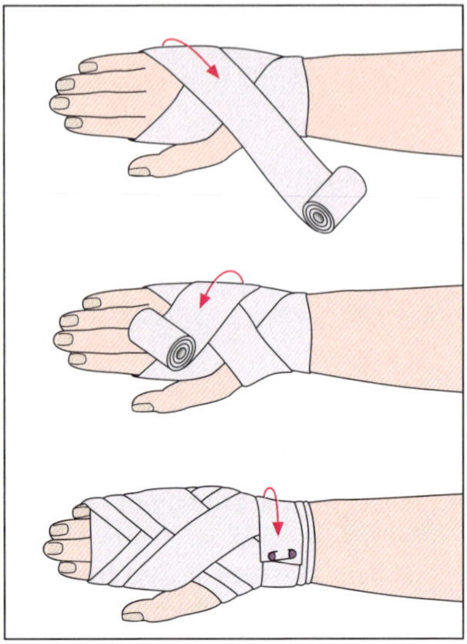

Abbildung 3.20: Handverband

Ü

Kopfverband

Nach dem Aufbringen einer sterilen Wundauflage auf die Wunde wird eine Binde mit zwei *Kreisgängen* um Kinn und Scheitel angelegt. Danach wird unter dem Kinn in Richtung Nacken gekreuzt und die Binde dann vom Nacken zur Stirn geführt. Nach eineinhalb Umrundungen des Schädels wird die Binde auf der anderen Seite über Ohr und Nacken wieder zurück zum Kinn geführt. Indem dieser Vorgang weiter fortgesetzt wird (Kinn-Scheitel, Kinn-Nacken, Nacken-Stirn, eineinhalb Mal den Schädel umrunden, Stirn-Nacken, Nacken-Kinn etc.), kann eine Wunde fast an jeder Stelle des Kopfes abgedeckt werden.

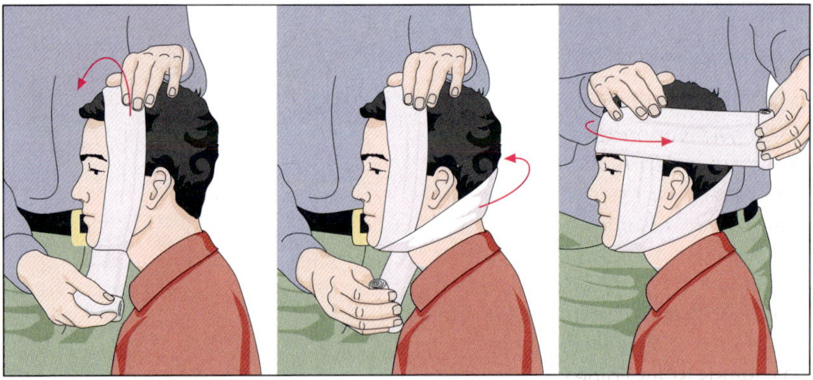

Abbildung 3.21: Kopfverband

■ **Ellenbogenverband mit Wundauflage**

Der Bindenverlauf erfolgt von innen nach außen. Der Verband wird mit zwei *Kreisgängen* unterhalb des Ellenbogengelenkes begonnen. Der dritte Gang führt über die Mitte des Gelenkes und hält die Wundauflage fest. Die weiteren Gänge schließen sich jeweils unterhalb und oberhalb des Gelenkes außen an.

Ü

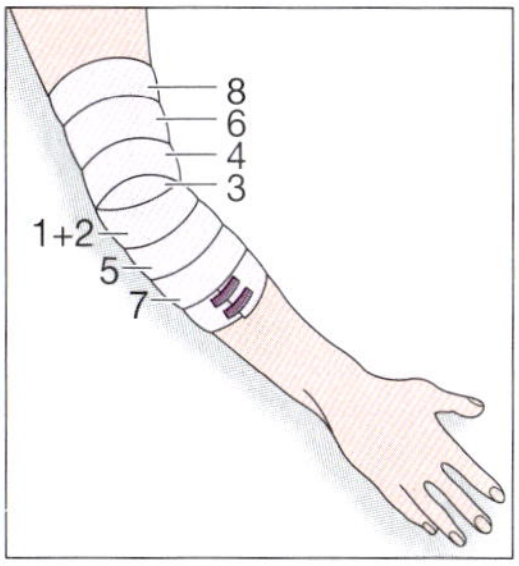

Abbildung 3.22: Ellenbogenverband

■ **Schraubenverband (Spiralverband)**

Bei Körperstellen mit gleichmäßigem Umfang, wie z. B. Ober- oder Unterarm, wird der *Bindenkopf* nach den festlegenden *Kreisgängen* in ansteigender Richtung schraubenförmig um den Körperteil weitergeführt. Dabei deckt jeder Bindengang den vorhergehenden um die Hälfte bis zwei Drittel ab.

Ü

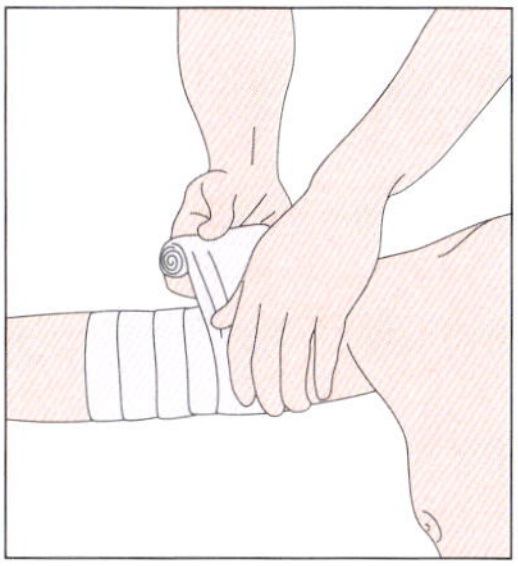

Abbildung 3.23: Spiralverband

3.4 Wundinfektionen

Wundinfektionen nehmen heutzutage keinen so hohen Stellenwert mehr ein wie noch vor etwa 50 Jahren. Dies ist zum einen auf die Entwicklung in der Medizin durch bessere Vorsorge und *Therapie*maßnahmen (*Tetanusimpfung*, *Antibiotika* etc.), zum anderen auf die gestiegene Aufklärung der Bevölkerung und bessere Ausbildung der Helfer zurückzuführen. Allerdings soll dieser Fortschritt nicht darüber hinwegtäuschen, dass **die Gefahr einer Infektion nach wie vor nicht zu unterschätzen** und immer noch vorhanden ist. Die Beachtung der in den jeweiligen Kapiteln dieses Buches genannten „Verhaltensregeln" soll deshalb dazu beitragen, die Gefahr durch Wundinfektionen bei der Erstversorgung von Patienten so gering wie möglich zu halten. !

3.4.1 Blutvergiftung (*Sepsis*)

Die Sepsis ist als Folge einer Wundinfektion zu verstehen und entsteht durch in die Wunde gelangte Keime, Bakterien etc. Sie führt zuerst zu einem lokal beschränkten Eiterherd. In der Folge bewegen sich die Erreger in die *Lymph*- und Blutbahnen. Das durch die Infektion bedingte Anschwellen und Röten der

Lymphbahnen, welches vom Infektionsherd zum Körperstamm hin fortschreitet, führt zu dem charakteristischen Erscheinungsbild (roter Streifen). Im weiteren Verlauf kommt es zu Fieber, Schüttelfrost, Kopfschmerzen, *Tachykardie*, eventuell Hirnhautentzündung (*Meningitis*), Entzündungen der Herzinnenhaut (*Endocarditis*) und anderen schweren, bei Nichtbehandlung tödlich verlaufenden Erkrankungen.

3.4.2 Wundstarrkrampf *(Tetanus)*

Tetanus ist bei nicht vorhandener Immunisierung durch eine Schutzimpfung eine häufige Infektion, an der laut WHO (Welt-Gesundheits-Organisation) weltweit mehrere 10 000 Menschen im Jahr sterben. Die Erkrankung wird durch das Gift (*Toxin*) der Tetanus-Bazillen hervorgerufen, welche sich in Erde, Schmutz und *Fäkalien* befinden und über kleinste Wunden in den Körper gelangen.
Die Möglichkeit einer Infektion besteht aber beispielsweise auch bei Verbrennungen, Tierbissen oder nach Operationen, also nach allen Ereignissen, die eine Verletzung der Haut zur Folge haben. Äußere Anzeichen, die nach einer *Inkubationszeit* von oft nur wenigen Tagen bis hin zu zwei Wochen auftreten, sind Krämpfe der quer gestreiften Muskulatur.

3.4.3 Tollwut *(Rabies)*

Diese Infektion tritt relativ selten auf. Tollwut wird durch erkrankte Tiere, wie z. B. Hunde, Katzen oder Füchse, übertragen. Die unverletzte Haut bietet einen sicheren Schutz, eine Infektion findet daher fast hauptsächlich über Kratz- oder Bisswunden und den dabei erfolgenden Speichelkontakt statt. Die *Inkubationszeit* kann wenige Tage bis zu mehreren Monaten betragen. Zu Beginn treten Symptome wie Fieber, Kopfschmerzen und Erbrechen auf, später Unruhe, Krämpfe, Atemstörungen und Schluckbeschwerden. Das Endstadium ist gekennzeichnet durch allgemeine Lähmungen, letztlich folgt der Tod durch Atemlähmung bei vorhandenem Bewusstsein.

3.4.4 Gasbrand (*Gasödem*)

Eine Infektion mit Gasbrand infolge von Unfallereignissen ist heutzutage eher selten. Die Krankheitserreger finden sich in Erde, Schmutz und teilweise auch im menschlichen Darm. Die Ansteckung erfolgt, wenn Schmutz oder Erde bei Verletzungen in den Organismus eindringen und dort verbleiben. Es entwickeln sich starke Schmerzen, auffallende *Hautödeme* und Gasblasen unter der Haut, später abgestorbene Gewebebereiche (*Nekrosen*) und Fäulnis, begleitet von einem süßlichen Verwesungsgeruch. Die *Inkubationszeit* liegt meist bei nur wenigen Stunden, seltener bei bis zu drei Wochen.

4 Stütz- und Bewegungsapparat

Unter dem Begriff „Stütz- und Bewegungsapparat“ werden zusammengefasst:

- **das knöcherne Skelettsystem,**
- **die Gelenke mit ihren Bändern, Sehnen und Kapseln,**
- **die Muskulatur.**

4.1 Anatomie und Physiologie

4.1.1 Das Skelett

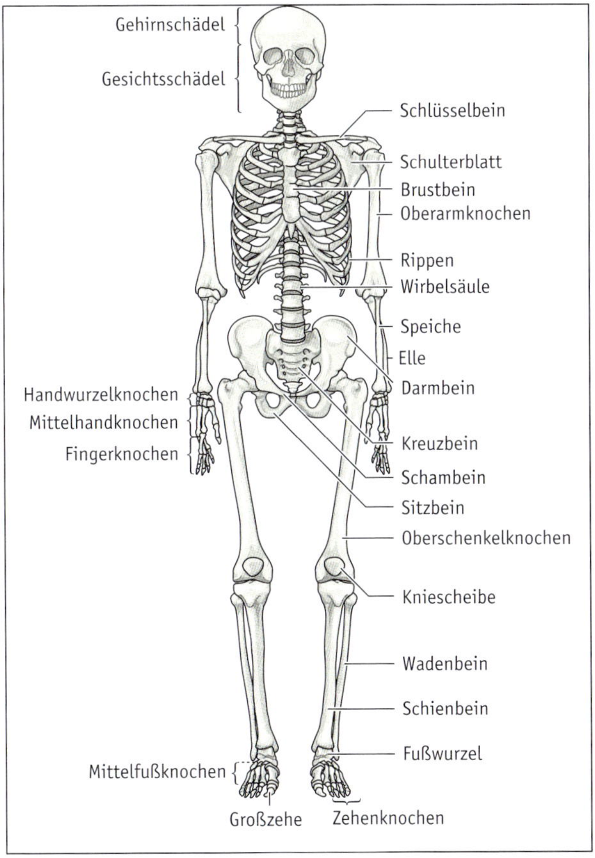

Abbildung 4.1: Skelett

4.1.2 Knochen

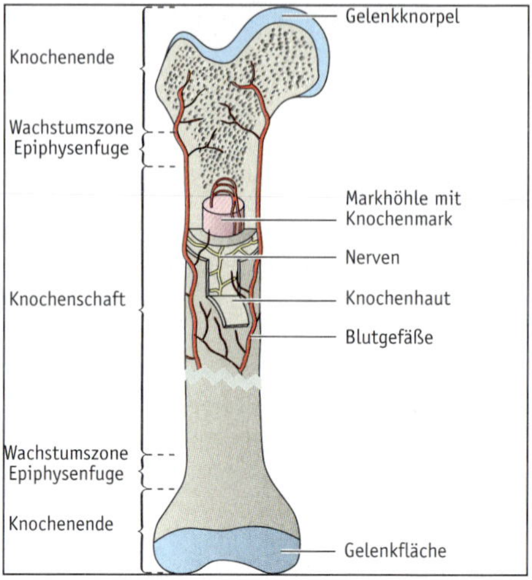

Abbildung 4.2: Aufbau eines Knochens

Die Knochen sind von einer Haut aus Bindegewebe (Knochenhaut) umgeben, sodass an keiner Stelle der eigentliche Knochen freiliegt. In dieser Haut befinden sich Nerven und feine Blutgefäße, die durch feinste Kanäle in das Innere des Knochens gelangen und diesen versorgen. Das Knochenmark wird ebenfalls mit Blut versorgt, das über Blutgefäße durch größere Öffnungen direkt in das Mark gelangt. Die Knochenhaut übernimmt u. a. die Aufgabe der Bildung neuen Knochengewebes beim Knochenaufbau oder bei Verletzungen. Die an zahlreichen Knochen vorhandenen Gelenkkapseln sind nicht von einer Knochenhaut umgeben.

Knochen werden unterteilt in:

- lange Knochen oder **Röhrenknochen** (Ober- und Unterarm, Ober- und Unterschenkel), bei Kindern enthalten sie noch rotes Knochenmark, das sich bei Erwachsenen durch Fetteinlagerungen zu gelbem Knochenmark umwandelt,
- **kurze Knochen** (Knochen der Hände oder der Füße),
- **breite oder platte Knochen** (z. B. Schädeldach und Schulterblätter),
- **unregelmäßige Knochen** (Gesichtsschädel, Wirbel, Innenohr usw.).

In den letzten drei Knochentypen befindet sich das rote Knochenmark, in dem die roten und ein Teil der weißen Blutkörperchen gebildet werden.

Schädel

Der Schädel stellt das Knochengerüst des Kopfes dar. Er bildet ein Gehäuse für das Gehirn und umschließt Räume, Kanäle und die Sinnesorgane. Der Schädel sitzt auf der Wirbelsäule und wird in **Gehirnschädel** und **Gesichtsschädel** unterteilt.

Der **Gehirnschädel** ist aus verschiedenen Knochenplatten zusammengesetzt, die in der Kindheit durch Bindegewebe, später durch Knochenhaften miteinander verbunden sind. Der Gehirnschädel schützt das Gehirn vor äußeren Einflüssen.

Der **Gesichtsschädel** setzt sich aus einer Reihe größerer und kleinerer miteinander verbundener Knochen zusammen. Er bildet Eingang und Wandung für den Anfang der Verdauungs- und Atmungsorgane und umschließt schützend die Augen und das Geruchsorgan.

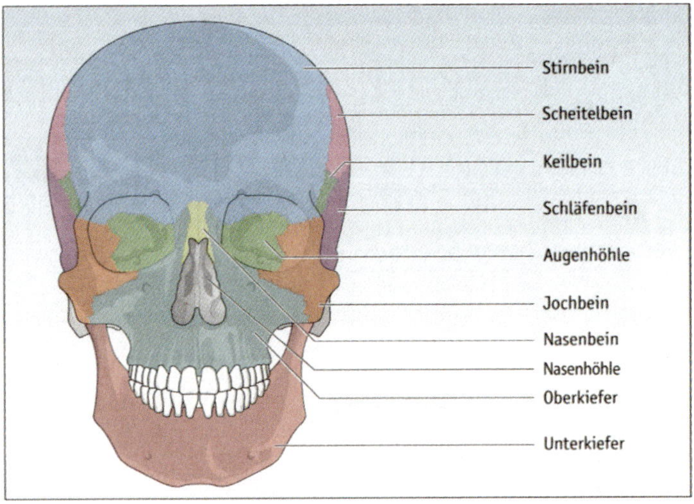

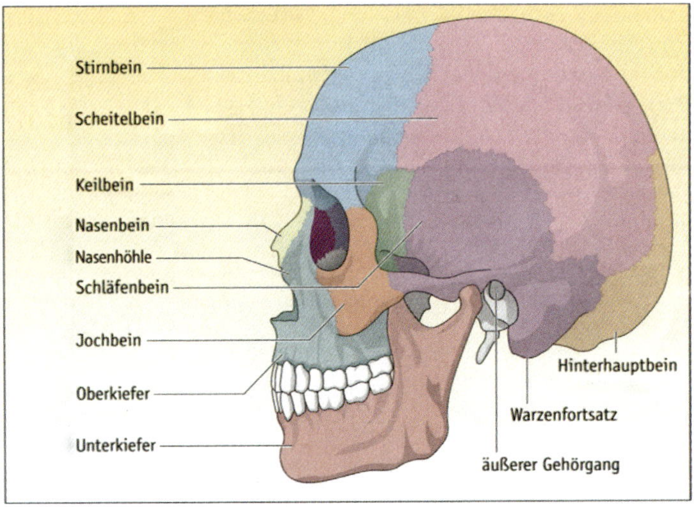

Abbildung 4.3: Schädel

Wirbelsäule

Die doppelt s-förmige Wirbelsäule bildet die bewegliche Achse des Körpers. **Sie umgibt schützend das Rückenmark**, trägt den Schädel und ist die Basis des Schulter- und Beckengürtels. Die Brustwirbel tragen die Rippen, die zusammen mit dem Brustbein den Brustkorb bilden.

Die Wirbelsäule setzt sich aus 31–35 übereinander angeordneten Wirbeln (genauer: Wirbelknochen oder *Wirbelkörper*) zusammen, welche außen von Nervensträngen, Sehnen, Bändern und Muskeln umschlossen sind. Die Wirbelsäule wird unterteilt in:

- **Halswirbelsäule** (7 Wirbelknochen, C1 - C7): Die Halswirbelsäule ist der beweglichste Teil der gesamten Wirbelsäule. Durch **Atlas** und **Axis** (*Wirbelkörper* 1 + 2) wird der Kopf gehalten. Durch die große Beweglichkeit und den relativ schweren Schädel ist die Halswirbelsäule besonders bei Autounfällen stark verletzungsgefährdet (Schleudertrauma).
- **Brustwirbelsäule** (12 Wirbelknochen, Th1 - Th12): Die Brustwirbelsäule ist ein wenig beweglicher Abschnitt, mit der Hauptfunktion, dem Brustkorb Stabilität und Form zu geben. Die *Wirbelkörper* sind relativ groß und das *Wirbelloch* ist fast fingerdick. Die Rippen sind mit den Wirbelkörpern der Brustwirbelsäule verbunden.
- **Lendenwirbelsäule** (5 Wirbelknochen, L1 - L5): Die Lendenwirbelsäule besteht aus großen Wirbeln mit jedoch nur relativ kleinem *Wirbelloch.*
- **Kreuzbein** (5 zusammengewachsene Wirbelknochen): Das Kreuzbein besteht aus fünf zu einem Dreieck verwachsenen Knochen, dessen Spitze nach unten zeigt. Es bildet den hinteren Teil des Beckens und ist mit beiden Hüftknochen verbunden.
- **Steißbein** (3–5 zusammengewachsene Knochen): Die typische Wirbelform ist beim Steißbein nicht mehr erkennbar. Die einzelnen Wirbelkörper sind häufig miteinander verschmolzen.
- **Bandscheiben**: Zwischen den Wirbelkörpern der Hals-, Brust- und Lendenwirbelsäule sowie dem Kreuzbein liegen die Bandscheiben. Diese sind ca. 5 mm dick und bestehen aus dem faserigen Außenring, den Faserknorpeln sowie dem Gallertkern. Dieser Kern gleicht wie ein Stoßdämpfer die Druckunterschiede zwischen zwei Wirbeln aus. Die Bandscheiben bilden die elastische Verbindung zwischen den Wirbeln und tragen zur Beweglichkeit der Wirbelsäule bei.

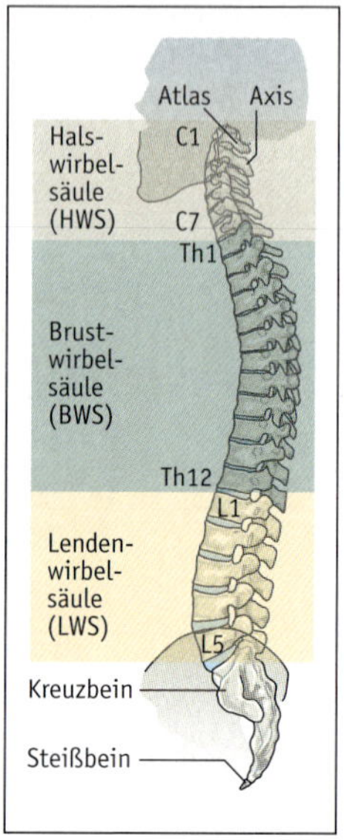

Abbildung 4.4: Wirbelsäule

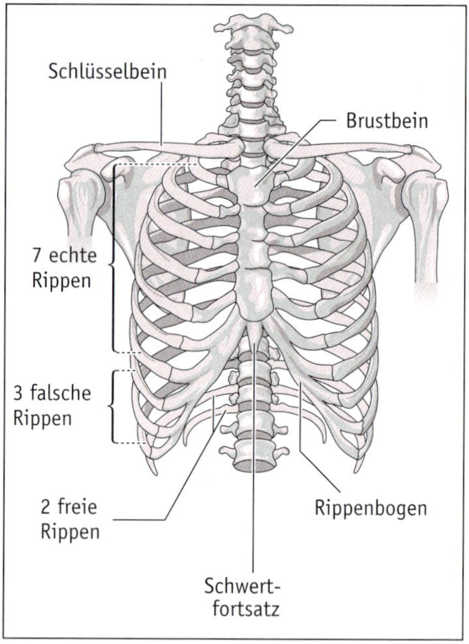

Abbildung 4.5: Brustkorb

Brustkorb (*Thorax*)

Die **Rippen** haben eine Schutzfunktion für innere Organe (Herz, Lunge) sowie eine Stützfunktion. Sie bestehen aus zwölf Rippenpaaren (platte Knochen).
Das **Brustbein** ist ein flacher, schmaler Knochen und bildet das Mittelstück des Brustkorbes.
Rippen und Brustbein sind durch Knorpel (Knorpelhaften, → Abschnitt 4.1.3 „Gelenke und Haften") miteinander verbunden. Diese Verbindungen sind zunächst relativ elastisch, werden aber mit zunehmendem Alter durch Kalkeinlagerungen immer unbeweglicher.

Becken

Das Becken ist ein knöcherner, durch starre Gelenke zusammengehaltener, leicht federnder Ring. Sein Bau ermöglicht im Wesentlichen die Funktion der unteren *Extremitäten,* die im Gegensatz zu den oberen Extremitäten nicht auf allseitige Beweglichkeit, sondern auf Festigkeit ausgelegt sind.

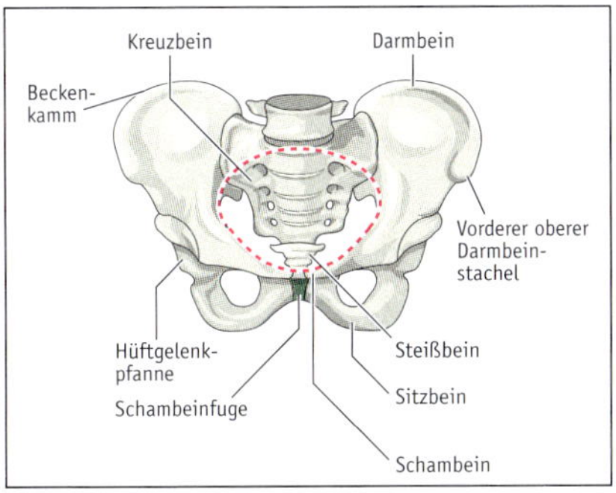

Abbildung 4.6: Weibliches Becken

Das Becken der Frau unterscheidet sich von dem des Mannes dadurch, dass es flacher gestellt ist und einen größeren Beckeneingang (große Öffnung zwischen den beiden Beckenknochen und dem Kreuzbein) zur Erleichterung der Geburt hat.

Gliedmaßen (*Extremitäten*)

Die **oberen Extremitäten** bestehen jeweils aus dem Oberarmknochen, den beiden Unterarmknochen Elle und Speiche sowie verschiedenen Handknochen. Der Oberarmknochen ist mit seinem kugeligen Gelenkkopf in der flachen Gelenkpfanne des Schulterblattes eingelassen und bildet das Schultergelenk. Im Ellenbogengelenk ist der Oberarmknochen mit Elle und Speiche verbunden. An der Hand bilden die beiden Unterarmknochen mit den Handwurzelknochen ebenfalls ein Gelenk. Die auf der Seite des Daumens gelegene Speiche kann um die auf der Seite des kleinen Fingers gelegene Elle gedreht werden. Die Hand wiederum weist eine Vielzahl verschiedener Gelenke und Knochen auf.

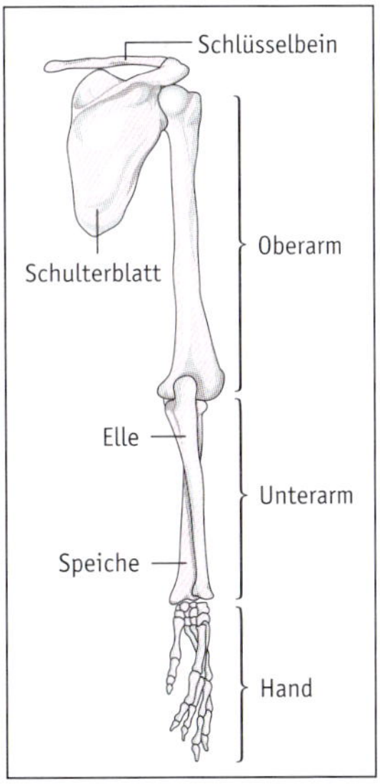

Abbildung 4.7: Obere Extremität

Die **unteren Extremitäten** bestehen jeweils aus dem Oberschenkelknochen, den beiden Unterschenkelknochen Schienbein und Wadenbein sowie verschiedenen Fußknochen. Der Oberschenkelknochen sitzt mit seinem kugeligen Gelenkkopf gut beweglich in der Hüftgelenkpfanne des Beckenknochens. Das Kniegelenk verbindet den Oberschenkel mit dem Unterschenkel, welcher wiederum aus Waden- und Schienbein besteht. Schien- und Wadenbein bilden am unteren Ende eine Gelenkpfanne für den Fuß. Dieser weist wie die Hand eine große Zahl an Gelenken und Knochen auf.

Der Fuß wird in die drei Abschnitte **Fußwurzel, Mittelfuß und Vorfuß** unterteilt.

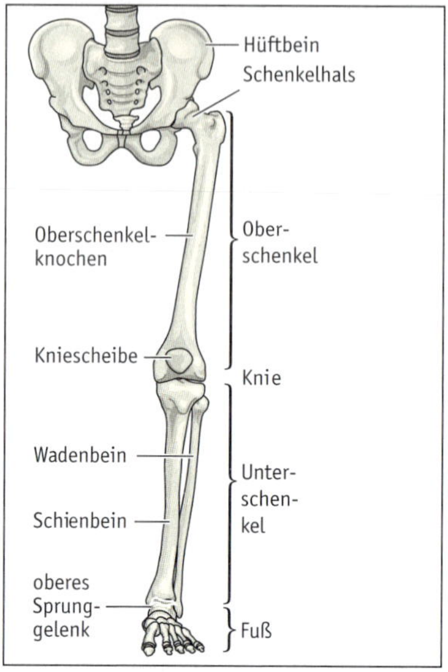

Abbildung 4.8: Untere Extremität

4.1.3 Gelenke und Haften

Die Knochen des Skelettes sind durch Haften oder Gelenke miteinander verbunden. Haften bestehen aus Bindegewebe und gestatten keine oder eine nur sehr eingeschränkte Beweglichkeit der durch sie zusammengehaltenen Knochen. Die Haften werden unterteilt in:

- **Knochenhaften,** z. B. zwischen den Schädelknochen, keine Beweglichkeit,
- **Knorpelhaften** zwischen den Rippen und dem Brustbein oder zwischen den Wirbelkörpern (Bandscheiben), geringe bis eingeschränkte Beweglichkeit,
- **Bandhaften,** z. B. zwischen den Unterarmknochen, bedingte Beweglichkeit.

Ebenso wie die Haften sind nicht alle Gelenke gleichermaßen stark beweglich. Manche erlauben die Bewegung in mehreren Achsen, andere nur in einer Achse. Ein Gelenk besteht aus den knorpelüberzogenen Gelenkflächen der Knochen sowie einer inneren und äußeren Bindegewebehaut, die die Gelenkschmiere produziert und das Gelenk nach außen umschließt (Gelenkkapsel).

Unterschieden werden folgende Gelenkarten:

- **Kugelgelenk** (z. B. Hüfte): vielachsig, Bewegung in mehreren Ebenen,
- **Eigelenk** (Handgelenk): zweiachsig, Bewegung in zwei Ebenen,
- **Sattelgelenk** (Daumen): zweiachsig, Bewegung in zwei Ebenen,
- **Scharniergelenk** (Ellenbogengelenk): einachsig, Bewegung in einer Ebene.

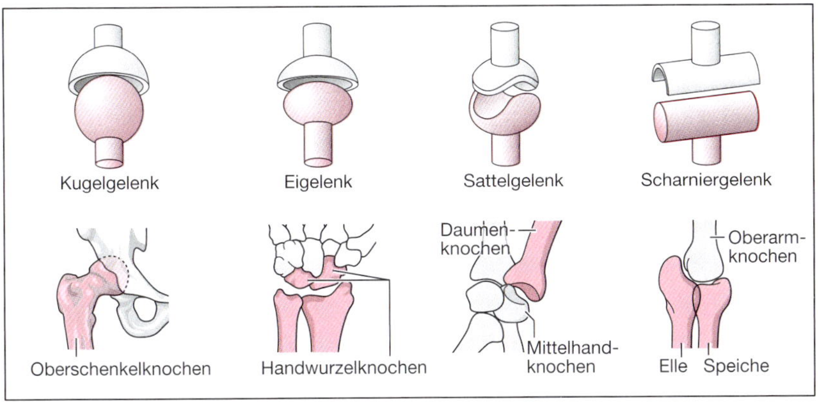

Abbildung 4.9: Gelenke

4.1.4 Muskeln, Sehnen, Bänder

Die **Muskulatur** wird in drei Gruppen unterteilt: die quer gestreifte Muskulatur (Skelettmuskulatur), die glatte Muskulatur (Eingeweidemuskulatur) und die Herzmuskulatur (→ Abschnitt 2.2.3 Muskelgewebe).

Sehnen bestehen aus parallelen, sehr zugfesten Fasern aus Bindegewebe. Sie verbinden die Muskelfasern mit dem Knochen.

Bänder verbinden Knochen miteinander oder verstärken die Gelenke; ihr Aufbau ist ähnlich dem der Sehnen.

4.2 Allgemeine Verletzungen

4.2.1 Knochenbrüche *(Frakturen)*

Eine Fraktur ist die Durchtrennung von knöchernen Bestandteilen durch direkte oder indirekte Gewalteinwirkung. **Unterschieden werden offene und geschlossene Frakturen**. Bei einer offenen Fraktur entsteht durch die Durchspießung eines Knochenfragmentes eine sichtbare Hautwunde und es ist ein hohes Infektionsrisiko vorhanden. Aus der Wunde können Teile des Knochens heraustreten, häufig ist aber nur eine kleine Wunde sichtbar, die nicht stark blutet.

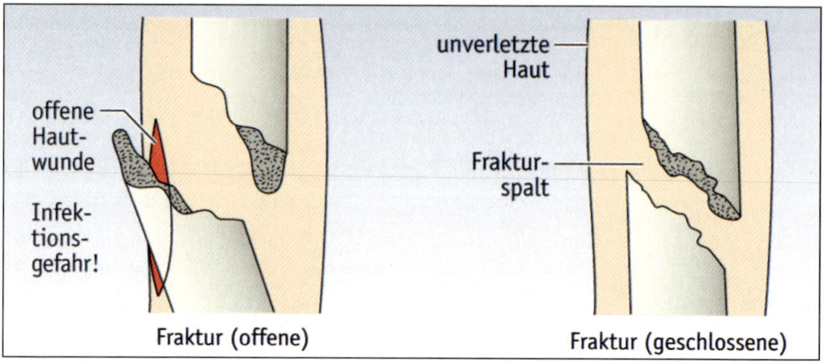

Abbildung 4.10: Offener und geschlossener Knochenbruch

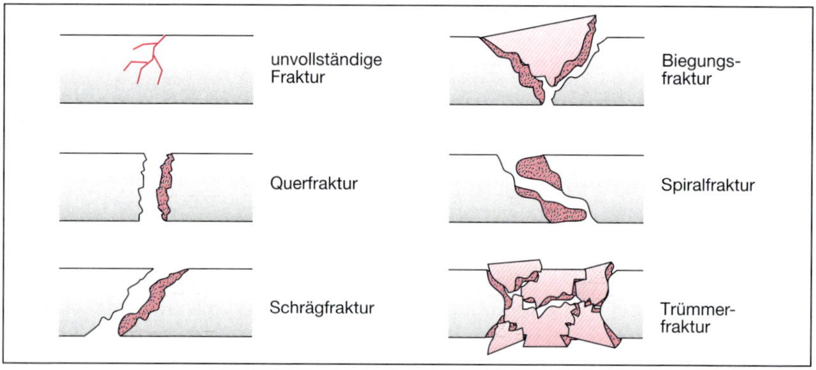

Abbildung 4.11: Frakturarten

Erkennen von Frakturen

Sichere Kennzeichen sind:

- **sichtbare Knochenteile, die aus der Wunde ragen,**
- **Fehlstellung der Extremität,**
- **abnorme Beweglichkeit,**
- **Knochenreiben hörbar und/oder fühlbar** (*Krepitationen*).

Unsichere Kennzeichen sind:

- Schmerz,
- Schwellung,
- Funktionseinschränkung.

4.2.2 Gelenkverletzungen

Gelenkverletzungen können in vielen verschiedenen Formen vorliegen und nahezu alle Gelenke des Körpers betreffen. Unterschieden werden:

- **Verdrehungen, Verstauchungen, Zerrungen** (*Distorsionen*): Eine *Distorsion* entsteht durch ein gewaltsames Überschreiten der Bewegungsgrenzen des betreffenden Gelenkes, wobei dieses zuerst wie bei einer *Luxation* (s. u.) aus seiner „Normalposition" gebracht wird, sich dann aber von selbst zurückbewegt. Hierbei kommt es zu einer Bänderdehnung oder Zerreißung, eventuell zu einer Blutung in oder um das Gelenk, teilweise auch zu Knochenabsplitterungen oder Verschiebungen. Symptome sind Schmerzen, örtliche Schwellungen, Druckschmerz und zum Teil auch eine abnorme Beweglichkeit des Gelenkes.
- **Verrenkungen** (*Luxationen*): Bei einer Luxation findet das Gelenk im Gegensatz zur Distorsion nicht in seine Normalstellung zurück. Mit einer vollkommenen Luxation bezeichnet man das Verbleiben des Gelenkes in seiner Fehlstellung unter Beteiligung von Kapsel-, Bänder-, Gefäß- oder Muskelrissen. Die Symptome gleichen denen der Distorsion, hinzu kommen eine offensichtliche Fehlstellung sowie eine teilweise oder völlige Unbeweglichkeit des Gelenkes.

4.2.3 Verletzungen von Muskeln, Sehnen und Bändern

Auch Muskeln, Sehnen und Bänder können verletzt werden. Auslöser hierfür ist wie bei den Gelenkverletzungen eine Überschreitung der *physiologischen* Belastbarkeit. Symptome sind Schmerzen, Schwellungen, teilweise oder völlige Unbeweglichkeit und bei Sehnenabrissen eventuell Fehlstellungen.

4.2.4 Allgemeine Maßnahmen

Die Maßnahmen des Sanitäters beim Vorliegen von Frakturen, Gelenk-, Muskel- und ähnlichen Verletzungen erstrecken sich auf die Wundversorgung, Blutstillung und vor allem **Ruhigstellung**. Die Überprüfung der *Vitalfunktionen* hat dabei stets Vorrang. Bei akuter Lebensbedrohung sind erst die Vitalfunktionen zu sichern. Hierzu gehört auch das Stillen massiver Blutungen (➔ Kapitel 7 „Bedrohliche Blutungen" und Kapitel 8 „Schock"). Eine ständige Kontrolle der Vitalfunktionen ist unerlässlich, da bei manchen Frakturen mit einem erheblichen Blutverlust gerechnet werden muss (➔ Abschnitt 4.4 „Blutverluste bei Frakturen"). **Offene Frakturen bergen ein hohes Infektionsrisiko und müssen keimfrei abgedeckt werden.** !

Vitalbedrohung, Schock, massive Blutungen und Amputationsverletzungen sollten immer unter Hinzuziehung des Notarztes behandelt werden. Denn auch wenn eine Blutung nach außen nicht sichtbar ist, kann trotzdem eine Blutung in das Gewebe vorliegen. !

Dreiecktuch	Schulter, Ober- und Unterarm, Ellenbogen, Handgelenk, Fuß, Hand und Kopf
Vakuumschiene	Unterarm, Handgelenk, Hand, Unterschenkel, Fußgelenk und Fuß
Vakuumkissen	Ellenbogen, Unterarm, Handgelenk, Hand, Kniegelenk, Unterschenkel, Fußgelenk und Fuß
Vakuummatratze	Schädel, Hals, Thorax, Wirbelsäule, Becken, Oberschenkel, Unterschenkel, Polytrauma
Kramerschiene	Ellenbogen, Unterarm, Handgelenk, Hand, Kniegelenk, Unterschenkel, Fußgelenk und Fuß
Holzspatel	Finger
Stiffneck (Halskrause)	Halswirbelsäule (HWS)
Luftkammerschiene	Unterarm, Unterschenkel (nicht für den Sanitäter, da hierbei das Anlegen unter Zug des betreffenden Körperteils erfolgen sollte) Handgelenk, Hand, Fußgelenk, Fuß (nur wenn keine Fehlstellung vorliegt)

Tabelle 4.1: Material zur Ruhigstellung von Knochenverletzungen

■ **Vorgehen**

- **Ansprechen, Vorstellung des Helfers**
- **Kontrolle der Vitalfunktionen** (➔ Abschnitt 15.1.1 „Kontrollmöglichkeiten“)
- gleichzeitig: **Erfragen der Vorgeschichte** (***Anamnese***)
- **wenn notwendig: Schockbehandlung** (➔ Kapitel 8 „Schock“)
- **Behandlung lebensbedrohlicher Blutungen** (➔ Kapitel 7 „Bedrohliche Blutungen“)
- gleichzeitig: **wenn notwendig Notruf veranlassen**
- **Bodycheck**
- **geeignete Ruhigstellung** (➔ Abschnitt 18.6 „Ruhigstellung von Körperteilen/des ganzen Körpers)
- gleichzeitig: ***psychische* Betreuung**
- **Behandlungen sonstiger Blutungen und Verletzungen** (➔ Abschnitt 3.3 „Wundversorgung“)
- (Übergabe an Rettungsdienst)
- **Transport** (➔ Abschnitt 18.1 „Transport ohne Hilfsmittel“ und Abschnitt 18.2 „Transport mit Hilfsmitteln“)

4.2.5 Bodycheck (Ganzkörperuntersuchung)

Ziel des Bodychecks ist die schnelle Gewinnung eines umfassenden Überblicks über die Verletzungen eines Patienten. Ansprechbare Patienten werden in der Regel selbst Angaben hierüber machen können. Es ist aber zu berücksichtigen, dass Patienten eventuell aufgrund von Schock, Gehirnerschütterungen, Krampfanfällen, Alkohol, Unterzuckerung usw. sich über Art und Schwere ihrer Verletzungen nicht bewusst sein können. Deshalb sollte immer ein Bodycheck durchgeführt werden.

Bei Patienten, die nicht ansprechbar sind, ist der Bodycheck zwingend erforderlich, allerdings wie immer erst nach Sicherung bzw. Wiederherstellung der Vitalfunktionen. !

Ü

Vorgehen

Beginnend am Kopf des Patienten wird Folgendes untersucht:

1. Kopf, Gesicht	• Bewusstseinslage (ansprechbar, verwirrt etc.) • Pupillen (eng, weit, unterschiedlich) • Knochenkontinuität (Festigkeit) • Austritt von Blut oder Gehirnwasser (*Liquor*) aus Nase, Mund oder Ohren
2. Hals	• Schmerzreaktion • Gefühlsstörungen • Lähmungen • Zwangshaltungen • Stabilität (oder abnorme Beweglichkeit)
3. Thorax	• Stabilität • Knochenreiben • Verletzungen • Lufteinschlüsse unter der Haut (*Hautemphysem*) • Prellmarken (*Hämatome*) • paradoxe Atmung (→ Abschnitt 5.2.3 „Störungen der Atemmechanik, Rippenserienfrakturen“) • offene Wunden
4. Obere Extremitäten	• abnorme Lage • abnorme Beweglichkeit • Gefühllosigkeit • Knochenreiben • Hautdurchspießung durch Knochenenden • Schwellungen
5. Bauch (Abdomen)	• Bauchdeckenspannung • Druckschmerz • Prellmarken • Umfangsvergrößerung • offene Wunden
6. Becken	• Stabilität • Kompressionsschmerz
7. Untere Extremitäten	• abnorme Lage • abnorme Beweglichkeit • Gefühllosigkeit • Knochenreiben • Hautdurchspießung durch Knochenenden • Schwellungen

4.2.6 Helmabnahme

Bei einem verunfallten Kraftradfahrer ist die wichtigste aller lebensrettenden Sofortmaßnahmen, abgesehen von der Stillung bedrohlicher Blutungen, die Abnahme des Helmes. Mit angelegtem Helm ist weder die Halswirbelsäule bei Frakturverdacht sinnvoll zu stabilisieren, noch können lebensrettende Maßnahmen, wie z. B. die stabile Seitenlage oder eine Beatmung, durchgeführt werden. **Der im Folgenden beschriebene Handlungsablauf setzt die Anwesenheit von zwei Helfern voraus.** Eine ähnliche Technik kann auch von einem Helfer durchgeführt werden, erfordert aber viel Übung und Erfahrung.

1. Das Visier des Helmes wird geöffnet.
2. Der Bewusstseinszustand des Verunfallten wird überprüft und dieser über die durchzuführenden Maßnahmen aufgeklärt.

!

3. *Eventuell vorhandene Brille abnehmen!*
4. Der erste Helfer kniet sich hinter den Kopf des Patienten, der zweite seitlich neben dessen Oberkörper.
5. Der zweite Helfer fasst mit beiden Händen rechts und links seitlich in den Helm, sodass der Unterkiefer des Patienten auf den Daumen des Helfers aufliegt und die übrigen Finger sich hinter den Unterkiefergelenken und den Ohren befinden. Eventuell können die Unterarme vorsichtig auf dem Patientenbrustkorb aufgestützt werden. Auf diese Weise wird während der nächsten Schritte die Halswirbelsäule ruhiggestellt (fixiert), um weitere Verletzungen zu verhindern.

Ü

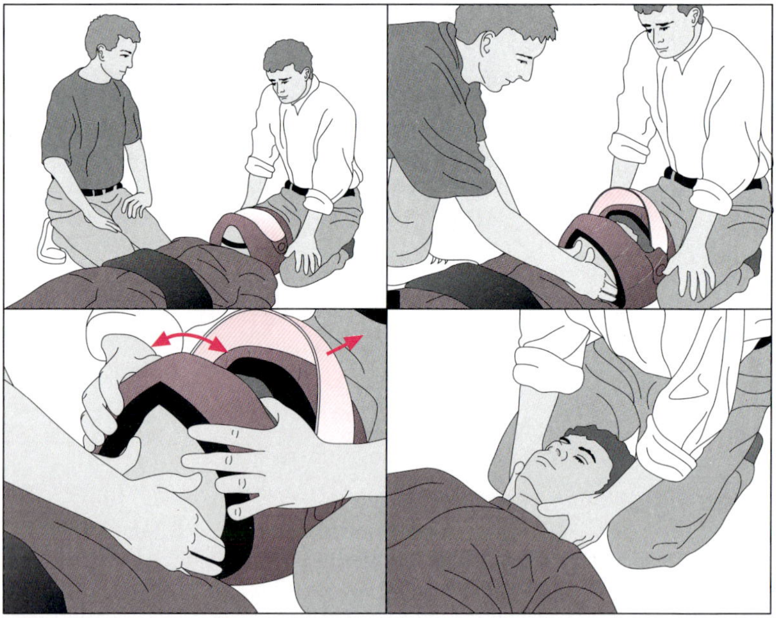

Abbildung 4.12: Helmabnahme

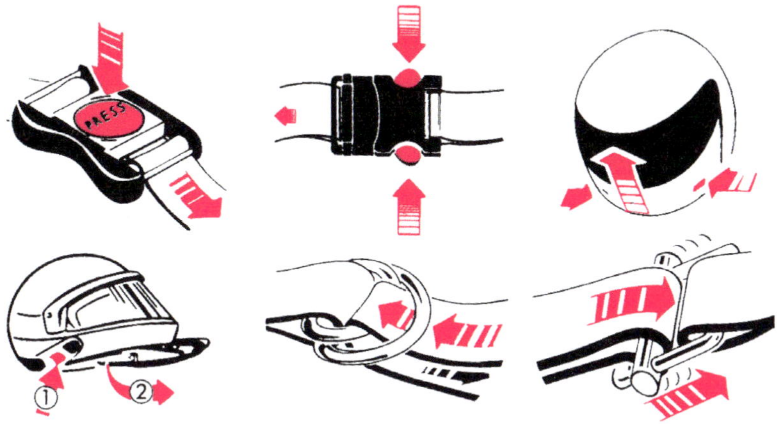

Abbildung 4.13: Möglichkeiten zum Öffnen eines Helmschlosses

6. Der erste Helfer öffnet das Helmschloss (➔ Abbildung 4.13) und zieht den Helm in leichten Schaukelbewegungen vom Kopf des Verunfallten. Hierbei ist besonders zu beachten, dass der Helm nicht an der Nase des Patienten „hängen bleibt". Ein seitliches Auseinanderziehen des unteren Helmrandes durch den ersten Helfer erleichtert diesen Vorgang.
7. Der erste Helfer übernimmt jetzt das Halten des Kopfes, das durch den zweiten Helfer durchgeführt wurde, von hinten und kann den Patientenkopf zusätzlich vorsichtig durch die eigenen Oberschenkel in Knie- oder Hockposition stützen. Auf diese Weise muss die Halswirbelsäule bis zur Stilllegung gehalten werden (➔ Abschnitt 18.6.4 „Halskrause").
8. Bei einer eventuell folgenden stabilen Seitenlage muss der Kopf während der Drehung entsprechend zum Oberkörper gehalten und mitbewegt werden!

4.3 Spezielle Verletzungen

4.3.1 Schädel

Auf die Verletzungen des Schädels wird in einem eigenen Kapitel eingegangen (➔ Abschnitt 13.2.1 bis 13.2.4).

4.3.2 Wirbelsäule

Besondere Beachtung verdienen Verletzungen der Wirbelsäule. Hiermit muss *primär* bei allen Unfallereignissen (Pkw, Motorrad, Leiter- und Treppensturz usw.) gerechnet werden. **Der ansprechbare Patient wird grundsätzlich vorerst**, auch zur Stillung lebensbedrohlicher Blutungen, **in der vorgefundenen Lage belassen**. Beim bewusstlosen Patienten steht natürlich die Sicherung der Vitalfunktionen im Vordergrund.

!

! Nach Beendigung des Bodychecks den **Patienten beim geringsten Verdacht auf eine Wirbelsäulenverletzung niemals bewegen** oder sich bewegen lassen. Weitere Maßnahmen wie die Versorgung sonstiger Frakturen oder die Blutstillung erfolgen ebenfalls ohne Bewegung des Patienten.

Für den Helfer erkennbare Symptome für eine Wirbelsäulenverletzung können vom Patienten geäußerte Rückenschmerzen sowie *Sensibilitäts-* oder Bewegungsstörungen oft beginnend an den unteren Extremitäten sein. Ein Notarztruf ist bei Verdacht auf eine Wirbelsäulenverletzung zwingend erforderlich. Die Umlagerung des Patienten erfolgt mit einer Schaufeltrage, die weitere Lagerung auf einer Vakuummatratze (→ Abschnitt 18.4.2 und 18.6.1).

■ Halswirbelsäulen-Verletzungen (Hals-Wirbel-Schleudertrauma, HWS-Syndrom)

Eine relativ häufige Verletzung der Halswirbelsäule ist das HWS-Syndrom, welches hauptsächlich bei Pkw-Verkehrsunfällen entsteht, wenn die Halswirbelsäule infolge einer abrupten Längs- oder Querbeschleunigung des Kopfes extrem belastet wird und eine Verrenkung der Halswirbelsäule erfolgt. Zusätzlich kann es zu knöchernen Absplitterungen der Wirbelkörper kommen. Auf das Vorliegen eines HWS-Syndroms kann meist schon aus dem Unfallhergang geschlossen werden, wenn starke Kräfte auf die Halswirbelsäule gewirkt haben. Der Patient klagt über Schmerzen im Genickbereich und Sensibilitätsstörungen in den Extremitäten, die aber auch erst später auftreten können. Zu einem HWS-Syndrom kommt häufig noch eine Gehirnerschütterung (*Commotio*) hinzu. ! **Bei Verdacht ist die Bewegung des Kopfes auf jeden Fall zu vermeiden** und der Hals wird mit einem Stützkragen (→ Abbildung 18.26 und 18.27) oder dem Halsschienengriff zur Vermeidung weiterer Verletzungen ruhiggestellt (*immobilisiert*).

■ Querschnittslähmung

Aus Wirbelsäulenverletzungen eventuell entstehende Querschnittslähmungen stellen für den Patienten die größte Gefahr dar. Hierbei kommt es durch eine *Luxation* oder *Fraktur* der Wirbelkörper zu einer teilweisen oder vollständigen Quetschung oder Durchtrennung des Rückenmarks. Der Patient leidet, abhängig von der Position der Schädigung, an teilweiser oder völliger Gefühls- und Bewegungslosigkeit der entsprechenden Körperregionen. Von einem hohen Querschnitt spricht man bei Verletzungen der Wirbelsäule im Hals- und Thoraxbereich, von einem tiefen Querschnitt, wenn diese im Lendenwirbelsäulenbereich liegen.

4.3.3 Thorax

Rippenfrakturen können durch verschiedene Unfallvorgänge entstehen. Sind mehrere benachbarte Rippen frakturiert, wird dies als **Rippenserienfraktur** bezeichnet. Für den Sanitäter ist es in der Regel schwierig, eine Rippenfraktur von einer Rippenprellung zu unterscheiden, und der Nachweis kann meist nur durch eine Röntgenuntersuchung erbracht werden. Symptome sind vom

Patienten geäußerte atmungsabhängige Schmerzen, eventuell Prellmarken am Thorax oder beim Bodycheck fühlbares Reiben der Knochen sowie ein *Hautemphysem*. Bei der Rippenserienfraktur kann ab einer gewissen Anzahl gebrochener Rippen keine *physiologisch* richtige Atemmechanik mehr stattfinden, da der Thorax in seiner Funktion beeinträchtigt ist. Hier kommen noch Atemnot sowie die daraus resultierenden Symptome hinzu.
Wird durch eine gebrochene Rippe oder eine Stichverletzung das Rippenfell oder das Lungenfell verletzt, so besteht die Möglichkeit des Eindringens von Luft in den *Pleuraspalt* zwischen Rippen- und Lungenfell. Diese führt zu einer entsprechend starken Störung der Atemmechanik, da die Funktion der entsprechenden Thoraxseite beeinträchtigt wird. Zusätzlich entstehen starke Schmerzen, da das Aneinandergleiten von Rippenfell und Lungenfell gestört ist.

Es werden unterschieden:

- **Pneumothorax**: Luft dringt in den Pleuraspalt ein. Die betreffende Lungenhälfte fällt zusammen und entfaltet sich beim Einatmen nicht mehr. Es muss kein Unfallereignis vorliegen, ein sogenannter Spontanpneumothorax kann z. B. durch das Platzen eines Lungenbläschens entstehen.
- **Spannungspneumothorax**: Durch eine Art Ventilmechanismus dringt bei jedem Einatemvorgang Luft in den Pleuraspalt ein, kann beim Ausatmen aber nicht mehr entweichen. In kürzester Zeit steigt so der Druck in der entsprechenden Thoraxseite und die betreffende Lungenhälfte fällt zusammen (*kollabiert*). Eine weitere Gefahr besteht in der bei weiterer Drucksteigerung entstehenden Verdrängung auch der gesunden Lungenhälfte und des Herzens, sodass die großen Venen durch Verdrehen abgeklemmt werden. Als Folge kann sich das Herz nicht mehr füllen. Durch den Blutdruckabfall und die dadurch entstehende Minderversorgung des Herzens mit sauerstoffreichem Blut tritt der schnelle Tod ein.
- **Hämatothorax**: Bei einem Hämatothorax dringt statt Luft Blut, z. B. aus verletzten Gefäßen, in den Pleuraspalt ein. Neben den oben genannten Symptomen können abhängig vom Ausmaß der Verletzung Schocksymptome (➔ Abschnitt 8.1 „Schockarten“) auftreten.

Zu den Maßnahmen bei einer Rippenserienfraktur zählen in erster Linie die Aufrechterhaltung der Vitalfunktionen, die atemerleichternde Lagerung und die Sauerstoffgabe.

! ***Bewusstlose Patienten mit einer Rippenserienfraktur werden grundsätzlich bei Herstellung der stabilen Seitenlage auf der verletzten Seite gelagert, um die Atemmechanik der gesunden Thoraxseite aufrechtzuerhalten.***

4.3.4 Becken

Abgesehen von einer eventuell auftretenden unnatürlichen Beweglichkeit sind Beckenfrakturen in der präklinischen Notfallversorgung nur schwer zu diagnostizieren. Meist geben nur Schmerzen und der Unfallhergang einen Anhaltspunkt, z. B. Patienten, die in einem Pkw gesessen haben, der sich überschlagen hat.

Bei dem **Verdacht** einer Beckenverletzung sollte der Patient grundsätzlich mit einer **Schaufeltrage** auf eine **Vakuummatratze** (→ Abschnitt 18.6.1 „Vakuumkissen/matratze") umgelagert werden. Eine **ständige Kreislaufüberwachung** ist unbedingt erforderlich, da durch die Verletzung auch Gefäße im Becken zerstört sein können. Hieraus können etwa **5 000 ml Blut** in die Beckenhöhle fließen (→ Abbildung 4.14). Offene Verletzungen werden steril abgedeckt.

Symptome für eine Verletzung des Beckens können sein:

- Schmerz,
- Druckschmerz,
- Wunden,
- Fehlstellungen,
- Blutergüsse.

4.4 Blutverluste bei Frakturen

Wie bei der Beckenfraktur können auch durch andere Frakturen lebensbedrohliche Blutungen entstehen. Der mögliche Blutverlust bei inneren Blutungen in den unterschiedlichen Körperteilen wird in der folgenden Skizze dargestellt.

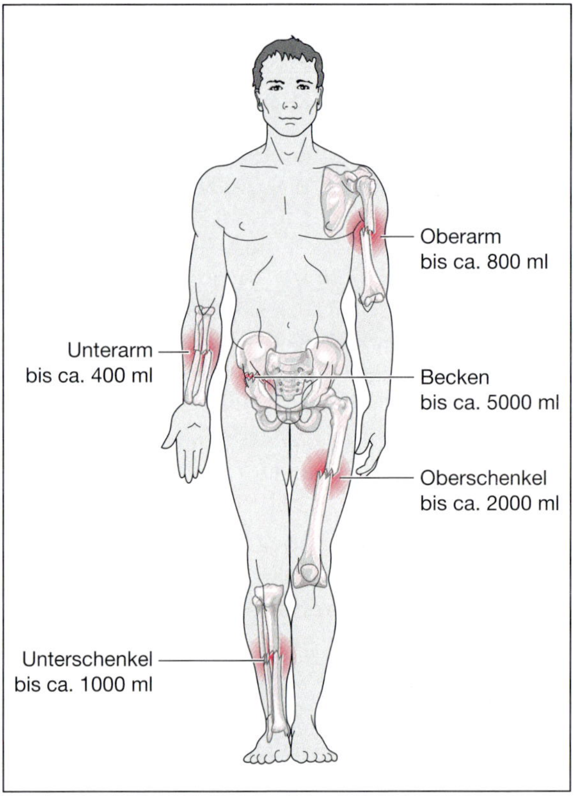

Abbildung 4.14: Mögliche Blutverluste bei Frakturen

5 Atmung

5.1 Anatomie und Physiologie

5.1.1 Aufbau der Atemwege

Die Atemwege werden in zwei Abschnitte unterteilt: **die oberen Atemwege** mit Nase, Mund und Rachenraum (*Pharynx*) und **die unteren Atemwege** mit Kehlkopf (*Larynx*), Luftröhre (*Trachea*), *Bronchien* und Lungenbläschen (*Alveolen*).

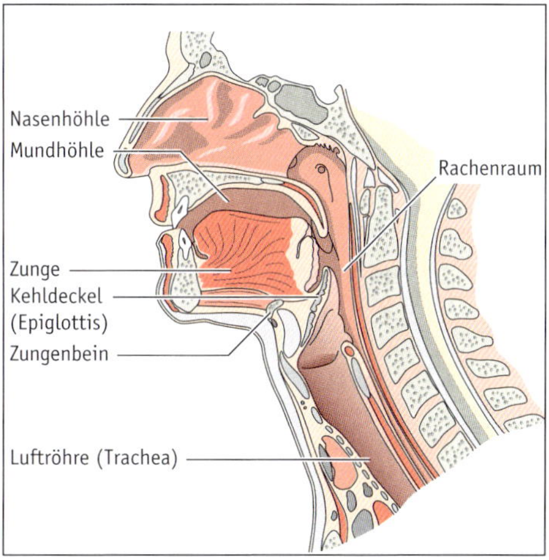

Abbildung 5.1: Obere Atemwege

Die Atemluft gelangt beim Einatemvorgang durch die Nase, wo die Einatemluft angefeuchtet und grob gereinigt wird, oder durch den Mund in den Kehlkopfbereich. Dort kreuzen sich Atem- und Speiseweg. Die Luft strömt am geöffneten Kehldeckel (*Epiglottis*) vorbei durch die Stimmritze (*Glottis*) in die Luftröhre. Bei festen oder flüssigen Stoffen schließt sich der Kehldeckel durch den Schluckreflex, sodass diese über die Speiseröhre (*Ösophagus*) in den Magen gelangen. Wenn etwas Festes oder Flüssiges in die Luftröhre eingeatmet (*aspiriert*) wird, reagiert der Körper mit einem Schutzreflex, dem Hustenreflex. Im allgemeinen Sprachgebrauch wird dies als „Verschlucken" bezeichnet.

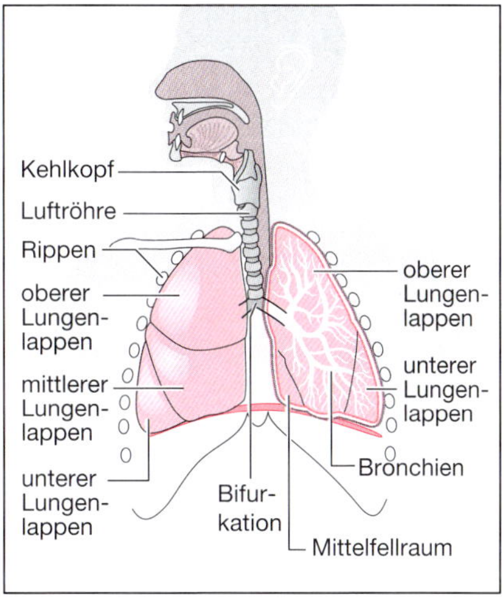

Abbildung 5.2: Untere Atemwege

Die Luftröhre schließt sich an den Kehlkopf an und endet beim Erwachsenen nach 10 bis 15 cm an der Aufteilung (*Bifurkation*) in den linken und den rechten Hauptbronchus. Der Durchmesser der Trachea beträgt 1,5 bis 3 cm. Die beiden Hauptbronchien verzweigen sich in immer kleiner werdende Bronchiolen und enden schließlich in den Lungenbläschen.

Auch die Struktur der unteren Atemwege verändert sich: Die Luftröhre wird durch Knorpelspangen offen gehalten, während die Wand der Bronchiolen aus Knorpelplatten und glatter Muskulatur besteht, die die Weite des Querschnittes variabel halten.

Die Lungenbläschen sind eng umgeben von feinsten Blutgefäßen (*Kapillaren*). Zwischen der Luft in den Lungenbläschen und dem Blut in den Kapillaren findet durch Diffusion der Gasaustausch, die **äußere Atmung**, statt. 4 % Kohlendioxid (CO_2) werden aus dem Blut an die Ausatemluft abgegeben, während gleichzeitig 4 % Sauerstoff (O_2) aus der Einatemluft in das Blut aufgenommen werden. Als **innere Atmung** wird die „Verbrennung" in den Zellen mit dem damit verbundenen Sauerstoffverbrauch bezeichnet.

Nachdem in den Lungenbläschen in weniger als einer halben Sekunde der Gasaustausch stattgefunden hat, beginnt der Ausatemvorgang. Die Ausatemluft nimmt dabei den umgekehrten Weg wie bei der Einatmung und passiert am Ausgang die Stimmritze, wo durch die Stimmbänder die Stimme gebildet wird.

5.1.2 Aufbau des Brustkorbs

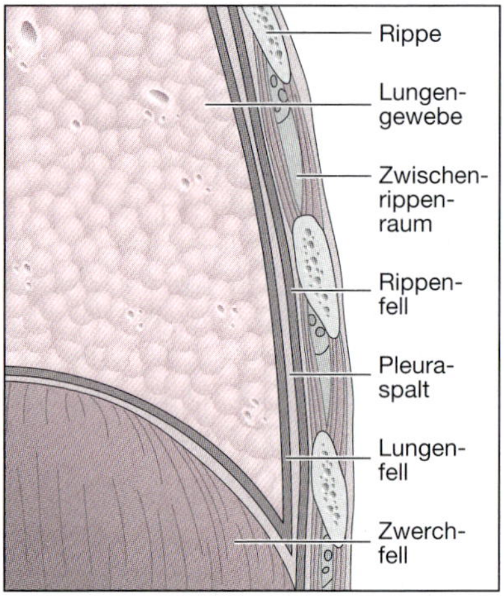

Abbildung 5.3: Feinbau der Lunge

Als Brustkorb (*Thorax*) wird der Bereich bezeichnet, der zu den Seiten hin von Brustbein (*Sternum*), Rippen und Wirbelsäule eingeschlossen wird. Nach unten trennt den Brustkorb ein großer Muskel, das Zwerchfell (*Diaphragma*), von der Bauchhöhle. Der Brustkorb ist nach innen mit dem Rippenfell ausgekleidet und wird durch den Mittelfellraum (*Mediastinum*) in einen linken und einen rechten Bereich geteilt. Im Mittelfellraum befinden sich die Luftröhre, die Speiseröhre und das Herz mit den großen Blutgefäßen. Die beiden Lungenflügel umgibt das Lungenfell, welches nicht mit dem Rippenfell verwachsen ist. Es liegt, nur durch den flüssigkeitsgefüllten Zwischenraum (*Pleuraspalt*) getrennt, dem Rippenfell an. Die elastischen Lungenflügel folgen dadurch den Bewegungen des Rippenfells.

Der **Einatemvorgang** (*Inspiration*) erfolgt **aktiv** durch Muskelarbeit, während der **Ausatemvorgang** (*Exspiration*) **passiv** durch Entspannung der Atemmuskulatur geschieht.

Beim Einatmen vergrößert sich der Brustkorb. Zum einen hebt die Zwischenrippenmuskulatur zusammen mit dem Brustbein an, zum anderen zieht sich das Zwerchfell in Richtung Bauchhöhle. Das größere Volumen des Brustkorbs erzeugt in den Lungen einen Unterdruck, wodurch die Atemluft einströmt.

Zur Ausatmung entspannen sich die Zwischenrippenmuskulatur und das Zwerchfell. Rippen und Brustbein sinken herab, das Zwerchfell wölbt sich in Richtung Brustkorb. Die Verringerung des Brustkorbvolumens führt zum Ausströmen der Ausatemluft.

Der ausschließlich durch das Anheben der Rippen verursachte Einatemvorgang wird als „Brustatmung" bezeichnet; der nur durch die Bewegung des Zwerchfells hervorgerufene Einatemvorgang wird Bauchatmung genannt. Beim gesunden Menschen erfolgt die Einatmung durch die Kombination von Bauch- und Brustatmung. Bei älteren Menschen mit steiferem Brustkorb findet aufgrund der geringeren Flexibilität häufig nur noch die Bauchatmung statt.
Bei großem Sauerstoffbedarf wird zusätzlich die Atemhilfsmuskulatur eingesetzt. Muskeln des Halses und des Schultergürtels werden benutzt, um in der Einatemphase den Brustkorb noch weiter zu vergrößern. Dazu werden die Schultern nach oben und hinten bewegt.

5.1.3 Steuerung der Atmung

An verschiedenen „Messstellen" im Körper wird der Gehalt an Kohlendioxid, Sauerstoff und der Säuregrad des Blutes (*pH-Wert*) erfasst. Das im verlängerten Rückenmark (Nervenübergang zwischen Schädel und Halswirbelsäule) befindliche Atemzentrum setzt die so gewonnenen „Messwerte" in Atemimpulse um, die es an die Atemmuskulatur aussendet. Entscheidend für die Atemfrequenz und Atemtiefe sind dabei an erster Stelle die Kohlendioxidkonzentration, dann der pH-Wert und schließlich mit geringster Bedeutung die Sauerstoffkonzentration im Blut. Ein steigender Kohlendioxidgehalt *stimuliert* bei gesunden Menschen die Atmung maximal, während ein sinkender Sauerstoffgehalt nur einen geringen Atemreiz auslöst.

	Einatemluft	**Ausatemluft**
Sauerstoff	21 %	17 %
Kohlendioxid	0 %	4 %
Stickstoff und Edelgase	79 %	79 %

Tabelle 5.1: Zusammensetzung der Atemluft

	Atemfrequenz [pro min]	**Atemzugvolumen [ml]**
Neugeborene (bis 4 Wochen)	40–50	20–35
Säuglinge (bis 1 Jahr)	30–40	50–100
Kleinkinder (bis 6 Jahre)	20–30	150–200
Schulkinder (bis 14 Jahre)	15–20	300–500
Jugendliche (bis 18 Jahre)	14–18	400–600
Erwachsene	12–16	500–1 000

Tabelle 5.2: Atemrichtwerte in Ruhe

5.2 Atemstörungen und Erkrankungen

Atemstörungen haben verschiedene Ursachen. Häufig treten sie in Kombination mit oder als Folge von Herz-Kreislauf-Störungen auf. Ursachen und Folgen sind dann meist nur schwer voneinander zu trennen.

Allgemeine Symptome:

Der Patient klagt über:

- **Atemnot**
- atemabhängige Schmerzen und
- kann nur wenige Worte zusammenhängend sprechen

Sichtbar oder fühlbar:

- **schnelle Atmung** (*Tachypnoe*) trotz körperlicher Ruhe
- **bläulich-graue Farbe** von Haut, Fingerspitzen, Lippen und Ohrläppchen (*Zyanose*)
- unnormal lange Ausatemphase bei Asthma bronchiale
- **Einziehung der Weichteile** über den Schlüsselbeinen bei Schwellungen im Kehlkopfbereich
- Abhusten von fleischwasserfarbenem Schaum aus Trachea und Rachen bei einem Lungenödem
- flache Atmung
- unregelmäßige (***arrhythmische***) Atmung bei Schädigung des Atemzentrums,
- umgekehrte (***inverse***) Atmung bei Verlegung der Atemwege, d. h. umgekehrte Bewegung von Bauchdecke und Brustkorb
- widersinnige (***paradoxe***) Atmung, z. B. bei einer Rippenserienfraktur (Einziehung der verletzten Seite bei Inspiration und Auswölbung bei Exspiration, ➔ Abb. 5.14)

Hörbar:

- **Ausatmung mit Pfeifen** bei Asthma bronchiale
- grobblasiges **Rasselgeräusch** im Rachen bei einer Verlegung der Atemwege durch Schleim, Blut oder Erbrochenes
- **brodelndes**, feinblasiges **Atemgeräusch** während In- und Exspiration bei einem Lungenödem
- **schlürfendes** oder schnarchendes **Einatemgeräusch** bei zurückgefallenem Zungengrund
- **pfeifend ziehendes** (*stridoröses*) **Einatemgeräusch** bei Kehlkopfeinengung

Als allgemeine Maßnahmen gelten:

- **Notarztruf (veranlassen)**
- **psychische Betreuung**
- **entsprechende Lagerung**
- **Sauerstoffgabe (4 l/min)** – Vorsicht bei Asthmatikern! (➔ Abschnitt 5.2.1 „Verlegung der Atemwege, Asthma“)

- **ständige Kontrolle der Vitalfunktion**
- **Wärmeerhalt**
- ggf. Infusion vorbereiten (➔ Abschnitt 20.3 „Infusionsvorbereitung")

Achtung:
Die Lagerungen und Maßnahmen in diesem wie in den folgenden Kapiteln beziehen sich immer auf Patienten mit erhaltenem Bewusstsein. Sollten Patienten bewusstlos aufgefunden werden bzw. während der Versorgung eintrüben, sind sie erst in die stabile Seitenlage zu bringen und dann weiterzubehandeln. Patienten mit einem Herz-Kreislauf-Stillstand werden grundsätzlich entsprechend den Maßnahmen im Kapitel 15 „Herz-Lungen-Wiederbelebung" versorgt.

!

Kontrolle der Atmung bei bewusstlosen Patienten
Der Helfer kniet neben dem Oberkörper des Patienten, fasst mit einer Hand dessen Stirn und überstreckt so den Kopf des Patienten.

- **Hören:** Der Helfer hält sein Ohr dicht neben Mund und Nase des Patienten, sodass er die ausströmende Luft hören kann.
- **Sehen:** Der Helfer beobachtet, ob sich der Brustkorb des Patienten bewegt.
- **Fühlen** des Luftstroms an der Wange des Helfers. Ergänzend kann der Helfer eine Hand auf den Übergang vom Rippenbogen zum Bauch legen, um dadurch Atembewegungen zu spüren. (➔ Abbildung 15.3).

Allgemeines Vorgehen (Fachpersonal):

- Den Patienten beruhigen, Schaulustige entfernen, bei Kindern einen Elternteil mit in die Versorgung einbeziehen, Radio/Fernseher ausschalten.
- In Wohnungen die Fenster öffnen.
- Atemanweisung geben, den Patienten zu ruhigem und tiefem Ein- und Ausatmen anleiten.
- Patienten mit erhaltenem Bewusstsein und Atemnot mit erhöhtem Oberkörper lagern.
- Den Patienten niemals zwingen, eine andere als die von ihm gewünschte Lage einzunehmen.
- Das Öffnen des Mundes erfolgt mit dem **Esmarch-Handgriff**. Das mögliche Schließen des Kiefers und die damit verbundene Gefahr des Selbst-Gebissen-Werdens werden dadurch verhindert, dass die Haut der Wange des Patienten mit den Daumen zwischen dessen Zahnreihen gedrückt wird. Bei Patienten, die einen Zahnersatz (Gebiss) tragen, wird dieser entfernt. Fremdkörper im Mund-Rachen-Raum werden je nach deren Größe und Art mit der Hand, mit einer *Magill-Zange* oder mittels Absaugpumpe entfernt. Flüssigkeiten durch Seitwärtsdrehen des Kopfes herauslaufen lassen.

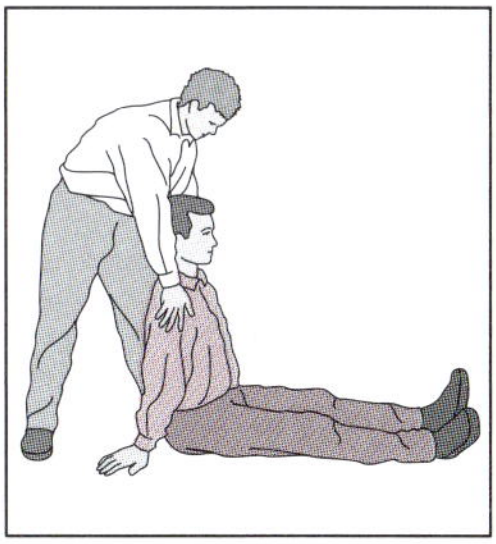

Abbildung 5.4: Lagerung bei Atemnot

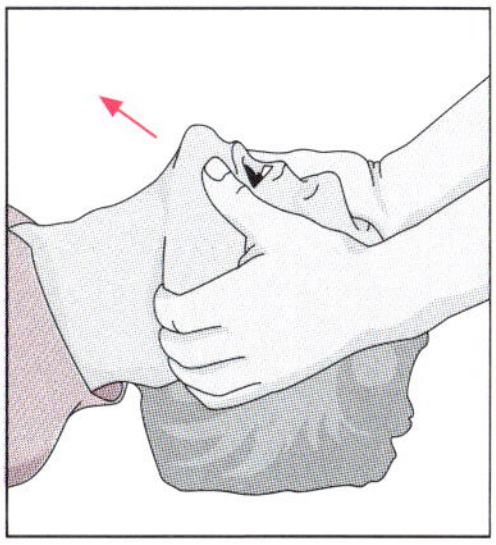

Abbildung 5.5: Esmarch-Handgriff

Ü

Ü

Erst jetzt wird zum Freilegen der Atemwege der Kopf überstreckt und dabei der Unterkiefer angehoben (Lebensrettender Handgriff).

Bei ausreichend selbstständig (spontan) atmenden Patienten folgt die Durchführung der stabilen Seitenlage.

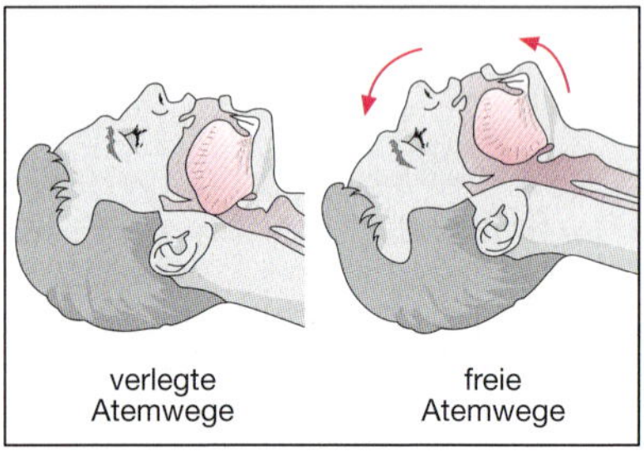

Abbildung 5.6: Verlegte und freie Atemwege

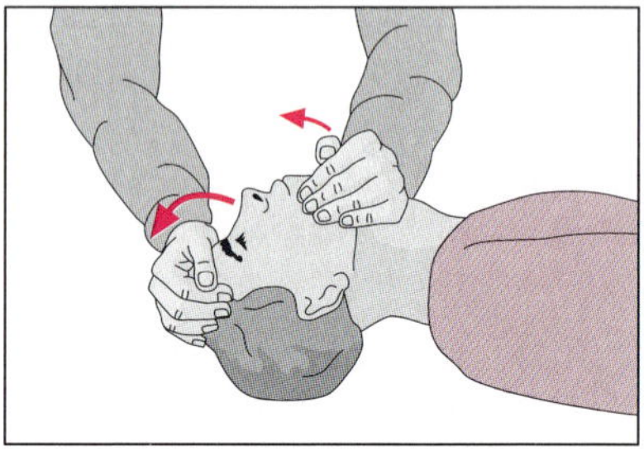

Abbildung 5.7: Lebensrettender Handgriff

- Patienten mit **Atemstillstand** (*Apnoe*) müssen kontrolliert beatmet werden. Zusätzlich ist bei vorhandenem Herz-Kreislauf-Stillstand die Herzdruckmassage durchzuführen (➔ Kapitel 15 „Herz-Lungen-Wiederbelebung"). Patienten mit nicht ausreichender (*insuffizienter*) Atmung werden *assistiert beatmet*. Beatmungsfrequenzen und -volumina orientieren sich dabei am Alter und Gewicht des Patienten (➔ Tabelle 5.2 „Atemrichtwerte"). Die Beatmung geschieht in Rückenlage des Patienten mit überstrecktem Kopf.
- Zum Freihalten der Atemwege, d. h. zur Vermeidung des Zurückfallens des Zungengrundes, kann ein **Guedel-Tubus** eingelegt werden. Die Größe des Tubus bemisst sich an der Entfernung zwischen Mundwinkel und Ohransatz des Patienten. Im Allgemeinen findet für Männer die Größe vier und für Frauen die Größe drei Verwendung. Bei zu groß oder zu klein gewählten Tuben besteht die Gefahr des Verlegens bzw. der Verengung der oberen Atemwege.

  Zudem kann es auch bei Tuben der „richtigen" Größe zu einer Manipulation der Rachenhinterwand und einer damit verbundenen Reizung eines Nervs (Vagus, ➔ Abschnitt 13.1.1 „Nervensystem und Gehirn") kommen. Die Folgen sind eine *reflektorische*, verlangsamte Herzfrequenz (*Bradykardie*) und ein Blutdruckabfall (*Hypotonie*).

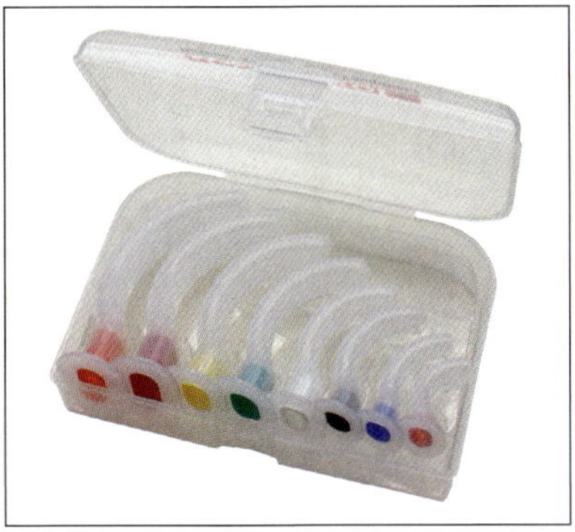

Abbildung 5.8: Guedel-Tuben in verschiedenen Größen

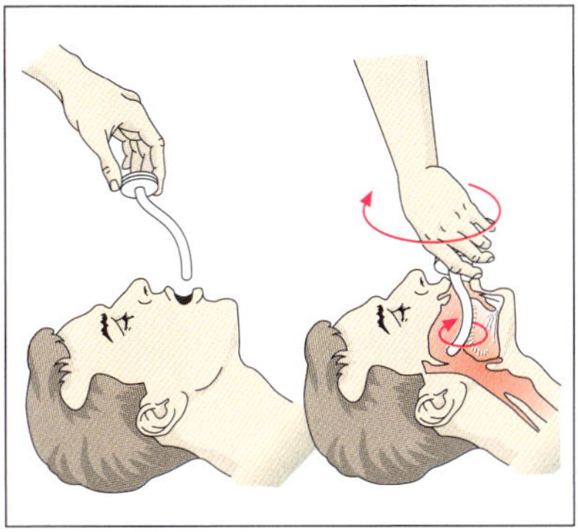

Abbildung 5.9: Einlegen eines Guedel-Tubus

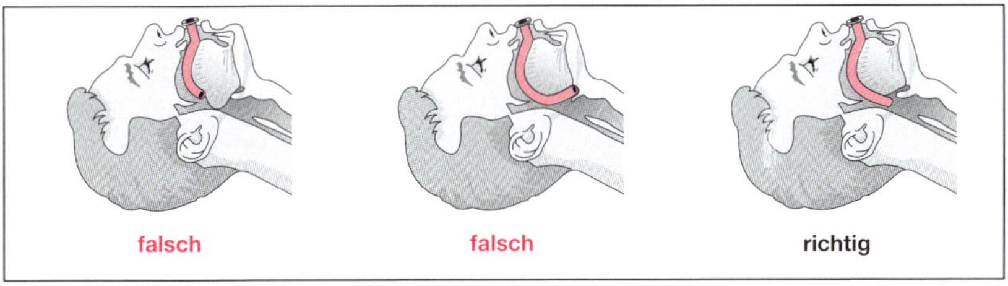

Abbildung 5.10: Die richtige Tubusgröße

Sollte der Tubus bei einem bewusstlosen Patienten nicht toleriert werden (Würgereiz), so ist dieser sofort wieder zu entfernen.

!

- **Außer bei** einer **Hyperventilation** (➔ Abschnitt 5.2.6 „Hyperventilation (-stetanie)") und eingeschränkt bei chronischem **Asthma bronchiale** (➔ Abschnitt 5.2.1 „Verlegung der Atemwege") oder **COPD** (einer chronisch-obstruktiven Lungenerkrankung) **sollte** zur Erhöhung des Sauerstoffgehaltes des Blutes **eine Anreicherung der Einatemluft mit Sauerstoff erfolgen**. Die bei Erwachsenen üblichen 4 l Sauerstoff/min sind bei Kindern auf 2 l Sauerstoff/min zu reduzieren. Der Sauerstoff kann über eine Nasensonde, eine Sauerstoffbrille oder -maske zugeführt werden.

!

5.2.1 Verlegung der Atemwege

■ Sekret, Erbrochenes, Blut, Zahnprothese

Blut, Erbrochenes und Fremdkörper im Rachenraum können je nach Menge oder Größe die Atemwege verengen oder auch komplett verschließen. Zudem besteht die Gefahr, dass diese Substanzen in die Trachea und letztendlich in die Lunge *aspiriert* werden. Beispielsweise kann eingeatmeter, saurer Mageninhalt zu einer lebensbedrohlichen Lungenentzündung (*Aspirationspneumonie*) führen.

Zurückfallen der Zunge bei Bewusstlosen

Bei bewusstlosen Patienten erschlaffen die Muskeln, sodass die Zunge bei Rückenlage des Patienten dessen Atemwege verlegen kann.

Anschwellen der Schleimhäute

Als Folge von **Insektenstichen** in den oberen Atemwegen oder einer ***allergischen*** **Reaktion** kann es zum Anschwellen der Schleimhäute kommen. Dieses Anschwellen führt zur Verringerung des Durchmessers (*Lumens*) der Atemwege und damit zu akuter Atemnot.

Bei Insektenstichen sollte versucht werden, durch Kühlen die Schwellung zu vermindern. Dazu den Patienten Eis lutschen oder mit kaltem Wasser gurgeln lassen. Eine Kühlung kann auch von außen, z. B. durch Auflegen eines Eisbeutels, erfolgen.

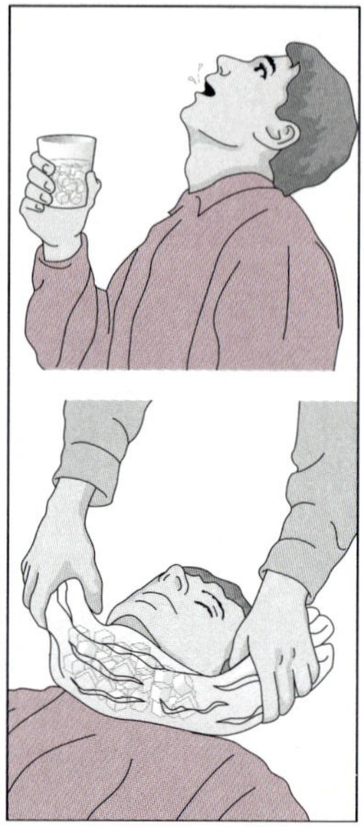

Abbildung 5.11: Kühlen des Rachenraums

Bei einem **Asthmaanfall** kommt es zum Verkrampfen der Bronchialmuskulatur und einem Anschwellen der Bronchiolenschleimhaut in Verbindung mit der Absonderung von zähem Schleim. Hochgradige Atemnot mit stark erschwerter und verlängerter Ausatmung ist die Folge. Besonders schwere, über längere Zeit anhaltende Anfälle werden als *Status asthmaticus* bezeichnet. **Bei *chronisch* kranken Asthmapatienten** ist mit der Gabe von Sauerstoff **vorsichtig zu verfahren**, da bei ihnen die Atemregulation häufig nicht mehr *primär* über den ständig erhöhten Kohlendioxidgehalt des Blutes gesteuert wird, sondern über den Sauerstoffgehalt. Durch diesen krankhaften (*pathologischen*) Regelmechanismus kann eine Erhöhung des Sauerstoffpegels zu einer weiteren Verminderung der Atmung (*Atemdepression*) bis zu einem Atemstillstand führen. Wenn der Patient im Besitz eines eigenen Asthma-Medikaments ist, sollte man ihm bei der Einnahme dieser Mittel behilflich sein.

Fremdkörperaspiration

In die Trachea gelangte Fremdkörper rufen einen starken Hustenreiz hervor. Bei deren Festsitzen besteht die Gefahr der teilweisen oder vollständigen Verlegung der Atemwege oder eines Atemstillstandes. Eine Reizung des *Parasympathikus* (Vagus, ➔ Abschnitt 13.1.1 „Nervensystem und Gehirn") ist ebenfalls möglich. Wenn es nicht möglich ist, diesen Fremdkörper mithilfe einer *Magill-Zange* im Rachenbereich zu greifen, muss versucht werden, ihn durch dosierte Schläge mit der flachen Hand zwischen die Schulterblätter (➔ Abbildung 5.13) zu lösen. Kinder dürfen dabei nicht geschüttelt werden. Vielmehr muss versucht werden, den Fremdkörper mit sanften dosierten Schlägen zwischen die Schulterblätter zu lösen (➔ Abb. 5.12). Bei einer kompletten Verlegung der Atemwege durch einen festsitzenden Fremdkörper kommt es zu ruckartigen Brustkorb- und Bauchdeckenbewegungen mit zunehmender Frequenz, ohne dass eine Ein- oder Ausatmung hör- oder fühlbar ist. Bei dieser *inversen* Atmung hebt sich der Brustkorb, während sich die Bauchdecke einzieht und umgekehrt. Ein Luftaustausch erfolgt bei dieser Atembewegung nicht.

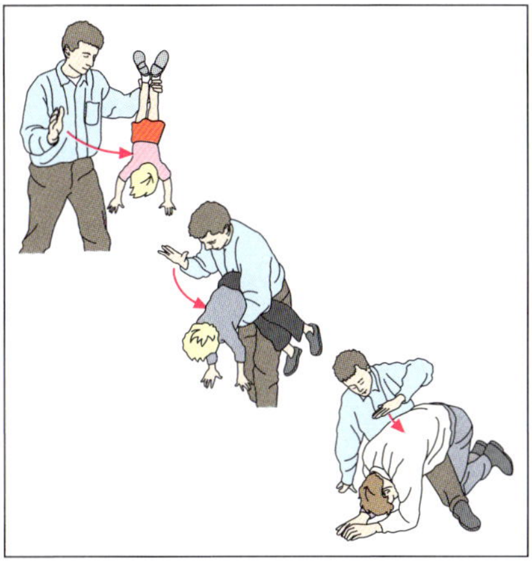

Abbildung 5.12: Entfernen von Fremdkörpern aus den Atemwegen

Als **letzte** Möglichkeit bleibt die Oberbauchkompression bzw. der **Heimlich-Handgriff**.

! ***Die Anwendung dieses Griffes setzt allerdings voraus, dass dieser bei einem erfahrenen Ausbilder, möglichst einem Arzt, erlernt wurde und vom Helfer sicher beherrscht wird. Bei falscher Anwendung kann die Verletzung von Organen mit schweren inneren Blutungen die Folge sein.***

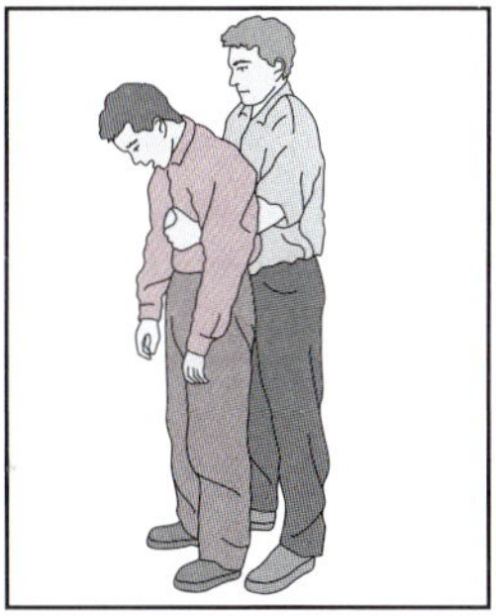

Abbildung 5.13: Oberbauchkompression/ Heimlich-Handgriff

Bei der Oberbauchkompression fasst der Helfer dem Patienten von hinten unter den Achselhöhlen durch, verschränkt beide Hände zu einer Faust und legt diese auf den Bauch des Patienten, kurz unterhalb des Brustbeins. Mit einem schnellen, kräftigen Druck der Faust in den Abdominalbereich des Patienten und einem gleichzeitigen Zusammenpressen der Arme kann der Fremdkörper mithilfe des nach der Ausatmung in der Lunge verbleibenden Restluftvolumens (*Residualvolumens*) eventuell aus den Luftwegen herausgepresst werden.

! ***Nach der Anwendung des Heimlich-Handgriffes ist immer der Rettungsdienst hinzuzuziehen.***

! ***Von einer praktischen Übung des Handgriffes während der Ausbildung ist ebenfalls Abstand zu nehmen. Es sollte lediglich eine Ablaufdemonstration stattfinden!***

5.2.2 Schädigung des Atemzentrums

Verletzungen im Halswirbelbereich

Bei Verletzungen der Halswirbelsäule kann es durch Druck auf das Atemzentrum und durch Schädigung des Nervs, der das Zwerchfell stimuliert, zu einer Atemlähmung kommen.

Zusätzlich zu den allgemeinen Maßnahmen:

- **Patienten nicht bewegen,**
- Halswirbelsäule unter Zug halten oder mit einem *Stiffneck* ruhigstellen (➔ Abschnitt 18.6.4 „Halskrause").

Einklemmung durch erhöhten Hirndruck

Durch Druck auf das Atemzentrum, z. B. infolge von Blutungen in das Schädelinnere, kann die Atmung ihre Funktion einstellen. Obwohl alle Voraussetzungen für eine regelrechte Atmung erfüllt sind, werden die Atemimpulse an die Atemmuskulatur nicht oder nur verändert ausgesandt.
Zusätzlich zu den allgemeinen Maßnahmen:

- **Lagerung mit erhöhtem Oberkörper und Kopf**

Medikamente und Alkohol

Eine Überdosierung von Drogen, Alkohol oder Schlaf- und Beruhigungsmitteln kann ebenfalls zu einer Atemdepression und zur Bewusstlosigkeit führen. Stecknadelkopfgroße Pupillen, frische Einstichstellen an den Venen von Armen und Füßen sowie Spritzbesteck, Medikamentenschachteln und Flaschen alkoholischer Getränke können Hinweise auf das Notfallgeschehen geben. Alkoholisierte Patienten sind darüber hinaus im Freien der Gefahr der Unterkühlung ausgesetzt (➔ Abschnitt 9.3 „Unterkühlung").

Zusätzlich zu den allgemeinen Maßnahmen:

- Lagerung nach Bewusstseinszustand
- Wärmeerhalt

5.2.3 Störungen der Atemmechanik

Rippenserienfrakturen

Bei Frakturen mehrerer Rippen einer Seite kann es zu einer gegensinnigen Einziehung der instabilen Brustwand bei Inspiration und Vorwölbung bei Exspiration (paradoxe Atmung) kommen.

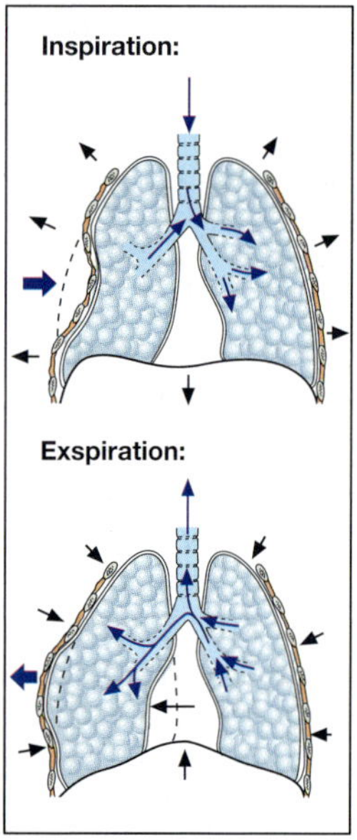

Abbildung 5.14: Rippenserienfraktur/ paradoxe Atmung

Bei Thoraxverletzungen sollte durch Ruhigstellung und Schmerzlinderung der verletzten Seite eine verbesserte *Ventilation* der gesunden Lunge erreicht werden. Die verletzungsspezifischen Lagerungen (bei bewusstseinsklaren Patienten: Oberkörperhochlagerung, bei bewusstlosen Patienten: stabile Seitenlage) mit der Lagerung auf der verletzten Brustkorbseite kombinieren, soweit die Patienten dies tolerieren.

Zusätzlich zu den allgemeinen Maßnahmen:

- Lagerung dem Bewusstseinszustand entsprechend, wenn möglich auf der verletzten Seite

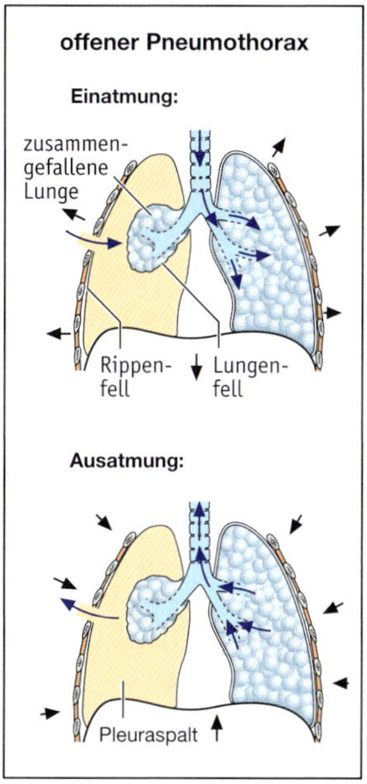

Abbildung 5.15: Pneumothorax

Eröffnung des Pleuraspaltes

Bei offenen und geschlossenen Thoraxverletzungen können die Lungen durch Ansammlung von Blut (Hämatothorax) oder Luft (Pneumothorax) im Pleuraspalt zunehmend eingeengt werden. Der Unterdruck, der die Lunge am Zusammenfallen hindert, ist aufgehoben und die Lunge kontrahiert sich zur Bifurkation hin. Eine erhebliche Verminderung des Gasaustauschs der betroffenen Lungenseite ist die Folge. Ist die Lunge selbst verletzt, wird häufig hellrotes, schaumiges Blut abgehustet (➔ Kap. 4.3.3).

Zusätzlich zu den allgemeinen Maßnahmen:

- Lagerung entsprechend dem Bewusstseinszustand
- offene Wunden steril abdecken

Einklemmung des Brustkorbes

Bei eingeklemmten oder verschütteten Personen ist oft die Beweglichkeit des Brustkorbes eingeschränkt. Ohne Erweiterung des Thorax und Wölbung der Bauchdecke ist aber keine Inspiration möglich. Zur Rettung des Patienten muss rechtzeitig technische Hilfe angefordert werden (Feuerwehr, THW). Bis zum Eintreffen der Hilfe ist dem Patienten – wenn möglich – Sauerstoff zu verabreichen.

5.2.4 Störungen des Gasaustausches

Mangel an roten Blutkörperchen (Erythrozytenmangel)

Aufgrund der beim Schock verminderten Blutmenge stehen weniger rote Blutkörperchen (*Erythrozyten*) zur Verfügung. Da diese im Körper für den Sauerstofftransport verantwortlich sind, muss die Durchblutung besonders sauerstoffbedürftiger Organe durch Schocklage und die anderen Maßnahmen zur Schockbekämpfung (➔ Abschnitt 8.2 „Schock, Maßnahmen") gesichert werden.

Lungenödem

Wenn Flüssigkeit aus den Kapillaren durch die Wände der Lungenbläschen in die Lunge übertritt, dann spricht man von einem Lungenödem. Dies kann als Folge einer Herzinsuffizienz auftreten, aber auch Reizgase, wie sie bei

Bränden entstehen, können zu einer erhöhten Durchlässigkeit der Alveolen sowie der sie umgebenden Lungenkapillaren führen. Ein solches toxisches Lungenödem kann sich erst Stunden nach dem Ereignis entwickeln. Eine ärztliche Untersuchung, z. B. bei Personen, die aus brennenden Häusern gerettet wurden, ist daher zwingend erforderlich.
Zusätzlich zu den allgemeinen Maßnahmen:

- Öffnen beengender Kleidung.
- **Den Patienten nicht in Schocklage bringen,** sondern sitzend, mit herabhängenden Beinen auf einer Trage lagern.
- Bei einem Lungenödem aufgrund einer Rauchgasinhalation ein Cortisonspray bereithalten, das auf **Anordnung** verabreicht wird.

5.2.5 Veränderte Zusammensetzung der Einatemluft

Vergiftungen

Neben einer Reizung der oberen und unteren Atemwege können giftige (toxische) Substanzen nach Aufnahme in den Organismus nicht nur die äußere Atmung mit der Bindung von Sauerstoff (z. B. Kohlenmonoxidvergiftung, → Abschnitt 14.2.4 „Kohlenmonoxid“) an die Erythrozyten, sondern auch den Übergang des Sauerstoffs aus dem arteriellen Blut in die Zellen stören. Die Rettung des Verunfallten aus dem Gefahrenbereich **(unter Beachtung der eigenen Sicherheit**) ist oberstes Gebot. Bei einer Beatmung sollte die Beatmungsluft auf 100 % Sauerstoff angereichert und eine konsequente Hyperventilation eines Patienten mit Atemstillstand angestrebt werden, um die giftigen Gase aus den Atemwegen und dem Blutkreislauf zu entfernen.

Sauerstoffmangel

Fehlt der lebensnotwendige Sauerstoff oder ist dieser durch das schwerere Kohlendioxid verdrängt, so kommt es zu einer Erstickung. Besonders gefährdete Bereiche sind Orte mit geringem Luftaustausch oder Orte, an denen Gär- und Fäulnisprozesse ablaufen (Kanalisation, feuchte Keller, Jauchegruben usw.).

5.2.6 Hyperventilation(-stetanie)

Eine erhebliche Steigerung der Atemfrequenz oder -tiefe führt zu einer vermehrten Abatmung von Kohlendioxid und zu einer Anhebung des pH-Wertes im Blut (*respiratorische Alkalose*).
Typische Symptome einer Hyperventilation sind subjektive Atemnot des Patienten, Erstickungsgefühl, Erregungszustand, Gefühlsstörungen und Kribbeln in Lippen, Händen und Füßen, Pfötchenstellung der Hände bis hin zu einer Erhöhung der Herzfrequenz (*Tachykardie*).
Ziel der Behandlung ist es, den Kohlendioxidgehalt des Blutes wieder auf normale Werte „anzuheben“. Dazu soll der Patient in eine Plastiktüte ausatmen

und diese Luft bei der nächsten Einatemphase wieder einatmen. Bei gleichzeitiger Beruhigung des Patienten steigt so meist in kurzer Zeit der Kohlendioxidgehalt im Blut wieder an, und die Symptome bilden sich zurück.

! ***Die Sauerstoffgabe ist ein häufiger Fehler von Helfern, die zum ersten Mal auf einen Patienten mit einer Hyperventilation treffen. Durch die Verabreichung von Sauerstoff werden die Symptome noch verstärkt, bis Bewusstlosigkeit oder sogar ein Atemstillstand eintreten kann.***

5.2.7 Ertrinken/Beinahe-Ertrinken

Dem Ertrinken ist aus verschiedenen Gründen ein eigener Abschnitt im Bereich „Atmung" gewidmet, obwohl es auch in die Bereiche „Verlegung der Atemwege" oder „Veränderte Zusammensetzung der Einatemluft" hätte eingeordnet werden können. Einerseits handelt es sich um eine Unfallfolge, deren Häufigkeit, insbesondere bei Kindern, nicht zu unterschätzen ist; andererseits können selbst nach erfolgreicher Abwendung des Atemstillstandes und des Sauerstoffmangels noch einige Zeit später weitere Schäden bis hin zum Herz-Kreislauf-Stillstand folgen. Unterschieden wird zwischen dem Beinahe-Ertrinken bei Patienten, die mit noch vorhandenen oder reanimationsfähigen Vitalparametern gerettet werden, und dem Ertrinken, das den Tod zur Folge hat.

Ertrinkungsvorgang:
Wasser dringt in den Rachenraum ein und erreicht die Stimmritzen. Dies führt zu einem sofortigen, reflexartigen **Stimmritzenkrampf**. Abhängig vom Eintrittszeitpunkt dieses Krampfes wird der weitere Verlauf bei dem Beinahe-Ertrinken unterschieden:

- Dringt Wasser **vor** dem Stimmritzenkrampf in die Lunge ein (**nasses Ertrinken**), so führt dies zu einer Störung des Gasaustausches, wenn die Atmung wieder einsetzt oder der Patient beatmet wird.
- Bei einem sofortigen Stimmritzenkrampf und einer Rettung vor einer Lösung des Krampfes dringt kein Wasser in die Lunge ein (**trockenes Ertrinken**). Eine *assistierte* oder kontrollierte Beatmung kann oft zum schnellen Erfolg führen.

Maßnahmen:
- Anfordern des Rettungsdienstes mit Notarzt.
- Aufgrund des Mangels an Sauerstoff muss der Patient so schnell wie möglich *assistiert* oder kontrolliert beatmet werden. Dabei ist zu beachten, dass **vorher** der Mund-Rachen-Raum gereinigt (→ Abschnitt 5.2 „Atemstörungen und Erkrankungen") wird, um eine (weitere) Aspiration zu verhindern.
- Wird ein Kreislaufstillstand festgestellt, muss unverzüglich mit der Reanimation begonnen werden (→ Kapitel 15 „Herz-Lungen-Wiederbelebung").
- Die bessere Wärmeleitfähigkeit des Wassers gegenüber der Luft führt zu einem raschen Auskühlen des Patienten. **Auf den Wärmeerhalt ist zu achten** (→ Abschnitt 9.3 „Unterkühlung").

6 Herz-Kreislauf-System

6.1 Anatomie und Physiologie

6.1.1 Das Blut

Zusammensetzung des Blutes

Zu den beiden Hauptbestandteilen des Blutes zählen das Blutplasma mit ca. 58 % und die Blutzellen mit ca. 42 % Anteil an der Gesamtblutmenge.

Das **Blutplasma** besteht aus dem Serum und dem Fibrinogen, einem zur Blutgerinnung benötigten Protein. Das Serum setzt sich wiederum zu etwa 90 % aus Wasser sowie aus Eiweißen, Fetten, Kohlenhydraten, Vitaminen und sonstigen Stoffen zusammen.

Bei den **Blutzellen** weisen die roten Blutkörperchen (*Erythrozyten*) einen Anteil von mehr als 95 % an der Gesamtmenge der Blutzellen auf. Erythrozyten beinhalten hauptsächlich den roten Blutfarbstoff (*Hämoglobin*). Den Rest der Blutzellen bilden die weißen Blutkörperchen (*Leukozyten*) und die Blutplättchen (*Thrombozyten*).

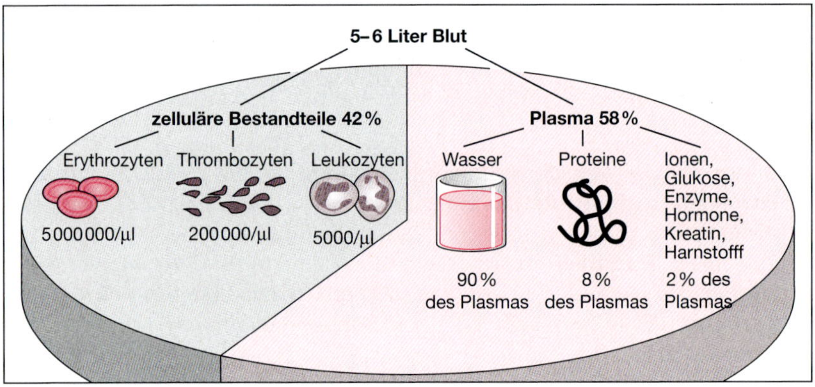

Abbildung 6.1: Aufbau des Blutes

Aufgaben des Blutes

Zu den vielfältigen Aufgaben des Blutes, von denen hier nur die wichtigsten genannt werden, gehören:

- **Der Sauerstoff(O_2)- bzw. Kohlendioxid(CO_2)-Transport** von der Lunge zu den Zellen und zurück. Dieser erfolgt durch die Bindung des Sauerstoffs an die roten Blutkörperchen (*Erythrozyten*). Der Rücktransport des Kohlendioxids findet in Form von Kohlensäure im Blut oder durch Bindung an die *Erythrozyten* statt.

- **Die Zufuhr von Nährstoffen und der Abtransport von Ausscheidungsprodukten**. Botenstoffe (*Hormone, Enzyme usw.*) werden hierzu von Zellen ausgeschüttet und von anderen Zellen wieder aufgenommen.
- **Die Abwehr von** in den Körper gelangten **Fremdstoffen** (Keime, Viren usw.) durch die Leukozyten.
- **Die Wärmeleitung:** Damit alle chemischen Vorgänge im Körper störungsfrei ablaufen, ist es notwendig, eine konstante Temperatur aufrechtzuerhalten (37 °C). Gebildet wird die Körpertemperatur durch die biochemische Wärmeproduktion der Leber und durch die Muskeltätigkeit.
- **Die Gerinnung**, durch die das Blut in der Lage ist, Blutungen bis zu einem gewissen Ausmaß zu stoppen. Dieser Vorgang läuft stark vereinfacht in der Form ab, dass bei einer Verletzung von Gewebe aus Fibrinogen durch Enzyme und weitere Stoffe Fibrin entsteht. Dieses bildet eine Art „Netz", das durch die Blutplättchen abgedichtet wird und so die Wunde verschließt.

Die **Gesamtblutmenge** beträgt **bei einem gesunden, normal gebauten Erwachsenen fünf bis sieben Liter**. Eine genauere Bestimmung ergibt sich aus den Formeln:

- Gesamtblutmenge = ca. 1/13 des Körpergewichts oder
- Gesamtblutmenge = ca. 80 ml pro Kilogramm Körpergewicht.

Blutgruppen

Das menschliche Blut wird in **vier Hauptgruppen** eingeteilt: **0, A, B und AB.** Diese Blutgruppen kommen dadurch zustande, dass im menschlichen Blut erblich bedingte Antigene und Antikörper im Serum vorhanden sind. Trifft das

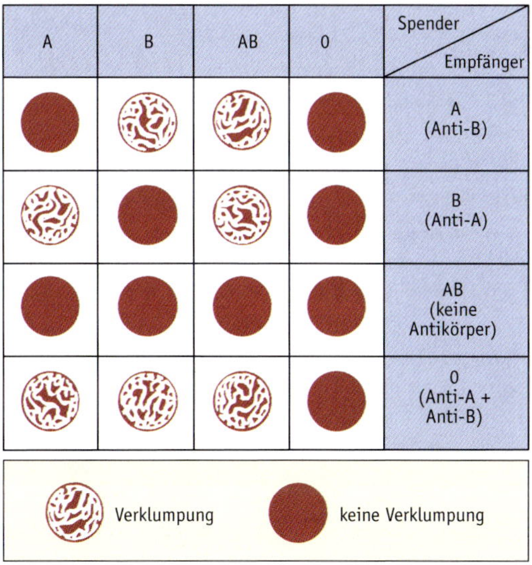

Abbildung 6.2: Blutgruppenbestimmung per Agglutination

Blut einer Blutgruppe mit dem einer anderen Blutgruppe zusammen, findet eine Zusammenballung (*Agglutination*) der Erythrozyten statt.

Zur Bestimmung der Blutgruppe werden die Erythrozyten des Spenderblutes mit dem Serum des Empfängerblutes in Verbindung gebracht. Bei „Verklumpung" findet eine Zusammenballung der Blutkörperchen statt, andernfalls nicht. Abbildung 6.2 zeigt, welche Blutgruppen bei einer Mischung zur Agglutination führen.

Hieraus lässt sich ableiten, dass sich Blut der Gruppe 0 auf alle anderen Blutgruppen übertragen lässt, während umgekehrt Menschen mit Blutgruppe AB Blut aller anderen Gruppen aufnehmen können. Die Verteilung der Blutgruppen beträgt in Europa etwa: 0 = 40 %, A = 45 %, B = 10 % und AB = 5 %.

Eine weitere Eigenschaft wurde an Untersuchungsergebnissen bei Rhesus-Affen gezeigt: der *Rhesusfaktor* (Rh). Etwa 80 % der Menschen weißer Hautfarbe sind „Rhesus-positiv" (Rh), die übrigen 20 % „Rhesus-negativ" (rh). Probleme können dann auftreten, wenn im Körper einer schwangeren Frau mütterliches rh-Blut auf embryonales oder fetales Rh-Blut trifft. Die roten Blutkörperchen des ungeborenen Kindes können dann geschädigt werden.

6.1.2 Das Herz

Lage und Aufbau

Das Herz ist ein Hohlmuskel, der für die *Zirkulation* des Blutes im Körper (den Blutkreislauf) verantwortlich ist. Es befindet sich ca. 30° geneigt, etwas um die Längsachse gedreht, hinter dem Brustbein im vorderen Mittelfellraum zwischen den Lungen. Es überragt das Brustbein ca. 1/3 nach rechts und 2/3 nach links. Das Herz hat in etwa die Größe der Faust des betreffenden Menschen. Die Herzscheidewand (*Septum*) unterteilt das Herz in die rechte und die linke Herzhälfte. Beide Hälften sind gleich aufgebaut und bestehen aus einer Kammer sowie einem Vorhof. Die Funktion jeder der beiden Herzhälften entspricht der von zwei hintereinandergeschalteten Pumpen. Die linke Herzhälfte ist wesentlich muskulöser als die rechte, da sie den Blutdruck für den Körperkreislauf aufbauen muss. Zwischen dem Vorhof und der Herzkammer befindet sich eine Herzklappe (*Segelklappe*), die wie ein Rückschlagventil funktioniert und dafür sorgt, dass bei der Kontraktion der Kammer kein Blut in den Vorhof zurückgepresst wird. An den Austrittsöffnungen der Kammern verhindern ebenfalls Herzklappen (*Taschenklappen*) den Rückfluss des Blutes in das Herz.

Von außen nach innen weist das Herz folgenden Aufbau auf:

- Herzbeutel (*Perikard*),
- Herzaußenhaut (*Epikard*),
- Herzmuskulatur (*Myokard*),
- Herzinnenhaut (*Endokard*).

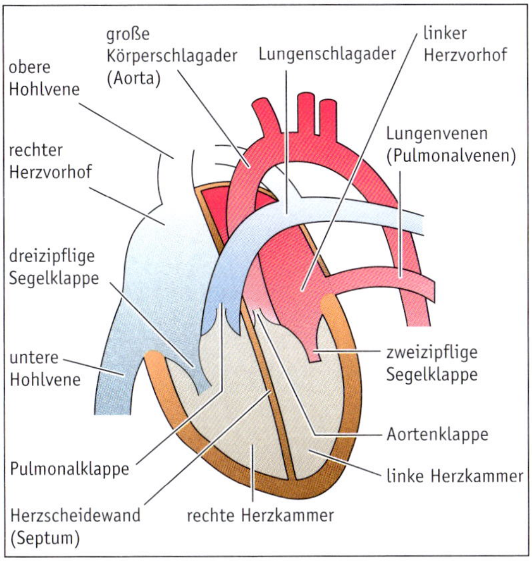

Abbildung 6.3: Aufbau des Herzens

Das Herz ist von einem eigenen Gefäßsystem, den Herzkranzgefäßen (*Koronarien*), umgeben. Die Koronararterien zweigen kurz nach Beginn der Aorta von dieser ab und versorgen das Herz mit frischem, sauerstoffreichem Blut. Das verbrauchte Herzkranzgefäßblut fließt durch die Koronarvenen in den rechten Vorhof zurück.

Das Reizleitungssystem

Das Zusammenziehen (*die Kontraktion*) des Herzens wird durch ein vom Rest des Körpers unabhängiges und nicht durch den Willen beeinflussbares (*autonomes*) Reizleitungssystem bewirkt. Den Auslöser für diesen Mechanismus stellt der im rechten Vorhof an der Einmündungsstelle der oberen Hohlvene gelegene **Sinusknoten** dar. Dieser bildet im gleichmäßigen Rhythmus **60 bis 80 elektrische Impulse pro Minute**. Die Impulse bewirken das Zusammenziehen der Vorhöfe und gelangen über die Vorhofmuskulatur zum Atrio-Ventrikular-Knoten (AV-Knoten).

Bei Ausfall des Sinusknotens oder bei einer Blockierung der Reizweiterleitung kann der AV-Knoten selbst mit etwa 50 Impulsen pro Minute eine **„Ersatzschrittmacherfunktion"** ausüben. Die Reizweiterleitung erfolgt dann über das His'sche-Bündel, die Tavara-Schenkel und die Purkinjefasern bis in die Herzmuskelzellen. Ebenso wie der AV-Knoten können auch die Tavara-Schenkel und die einzelnen Herzmuskelzellen einen Ersatzrhythmus erzeugen, falls einer der vorhergehenden Teile ausfällt. Die Frequenz liegt dann bei 40 (Tavara-Schenkel) bzw. 20 bis 30 Erregungen pro Minute (Herzmuskelzellen), was für eine ausreichende Herzauswurfleistung und Sauerstoffversorgung des Körpers allerdings zu wenig ist.

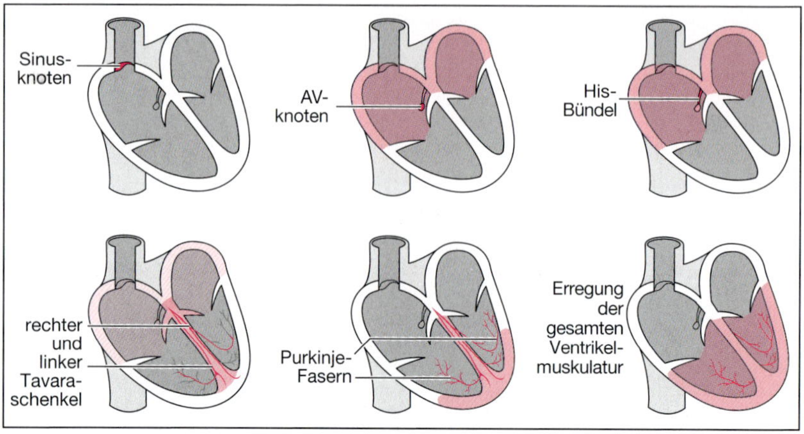

Abbildung 6.4: Reizleitungssystem des Herzens

Abbildung 6.4 zeigt den Verlauf der Erregungsausbreitung in den einzelnen Phasen.

■ Ablauf einer Kontraktion des Herzens

Der rechte Vorhof füllt sich mit Blut aus den beiden Hohlvenen (*Vorhofdiastole*) und ein elektrischer Impuls wird vom Sinusknoten ausgelöst. Der Vorhof zieht sich zusammen (*Vorhofsystole*) und presst das Blut durch die dreizipflige Segelklappe in die rechte Kammer. Der AV-Knoten verzögert die Reizweiterleitung, sodass sich die Kammer vollständig füllen kann (*Kammerdiastole*). Gleichzeitig kontrahiert sich der linke Vorhof und drückt das Blut aus den Venen des Lungenkreislaufs durch die zweizipflige Segelklappe in die linke Kammer.

Das Zusammenziehen des Vorhofes trägt nur etwa 20 % zur Füllung der Kammern bei; die übrigen 80 % müssen die Kammern aus dem Vorhof saugen. Bei der nun folgenden Kammerkontraktion (*Kammersystole*) schließen sich die Segelklappen und das Blut wird aus der rechten Herzkammer in die Lungenarterie bzw. aus der linken Herzkammer in die Aorta gedrückt.

■ Regulation

Damit dem Körper abhängig von der Belastung immer die erforderliche Blutmenge zur ausreichenden Sauerstoff- und Nährstoffversorgung zur Verfügung gestellt und der „normale" Blutdruck aufrechterhalten wird, reguliert das vegetative Nervensystem u. a. die Herzfrequenz und das Herzschlagvolumen. Rezeptoren registrieren den Sauerstoff- und den Kohlendioxidgehalt sowie den pH-Wert des Blutes und den Blutdruck.
Im verlängerten Rückenmark (am Übergang vom Rückenmark zum Gehirn) werden diese Informationen weiterverarbeitet und chemische Stoffe ausgeschüttet, die entweder selbst beeinflussend wirken oder Nervenreaktionen zur Folge (*Sympathikus, Parasympathikus*, ➔ Abschnitt 13.1.1 „Nervensystem und Gehirn") haben.

Herztöne

Beim Zusammenziehen des Herzmuskels (der Kammersystole) entsteht der erste, längere, dumpfe Ton. Beim Erschlaffen des Herzmuskels (der Kammerdiastole) entsteht ein kürzerer, heller Ton durch das Schließen der Taschenklappen.

Herzfrequenz (HF)

Die Herzfrequenz bezeichnet die Anzahl der Herzschläge pro Minute, beim Erwachsenen 60 bis 80 Schläge in Ruhe, bei Anstrengung sind bis weit über 150 Schläge pro Minute möglich.

Alter (bis ca.)	Frequenz (ca.)
1 Jahr	140
5 Jahre	120
10 Jahre	100
16 Jahre	90
Erwachsener	60–80

Tabelle 6.1: Altersabhängige Normalwerte für den Puls

Herzrhythmus

Bezeichnet die Regelmäßigkeit des Herzschlags wie beispielsweise „normaler, regelmäßiger Herzrhythmus" *(Sinusrhythmus)*.

Herzschlagvolumen (HSV)

Die Menge an Blut, die bei einem Herzschlag in den Körperkreislauf gepumpt wird. Das Gesamtvolumen des Herzens beträgt bei einem Erwachsenen ca. 200 bis 300 ml. Bei einer Kontraktion werden ca. 70 ml aus jeder der beiden Herzkammern ausgestoßen, eine etwa gleich große „Restmenge" verbleibt dabei in den Kammern. Ein Teil davon kann bei Bedarf, z. B. bei körperlicher Anstrengung, zusätzlich mit ausgeworfen werden.

Herzminutenvolumen (HMV)

Das Herzminutenvolumen errechnet sich aus dem Herzschlagvolumen und der Herzfrequenz pro Minute (HMV = HF × HSV). Es liegt beim Erwachsenen bei ca. fünf Liter pro Minute, kann sich aber bei körperlicher Anstrengung bis auf über 25 Liter pro Minute erhöhen.

6.1.3 Blutkreislauf und Gefäße

Arterien führen das Blut vom Herzen weg, Venen zum Herzen hin.

Die Aussage, dass Arterien sauerstoffreiches und Venen sauerstoffarmes Blut führen, ist falsch, da dies für den Lungenkreislauf nicht zutrifft.

Auf dem Weg durch den Körper strömt das sauerstoffreiche, hellrote Blut von der linken Herzkammer aus zu einem kleinen Teil in die Herzkranzgefäße für die Nährstoffversorgung des Herzens. Der größte Anteil fließt jedoch durch die große Körperschlagader (*Aorta*) in den Körper. Da bei einer Kontraktion des Herzens eines Erwachsenen in sehr kurzer Zeit ca. 70 ml Blut in die Aorta gedrückt werden, wird diese stark gedehnt. Danach zieht sie sich durch ihr elastisches Gewebe wieder zusammen, und das Blut wird in Form einer Pulswelle im ganzen Körper verteilt. Dieser Vorgang wird als „**Windkesselfunktion**" der Aorta bezeichnet. Durch die Windkesselfunktion wird bis zur nächsten *Systole* ein konstanter Blutdruck aufrechterhalten. Der mittlere *systolische* Blutdruck beträgt etwa 130 mmHg beim gesunden Erwachsenen.

Aus der Aorta gelangt das Blut in kleinere Arterien und Arteriolen bis hin zu den Haargefäßen in das Gewebe (*Kapillaren*), wo die transportierten Stoffe, z. B. der Sauerstoff, mit den Zellen ausgetauscht werden.

Das Blut verlässt jetzt wieder das Gewebe und fließt durch *Venolen* und Venen zurück zum Herzen. In den Venen herrscht nur noch ein geringer Blutdruck von ca. 5 mmHg, der nicht ausreicht, um das Blut wieder zurück zum Herzen zu treiben. Auch die Dehnfähigkeit und der Muskelanteil der Venen sind deutlich geringer als bei Arterien. Dementsprechend gibt es zusätzliche Mechanismen, die für einen Rückfluss sorgen:

- Durch die Kontraktion der umgebenden Muskelgruppen werden die Venen komprimiert.
- Pulswellen benachbarter Arterien bewirken ebenfalls eine Kompression.
- Der Rückfluss des Blutes in die Kapillaren wird in den großen Venen durch die Venenklappen verhindert, die wie Ventile wirken.
- Das Herz übt eine Sogwirkung aus.

Das sauerstoffarme und kohlendioxidreiche Blut gelangt letztendlich aus dem Körperkreislauf in den rechten Vorhof des Herzens. Aus diesem strömt es bei der nächsten Vorhofsystole in die Kammer. Bei jeder Kammersystole wird aus der rechten Herzkammer dieses Blut in die Lungenarterie gepresst, wo der Lungenkreislauf beginnt. Von hier gelangt es durch immer feiner werdende Verästelungen in die Kapillaren der Lungenbläschen (*Alveolen*), gibt dort Kohlendioxid ab, nimmt Sauerstoff auf und strömt durch die vier Lungenvenen in den linken Vorhof. Die wichtigsten Arterien und Venen des Blutkreislaufs sind in Abbildung 6.5 eingezeichnet.

Ebenso wie die Herzfrequenz und das Herzschlagvolumen zur Erhöhung der vom Körper benötigten Blutmenge vegetativ gesteuert werden, ist auch eine Beeinflussung der Gefäße möglich. Soll dem Körper mehr Blut zur Verfügung gestellt werden, werden bestimmte Gefäße eng gestellt, die Bauchorgane weniger durchblutet und die Blutreserven der Milz mit einbezogen. Gleichzeitig werden Gehirn und Muskeln stärker durchblutet.

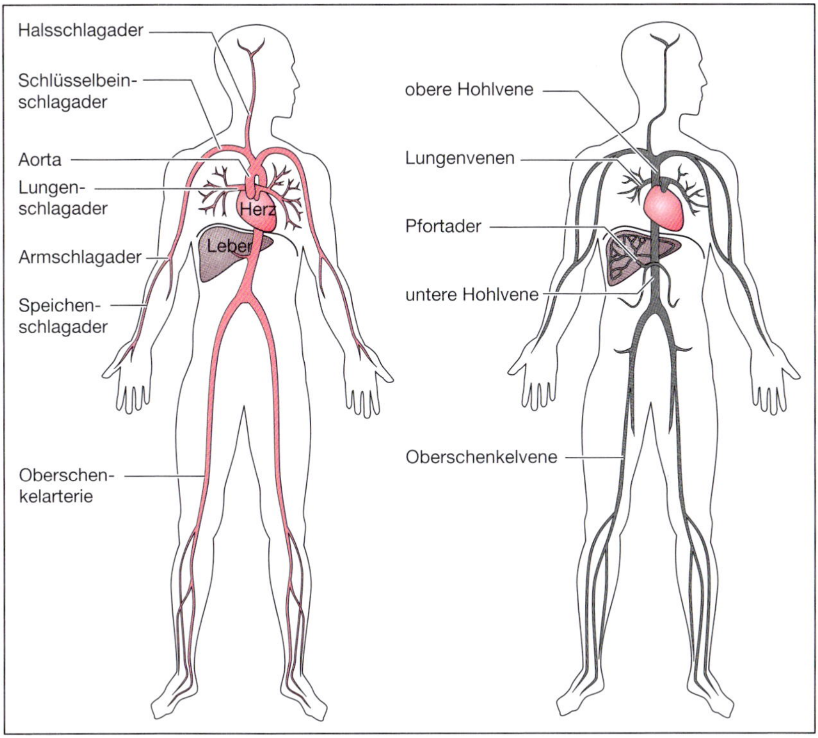

Abbildung 6.5: Wichtige Blutgefäße des Körpers

6.1.4 Kontrolle von Puls und Blutdruck

Pulsmessung

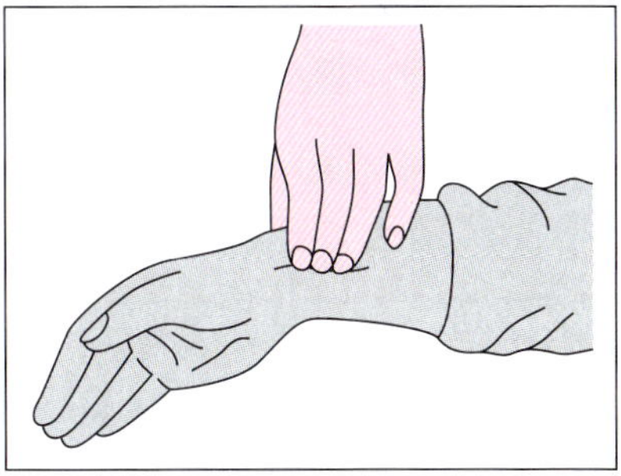

Abbildung 6.6: Pulsfühlen am Handgelenk

Ü

Die gebräuchlichste Methode ist die Pulsmessung am Handgelenk an der Arteria *radialis (Speichenschlagader)*. Zur Messung werden der Zeige- und der Mittelfinger, eventuell zusätzlich der Ringfinger flach mit den Fingerspitzen körperwärts des Daumenballens auf die Innenseite des Handgelenks des Patienten gelegt. Der Zeigefinger des „Fühlenden" ist hierbei der Hand des Patienten am nächsten wie in Abbildung 6.6 dargestellt. Je größer die Auflagefläche ist, umso besser lassen sich auch schwächere Pulse tasten.

Bei der Pulsmessung ist darauf zu achten, dass nicht zu fest gedrückt wird, da hierbei die Arterie zusammengepresst werden kann und der Puls dann nicht fühlbar ist. In der Regel wird die Pulsfrequenz auf den Zeitraum von einer

Minute bezogen. Für die Belange der Ersten Hilfe reicht es jedoch zur Gewinnung eines ersten Eindruckes aus, den Puls für einen kürzeren Zeitraum zu ermitteln: Entweder zählt man über zehn Sekunden die Pulsschläge und multipliziert diese mit sechs oder über fünfzehn Sekunden und multipliziert mit vier. Als Ergebnis erhält man die Pulsschläge pro Minute.

! ***Bei Rhythmusstörungen oder schlecht fühlbarem Puls sollte der Helfer aber auf jeden Fall über einen längeren Zeitraum messen und die Messung häufiger wiederholen.***

Es gibt Situationen, in denen am Handgelenk trotz vorhandenen Herzschlags kein Puls gefühlt werden kann, z. B. bei Unterkühlung, Verbrennungen beider Arme, *zentralisiertem* Kreislauf bei Schock etc. In diesen Fällen, aber auch als Ersatz für die Messung am Handgelenk, kann der Puls am Hals (*Carotispuls*) rechts und links vom Kehlkopf gefühlt werden. Wie Abbildung 6.7 zeigt, werden hierzu ähnlich der Messung am Handgelenk Zeige-, Mittel- oder zusätzlich Ringfinger flach seitlich neben dem Kehlkopf auf den Hals gelegt.

Ü

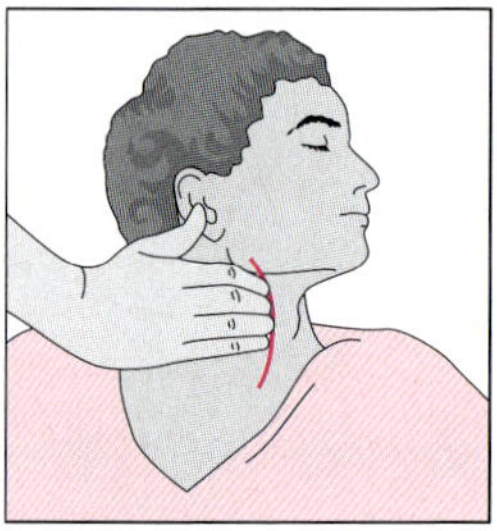

Abbildung 6.7: Pulsfühlen am Hals

! Aber Achtung: Bei dieser Messmethode darf **auf keinen Fall** „zeitsparend" gedacht und **auf beiden Seiten** des Halses der Puls **gleichzeitig gemessen** bzw. zu großer Druck auf die Gefäße oder den Kehlkopf ausgeübt werden. Denn einerseits kann dies für den Patienten zur Folge haben, dass er sich „erwürgt" fühlt, andererseits kann es hierbei auch zu Kreislauffehlregulationen infolge einer **Vagusreizung** und einer dadurch bedingten Verlangsamung der Herzfrequenz kommen.

Bei Säuglingen und kleineren Kindern kann der Puls meist am sichersten an der Innenseite des Oberarmes oder an der Fontanelle gefühlt werden (➔ Abschnitt 12.1.1 „Kinder, Herz-Kreislauf-System").

! ***Sollte an einem Handgelenk oder an einer Carotisarterie kein Puls tastbar sein, so muss unbedingt auf der anderen Seite nochmals gefühlt werden.***

! ***Auf keinen Fall darf mit dem eigenen Daumen gefühlt werden, da hierbei die Gefahr besteht, dass der eigene Puls gemessen wird.***

Als **„unnormale" Werte** sind bei erwachsenen Menschen Frequenzen von **weniger als 50 Schlägen pro Minute** (*Bradykardie*) und Frequenzen von **mehr als 100 Schlägen pro Minute** (*Tachykardie*) in Ruhe anzusehen.

Die Angabe des Pulses erfolgt mit Aussagen über:

- **Frequenz:** Pulsschläge pro Minute
- **Rhythmik:** Regelmäßigkeit
- **Tastbarkeit:** stark (hämmernd), normal, schwach (fadenförmig, weich)

Blutdruckmessung nach Riva-Rocci (RR)

Für die Blutdruckmessung mithilfe einer Blutdruckmanschette gibt es zwei Messmethoden. **Die abhörende Methode** (*auskultierend*) mittels Stethoskop, welche den *systolischen* und den diastolischen Wert liefert: Ü

1. Die Blutdruckmanschette wird am Oberarm angelegt, der Puls gefühlt und die Manschette so weit aufgepumpt, bis der Puls nicht mehr getastet wird. Dann wird ein Stethoskop mit seiner Membran wie in Abbildung 6.8 in der Ellenbeuge nahe an die Blutdruckmanschette gelegt. Die Luft wird dann mit der Regulierschraube am Blasebalg langsam und kontrolliert aus der Manschette abgelassen.
2. Von einem gewissen Druck an werden pulsierende Geräusche hörbar. Diese entstehen dadurch, dass der Druck des Herzschlages jetzt ausreicht, um Blut durch die noch komprimierten Gefäße zu drücken. Die dabei entstehenden Verwirbelungen sind mit dem Stethoskop hörbar. Der Wert, der in diesem Moment auf dem Manometer abzulesen ist, gibt den *systolischen* Blutdruck in Millimeter Quecksilbersäule (*mmHg*) an.
3. Der Manschettendruck wird weiter gesenkt, bis diese Geräusche nicht mehr hörbar sind. Der jetzt ablesbare Wert ergibt die *Diastole*.

Die fühlende Methode (*palpatorisch*), welche nur den *systolischen* Wert liefert: Ü

1. Die Manschette wird am Oberarm angelegt, der Puls gefühlt und die Manschette so weit aufgepumpt, bis der Puls nicht mehr getastet werden kann.
2. Die Hand verbleibt zur Pulsfühlung weiterhin am Handgelenk des Patienten und die Luft wird aus der Manschette langsam abgelassen, bis wieder ein Puls fühlbar ist. Der jetzt ablesbare Wert gibt den *systolischen* Blutdruck an.

Der *systolische* Blutdruckwert ist in der Notfallversorgung der wichtigere Wert, da dieser u. a. durch die Schlagkraft und das Schlagvolumen des Herzens sowie durch die verfügbare Blutmenge bestimmt wird. Bei beiden Methoden ist darauf zu achten, dass die Blutdruckmanschette auf Herzhöhe des Patienten an dessen Oberarm angebracht wird. Zusätzlich muss der Patient während der Messung sitzen oder liegen, da sonst keine „richtigen" Messwerte zu erhalten sind.

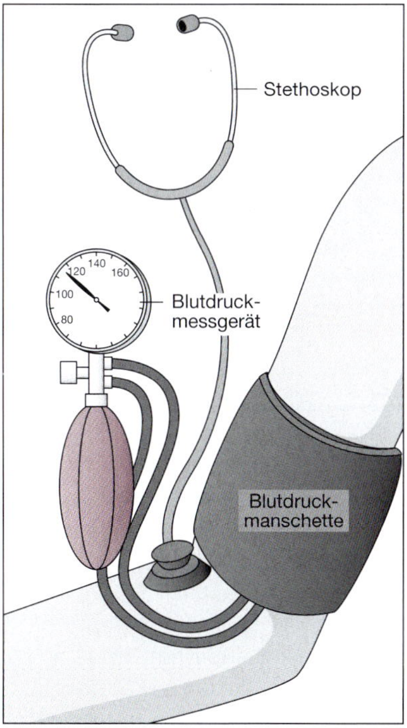

Abbildung 6.8: Blutdruck messen

Als Richtlinie für erwachsene Menschen in Ruhe gilt:
Systole = 110 + 1/2 Lebensalter (+/– 10) mmHg
Kritisch sind systolische Werte von weniger als 100 mmHg und mehr als 160 mmHg. Die Diastole liegt normalerweise bei ca. 50 mmHg unter der Systole.

■ **Erkennen der Qualität von Durchblutung und Sauerstoffsättigung**

Die Sauerstoffsättigung des Körpers bzw. dessen Durchblutung lässt sich elektronisch (Pulsoximetrie), durch Hinschauen oder durch die „Fingernagelprobe" bestimmen.
Auf Durchblutungsmängel weisen hin:

- **fehlende „normale", rosige Gesichtsfarbe,** (Ausnahme: Kohlenmonoxidvergiftung)
- **blasse Hautfarbe,**
- **blaue Hautfarbe.**

Bestimmung der Hautdurchblutung (**Fingernagelprobe**):

Ü ***Nach dem Druck auf einen Fingernagel des Patienten muss sich das Fingernagelbett innerhalb von zwei bis drei Sekunden wieder mit Blut füllen.***

6.2 Herz-Kreislauf-Erkrankungen

Allgemeine Maßnahmen bei Herz-Kreislauf-Erkrankungen sind:

- **Notarztruf (veranlassen)**
- **psychische Betreuung**
- **Lagerung**
- **Sauerstoffgabe (4 l/min)**
- **ständige Kontrolle der Vitalfunktionen**
- **Wärmeerhalt**
- **wenn möglich, Infusion vorbereiten** (→ Abschnitt 20.3 „Infusionsvorbereitung")

6.2.1 Herzinfarkt

Bei einem Herzinfarkt kommt es aufgrund verschiedener Ursachen zu einem spontan auftretenden Verschluss eines oder mehrerer Herzkranzgefäße. Die Folgen sind eine Minderversorgung der Herzmuskelzellen mit Sauerstoff in diesem Bereich und das daraus resultierende Absterben dieser Zellen nach einer gewissen Zeit. Die Stärke eines Herzinfarktes ist abhängig von der Anzahl und der Größe der „verstopften" Coronararterien. Sind entsprechend viele oder große Gefäße betroffen, so tritt fast augenblicklich der Herz-Kreislauf-Stillstand ein. Zu den bekannten Risikofaktoren, die die Entwicklung von Herzinfarkten begünstigen, gehören u. a. das Rauchen, Stress, Bluthochdruck, Zuckerkrankheit (*Diabetes mellitus*), falsche Ernährung (zu fettiges Essen) und zu wenig körperliche Bewegung.

Anzumerken ist, dass einmal abgestorbene Zellen des Herzmuskels nicht wieder neu gebildet und somit nicht ersetzt werden können. Darum ist es zwingend erforderlich, dass bei jeder unklaren Brustschmerz-Symptomatik, insbesondere bei den unten genannten Symptomen, eine schnellstmögliche ärztliche oder klinische Klärung erfolgt. Je früher ein Herzinfarkt erkannt und behandelt wird, umso größer ist die Chance, durch geeignete Maßnahmen das weitere Absterben von Herzmuskelzellen zu begrenzen oder zu verhindern. Grundsätzlich ist jeder Herzinfarkt oder ein Verdacht auf diesen als Notfall zu bewerten, auch wenn der Patient diese Gefahr selbst nicht so einschätzt oder „herunterspielt". In der Praxis hat sich gezeigt, dass ca. ein Viertel aller Herzinfarkt-Patienten in der ersten Stunde nach Eintritt des Infarktes sterben. Diese hohe Zahl ist u. a. durch das Fehlverhalten von Patienten, Angehörigen und Ersthelfern begründet, die die Gefahren bei unklaren Brustschmerzen unterschätzen, ignorieren oder nicht entsprechend handeln (können).

Symptome:

- typisch: dumpfer Druckschmerz oder Engegefühl hinter dem Brustbein
- linksseitiger Brustschmerz, zum Teil mit Ausstrahlung in den linken Arm oder in den Hals und den Oberbauch
- Atemnot
- Unruhe, Todesangst
- kaltschweißige Haut
- häufig auch Übelkeit und Erbrechen

Die Symptome können in verschiedenen Kombinationen, vereinzelt oder auch insgesamt auftreten.

Zusätzlich zu den allgemeinen Maßnahmen bei Herz-Kreislauf-Erkrankungen:

- Lagerung mit erhöhtem Oberkörper
- Öffnen beengender Kleidung

6.2.2 Angina Pectoris

Sind die Coronararterien aufgrund von „Verkalkungen" oder durch andere Ursachen verengt (die begünstigenden Risikofaktoren sind beim Herzinfarkt genannt), so führt die Sauerstoffminderversorgung des Herzmuskelgewebes zu einem Mangeldurchblutungsschmerz der Herzmuskelzellen, welcher sowohl bei Belastung als auch in Ruhe auftreten kann. Im Gegensatz zum Herzinfarkt ist dieser Krampf allerdings meist nur von kurzer Dauer und führt in der Regel zu keiner Schädigung des Herzmuskelgewebes.

Angina-Pectoris-Beschwerden können Vorboten eines Herzinfarktes sein und sind deshalb in jedem Fall ernst zu nehmen. Zudem ist es im außerklinischen Bereich oftmals nicht möglich, anhand der Symptome zwischen Herzinfarkt und Angina Pectoris zu unterscheiden. **Deshalb ist jeder Angina-Pectoris-Anfall wie ein Herzinfarkt zu behandeln.**

Die meisten Patienten, bei denen diese Erkrankung bekannt ist, sind im Besitz eines Medikaments, das beim Auftreten eines Angina-Pectoris-Anfalls die Beschwerden lindern oder beseitigen soll. Hierbei handelt es sich meist um ein Spray, welches die Patienten einnehmen, seltener findet dieses Medikament in Form von Kapseln Anwendung. In der Regel werden diese Patienten beim Auftreten der Beschwerden ihr Medikament bereits genommen haben oder haben einen Helfer gebeten, es zu holen. Bildet sich die Schmerzsymptomatik nach der Einnahme der verordneten Dosis nicht deutlich zurück, kann ein Herzinfarkt vorliegen. **Auf keinen Fall die Patienten nach dem Motto „viel hilft viel" dazu anleiten, ihr Medikament im Übermaß zu benutzen**. Zum einen wird hierbei in der Regel keine Besserung eintreten, zum anderen können Nebenwirkungen wie ein starker Blutdruckabfall auftreten, die vom Helfer nicht beherrschbar sind. **Für den Helfer gilt daher, wie bei allen anderen Medikamenten, dass deren Verabreichung und Dosierung Sache eines Arztes ist.**

Symptome:

- Schmerzen in der Brust (anfallsweise, meist von kürzerer Dauer und schwächer als beim Herzinfarkt)
- Gefühl der „Brustenge", häufig ausstrahlend in Hals, Arm oder Rücken
- Angst bis Todesangst
- Atemnot
- flache Atmung

Zusätzlich zu den allgemeinen Maßnahmen bei Herz- und Kreislauferkrankungen:

- Lagerung mit erhöhtem Oberkörper
- Öffnen beengender Kleidung

6.2.3 Herzinsuffizienz

Als *Herzinsuffizienz* („Herzschwäche") wird allgemein eine verminderte Herzleistung bezeichnet. Diese tritt im Gegensatz zum Herzinfarkt selten als plötzliche Erkrankung auf, sondern meist als Folge bestehender Herz- oder Lungenerkrankungen. Die Herzinsuffizienz kann aber auch in direktem Zusammenhang mit einem Herzinfarkt entstehen, bei dem große Teile des Herzmuskels geschädigt wurden. Hiervon können die linke Herzhälfte (Linksherzinsuffizienz), die rechte Herzhälfte (Rechtsherzinsuffizienz) oder das gesamte Herz (globale Herzinsuffizienz) betroffen sein. Nach einem gewissen Zeitraum wird jede Linksherzinsuffizienz auch eine Überlastung des rechten Herzens zur Folge haben und somit global werden. Immer kommt es aber zu einer Verminderung der Pumpleistung des Herzens, was zu einer Minderversorgung des Körpers mit Sauerstoff führt. Zusätzlich kann es aufgrund der verminderten Pumpleistung zu einem Blutstau vor dem linken Herzen in den Lungenkreislauf kommen. Durch diesen Blutstau tritt Flüssigkeit in die Lunge über und ein Lungenödem entsteht, welches den Gasaustausch in der Lunge erheblich behindert.

Ursachen für eine Herzinsuffizienz können sein:

- Herzvorerkrankungen, wie die *koronare Herzkrankheit* (Verengung der Herzkranzgefäße)
- Herzinfarkte
- ständiger Bluthochdruck (*Hypertonie*)
- Lungenerkrankungen wie z. B. *Asthma* oder *Bronchitis*
- Herzklappenfehler
- Herzrhythmusstörungen
- Herzmuskelentzündungen

Symptome:

- schneller (*tachykarder*), langsamer (*bradykarder*) oder unregelmäßiger (*arrhythmischer*) **schwacher** Puls
- eventuell niedriger Blutdruck (*Hypotonie*)
- kaltschweißige Extremitäten
- Blässe oder bläuliche Hautfarbe (*Zyanose*)
- schwere Atemnot
- Unruhe, Angst
- gestaute Halsvenen
- eventuell Lungenödem bei einer Linksherzinsuffizienz
- Ödeme an den Beinen, Übelkeit, Oberbauchbeschwerden bei einer Rechtsherzinsuffizienz

Zusätzlich zu den allgemeinen Maßnahmen bei Herz-Kreislauf-Erkrankungen:

- Öffnen beengender Kleidung
- Lagerung abhängig vom Blutdruck: Bei mehr als 100 mmHg systolisch wird der Patient in eine leichte Oberkörperhochlagerung gebracht (15°), bei einem niedrigeren Blutdruck in eine Flachlagerung.
- bei einem zusätzlich vorhandenen Lungenödem (→ Abschnitt 6.2.4 „Kardiales Lungenödem")

6.2.4 Kardiales Lungenödem

Durch die Stauung in den Lungenvenen tritt zuerst Blutplasma aus den Blutgefäßen des Lungenkreislaufs in die Zellzwischenräume des Lungengewebes über, später kommt es zu Flüssigkeitsansammlungen in den Alveolen.

Symptome:

- brodelndes Atemgeräusch, eventuell mit fleischfarbenem Schaum vor dem Mund
- sitzende Körperhaltung
- schneller (*tachykarder*), langsamer (*bradykarder*) oder unregelmäßiger (*arrhythmischer*), schwacher Puls
- Atemnot
- beschleunigte Atmung (*Tachypnoe*)

- Unruhe, Angst
- Blässe oder Zyanose
- feuchte, kühle Haut

Zusätzlich zu den allgemeinen Maßnahmen bei Herz-Kreislauf-Erkrankungen:

- Öffnen beengender Kleidung
- **massive Sauerstoffgabe**
- ! **den Patienten nicht in Schocklage bringen, sondern sitzend, mit herabhängenden Beinen auf der Trage lagern**
- wenn möglich, einen „unblutigen Aderlass" durchführen

Das Ziel eines „unblutigen Aderlasses" ist eine Verminderung des Rückstroms von venösem Blut zum Herzen und somit eine Entlastung des Herzmuskels. Dabei werden an den Oberarmen und den Oberschenkeln Blutdruckmanschetten angelegt und auf einen Druck, der zwischen dem systolischen und dem diastolischen Blutdruckwert liegt, aufgepumpt. Aus einer dieser Manschetten wird nun der Druck wieder abgelassen. Im Zehn-Minuten-Rhythmus wird danach aus der im Uhrzeigersinn nächsten Manschette der Druck abgelassen, wobei die vorhergehende Blutdruckmanschette wieder aufgepumpt wird. Diese Maßnahme ist so lange durchzuführen, bis der Rettungsdienst oder Notarzt eintrifft.

! ***Auf keinen Fall dürfen aus irgendeinem Grund alle Stauungen gleichzeitig oder schnell nacheinander entfernt werden. Die Folge wäre eine augenblickliche Überlastung des ohnehin schon geschwächten Kreislaufs des Patienten.***

6.2.5 Kardiogener Schock

In schweren Fällen von Herzinsuffizienz, Herzinfarkten, bei Herzrhythmus- oder Frequenzstörungen und Lungenembolien entsteht der kardiogene Schock (→ Abschnitt 8.1 „Schockarten, kardiogener Schock").

Symptome:

- Atemnot
- Unruhe, Angst
- eventuell Symptome wie bei einem Herzinfarkt
- eventuell Bewusstlosigkeit
- gestaute Halsvenen
- kaltschweißig
- schneller (tachykarder), langsamer (bradykarder) oder unregelmäßiger (arrhythmischer) Puls
- Blutdruck niedrig oder an den Extremitäten nicht mehr messbar

Zusätzlich zu den allgemeinen Maßnahmen bei Herz-Kreislauf-Erkrankungen:

- Lagerung je nach Blutdruck mit leicht erhöhtem Oberkörper bis Flachlagerung
- Öffnen beengender Kleidung

6.2.6 Störungen der Herzfrequenz

Bradykardie

Mit **Bradykardie** wird ein Abfall der **Herzfrequenz unter 50 Schläge pro Minute** beim Erwachsenen in Ruhe bezeichnet. Diese Bradykardie muss nicht unbedingt auf eine Krankheit hinweisen. Zum Beispiel haben manche Leistungssportler durch ihr antrainiertes, größeres Herzschlagvolumen einen sehr niedrigen Ruhepuls. Als Ursachen für eine Bradykardie im Sinne eines Notfalles kommen beispielsweise Vagusreizungen oder Störungen der Reizleitung des Herzens infrage (➔ Abschnitt 6.1.2 „Das Herz. Das Reizleitungssystem").

Eine **akute Lebensgefahr** besteht, wenn die Herzfrequenz **unter ca. 40 Schläge pro Minute** absinkt. In diesem Fall reicht die Sauerstoffversorgung für den Organismus meist nicht mehr aus, um eine reguläre Funktion zu gewährleisten. Der Patient wird bewusstlos und durch den Sauerstoffmangel kann es zu irreparablen Schäden am Gehirn und durch Minderversorgung des Herzmuskels zum Herzstillstand kommen.

Symptome:

- **die sonst normale Pulsfrequenz sinkt auf unter 50 Schläge pro Minute**
- Blutdruckabfall
- Schwindel, eventuell Bewusstlosigkeit

Zusätzlich zu den allgemeinen Maßnahmen bei Herz-Kreislauf-Erkrankungen:

- ständige Kontrolle des Pulses

Tachykardie

Mit **Tachykardie** wird ein Anstieg der Herzfrequenz auf **über 100 Schläge pro Minute beim Erwachsenen in Ruhe bezeichnet**.

Wie bei der Bradykardie ist auch eine Tachykardie ohne krankhafte Ursachen möglich, z. B. durch Stress, Erregung, Alkohol, Kaffee oder körperliche Belastung. Hier können Frequenzen von über 150, kurzzeitig sogar bis fast 200 Schläge pro Minute auftreten. **Die Obergrenze für eine ordnungsgemäße Herz-Kreislauf-Funktion liegt beim gesunden Erwachsenen bei ca. 180 Schläge pro Minute.**

Als Ursachen für eine Tachykardie im Sinne eines Notfalls kommen u. a. der Schock mit seinen verschiedenen Ursachen, Herzerkrankungen, Sauerstoffmangel, Schmerzen oder Vergiftungen infrage.

Bei einer Tachykardie besteht die Gefahr, dass zusätzlich Herzrhythmusstörungen auftreten (*Tachyarhythmie*), weil ein physiologischer Funktionsablauf des Herzens durch die hohe Frequenz nicht mehr möglich ist. Außerdem kann eine Tachykardie in ein Herzkammerflattern übergehen. Die nächste Stufe ist dann das Kammerflimmern, was bereits einen funktionellen Herzstillstand bedeutet, wobei eine Auswurfleistung nicht mehr vorhanden ist. Hieraus resultiert letztendlich der Herzstillstand (*Asystolie*).

Symptome:

- **Herzfrequenz von über 100 Schlägen pro Minute beim Erwachsenen in Ruhe**
- Schwindel, Übelkeit
- der Patient klagt über Herzrasen
- eventuell Schwitzen
- eventuell kaltschweißig
- Blutdruck *hyperton* oder *hypoton*

Zusätzlich zu den allgemeinen Maßnahmen bei Herz-Kreislauf-Erkrankungen:

- Öffnen beengender Kleidung
- Lagerung mit erhöhtem Oberkörper
- ständige Kontrolle des Pulses

! ***Sollte die Herzfrequenz aufgrund eines Volumenmangelschocks erhöht sein, sind selbstverständlich Schockmaßnahmen zu ergreifen! (→ Abschnitt 8.1 „Schockarten, Volumenmangelschock")***

6.2.7 Herzrhythmusstörungen

Unter dem Begriff Herzrhythmusstörungen werden alle **Abweichungen vom „normalen" Herzrhythmus** zusammengefasst. Ursachen für Herzrhythmusstörungen können *Extrasystolen*, Reizleitungsstörungen oder Vorhoferkrankungen sein. Extrasystolen sind „zusätzliche", vorzeitige Herzschläge, die unkontrolliert in einem ansonsten normalen Sinusrhythmus auftreten. Vereinzelt können diese auch beim gesunden Menschen vorkommen, was dann umgangssprachlich als „Herzstolpern" bezeichnet wird, aber nicht gefährlich oder krankhaft ist.

Symptome:

- beim Pulsfühlen werden **Pulsunregelmäßigkeiten** bemerkt
- Patient klagt über Herzstolpern
- eventuell Übelkeit
- eventuell Schwindel
- eventuell Bewusstseinsstörungen bis Bewusstlosigkeit

Zusätzlich zu den allgemeinen Maßnahmen bei Herz-Kreislauf-Erkrankungen:

- Öffnen beengender Kleidung
- Lagerung mit erhöhtem Oberkörper
- ständige Kontrolle des Pulses

6.2.8 Stromunfall

Unterschieden werden der **Niederspannungsunfall** (unter 1 000 Volt, Haushaltsstrom) und der **Hochspannungsunfall** (über 1 000 Volt, Überlandleitungen, Blitzschlag (→ Abschnitt 9.2.4 „Stromunfall")). Nachfolgend wird nur auf die Gefahren des Niederspannungsunfalles eingegangen.

Beim Berühren einer elektrischen Leitung fließt elektrischer Strom durch den Körper und bewirkt in Abhängigkeit von der Stromstärke und -frequenz eine Störung der elektrischen Vorgänge im Körper (Reizleitung des Herzens, Bewusstsein, Nerven). Der Patient wird oft krampfend vorgefunden, wenn noch eine Verbindung zum elektrischen Leiter besteht. Hier muss der **Eigenschutz** beachtet werden – **der Patient darf erst nach dem Abschalten des Stromes angefasst werden**.

!

Der Patient kann bewusstseinsgestört bis bewusstlos, manchmal aber auch völlig ansprechbar sein. Sichtbar sind eventuell auch Verbrennungen („Strommarken") an den Berührungsstellen mit dem elektrischen Leiter. Die besondere Gefahr bei einem Stromunfall besteht in der Entkoppelung des Reizleitungssystems des Herzens, was von Arrhythmien bis zu einem Herzstillstand führen kann. Deshalb **Patienten** nach einem Stromunfall **immer ärztlich untersuchen lassen, auch wenn keine Symptome vorhanden sind.**

Die Maßnahmen richten sich nach dem jeweiligen Zustand des Patienten, wie sie in den entsprechenden Kapiteln über Herzrhythmusstörungen, Lagerung und HLW beschrieben sind.

6.2.9 Bluthochdruck (*Hypertonie*)

Als Hypertonie wird per Definition bezeichnet, wenn der Blutdruck bei Patienten bis ca. 50 Jahre den Wert von 140/90 mmHg überschreitet. Der Grund, warum der Blutdruck vor allem bei älteren Menschen meist erhöht ist (z. B. 160/90 mmHg), liegt u. a. in der „Verkalkung" der Gefäße und der daraus resultierenden verminderten Elastizität.

Bei einem Herzinfarkt oder bei einem Schlaganfall (*Apoplex*) kann der Blutdruck bis auf Werte von 300 mmHg oder darüber ansteigen. Die Gründe hierfür sind ebenfalls sehr vielschichtig, so kann etwa eine Störung des Regulationszentrums im Gehirn vorliegen.

Symptome:

- geröteter Kopf
- **sehr hohe Blutdruckwerte (über 200 mmHg systolisch)**
- Kopfschmerzen/Störungen des Bewusstseins
- eventuell weitere Symptome wie beim Herzinfarkt
- Übelkeit

Zusätzlich zu den allgemeinen Maßnahmen bei Herz-Kreislauf-Erkrankungen:

- Öffnen beengender Kleidung
- **den Patienten nie in Schocklage bringen oder flach hinlegen, sondern sitzend, mit herabhängenden Beinen auf der Trage lagern**

6.2.10 Lungenembolie

Die Lungenembolie entsteht in der Regel durch einen Thrombus, der in den großen Bein- oder Beckenvenen entstanden ist und durch die rechte Herzhälfte in die Lungenarterien gelangt. Dort werden durch den Thrombus die Lungenschlagader oder einer ihrer Äste verschlossen. Die Schwere der Symptome richtet sich nach dem Sitz des Verschlusses.

Symptome:

- Brustschmerzen
- Atemnot
- schnelle, flache Atmung
- Angst, Unruhe
- Blässe oder Zyanose
- eventuell gestaute Halsvenen
- Tachykardie
- Hypotonie
- kühle, feuchte Extremitäten

Zusätzlich zu den allgemeinen Maßnahmen bei Herz-Kreislauf-Erkrankungen:

- Öffnen beengender Kleidung
- Lagerung mit erhöhtem Oberkörper
- **massive** Sauerstoffgabe

6.2.11 Periphere Verschlüsse

Arterielle Verschlüsse (*Embolien*)

Ebenso wie es in den Coronararterien zu Verschlüssen durch einen Blutpfropfen und damit zu einem Herzinfarkt kommen kann, kann ein solcher Pfropfen (*Embolus*) in allen Arterien des Körpers zu Verschlüssen führen. Wenn sich dieser Blutpfropf in den großen Arterien, die die Extremitäten mit Blut versorgen, festsetzt, wird als Folge die entsprechende Extremität nicht mehr durchblutet. Findet der Verschluss von Hirnarterien statt, so wird dieses Krankheitsbild als ***apoplektischer Insult*** (➔ Abschnitt 13.2.5 „Schlaganfall") bezeichnet.

Symptome in der betroffenen Extremität:

- starke Schmerzen
- kalte, weiße Haut
- kein tastbarer Puls
- fehlende Venenfüllung
- die Fingernagelprobe zeigt eine verlangsamte bis fehlende Füllung
- Lähmungserscheinungen

Maßnahmen:

- Notarztruf (veranlassen)
- **liegende Lagerung mit erhöhtem Oberkörper und von der Trage herabhängender betroffener Extremität (➔ Abschnitt 18.5.7 „Lagerung bei arteriellen Gefäßverschlüssen")** !

■ Venöse Verschlüsse (*Thrombosen*)

Wie bei der Embolie können auch Venen durch einen Blutpfropfen (hier: *Thrombus*) verschlossen werden. Von dieser Erkrankung betroffen sind häufig die tiefen Venen der Beine. Ursachen, die die Entstehung begünstigen, sind z. B.: Bettlägerigkeit, Operationen, Tumorleiden, Stoffwechselerkrankungen oder extremes Übergewicht.

Symptome in der betroffenen Extremität:

- Rötung und Schwellung der Haut
- Druckschmerz
- Puls ist tastbar
- eventuell gestaute Venen unterhalb des Verschlusses
- spiegelnd glänzende Haut

Maßnahmen:

- Notarztruf (veranlassen)
- **liegende Lagerung mit Hochlagerung der betroffenen Extremität (➔ Abschnitt 18.5.8 „Lagerung bei venösen Gefäßverschlüssen")** !
- **Ruhigstellung der betroffenen Extremität bzw. ein absolutes Bewegungsverbot, da Bewegungen ein Lösen des Thrombus zur Folge haben können, der dann eine Lungenembolie auslösen kann!** !

	Arterieller Verschluss	**Venöser Verschluss**
Angaben des Patienten	Schmerzen, Gefühlsstörungen	Schmerzen, Druckempfindlichkeit
Puls der Extremität	nicht tastbar	tastbar
Haut der Extremität	kalt, blass	warm, rot bis zyanotisch
Venen	blutleer	eventuell gestaut
Fingernagelprobe	Kapillarfüllung verlangsamt bis nicht vorhanden	Kapillarfüllung schnell

Tabelle 6.2: Unterschied zwischen venösem und arteriellem Verschluss

7 Bedrohliche Blutungen

! ***An dieser Stelle sei noch einmal besonders darauf hingewiesen, dass Helfer immer Einmalschutzhandschuhe tragen sollten, wenn die Möglichkeit des Kontaktes mit Körperflüssigkeiten von Patienten besteht.***

Werden bei einer Verletzung Gefäße beschädigt, kommt es in Abhängigkeit von deren Größe und Art zu unterschiedlich starken Blutungen. Aus der Farbe des Blutes kann auf die Art des Gefäßes geschlossen werden: **hellrotes Blut aus Arterien**, wesentlich **dunkleres Blut aus Venen**. Je nach Stärke (*Intensität*) werden folgende Blutungen unterschieden:

- **tropfend** (*Bagatellverletzungen,* z. B. kleine Schnittwunden)
- **rinnend** (größere Schnittwunden, ohne dass ein größeres Gefäß betroffen ist)
- **fließend** (kleinere und größere Venen, kleine Arterien)
- **spritzend** (mittlere und große Arterien)

! ***Ab einem Blutverlust von etwa einem Liter besteht für Erwachsene Lebensgefahr!***

Neben der Blutstillung stehen wie bei allen anderen Verletzungen oder Erkrankungen die Überwachung und Sicherung der Vitalfunktionen des Patienten im Vordergrund. Besonders ist auf einen beginnenden **Volumenmangelschock** (➔ Abschnitt 8.1 „Schockarten, Volumenmangelschock") zu achten, der bei lebensbedrohlichen Blutungen die **Hauptgefahr** darstellt. Grundsätzlich sollen Patienten mit stark blutenden Wunden dazu aufgefordert werden, sich möglichst in Schocklage (➔ Abschnitt 18.5.1 „Schocklage bei einem Volumenmangelschock") hinzulegen, und das aus folgenden Gründen:

- der Kreislauf wird entlastet,
- einer Schockentstehung oder -vertiefung wird vorgebeugt,
- Extremitätenblutungen können besser versorgt werden,
- bei der Schocklage wird der Kreislauf u. a. durch den Blutrückfluss aus den Beinen stabilisiert,
- **Praxistipp:** „Liegende Patienten können nicht plötzlich umfallen".

7.1 Allgemeine Maßnahmen

Bei ansprechbaren Patienten:

- Notruf veranlassen
- Patienten hinlegen lassen (Ausnahme: z. B. Nasenbluten)
- Wundversorgung/Blutstillung
- gleichzeitig: Kontrolle der Vitalfunktionen
- Sicherung der Vitalfunktionen (Schocklage, Seitenlage etc.)

- weitere Maßnahmen (z. B. Amputatversorgung)
- gleichzeitig: ständige Überwachung der Vitalfunktionen

Bei bewusstlosen Patienten:

- Notruf veranlassen
- Kontrolle und Sicherung der Vitalfunktionen
- je nach Zustand: stabile Seitenlage, Sauerstoffgabe, Beatmung, Reanimation etc.
- möglichst parallel: Wundversorgung/Blutstillung
- gleichzeitig: ständige Überwachung der Vitalfunktionen
- wenn notwendig: weitere Maßnahmen (z. B. Amputatversorgung)

7.2 Spezielle Maßnahmen

7.2.1 Versorgung lebensbedrohlicher Blutungen an Extremitäten

Als **Sofortmaßnahme** bietet sich das **Aufdrücken einer** sterilen oder zumindest keimarmen **Mullkompresse** auf die Verletzung an. **Dabei sind eventuelle Fremdkörper in der Wunde zu beachten**. Die Intensität der Blutung kann meist schon durch Hochhalten des betroffenen Körperteils vermindert werden. Sollte durch diese Maßnahmen die Blutung nicht so weit zurückgegangen sein, dass eine genauere Inspektion der Wunde oder das sichere Anlegen eines Druckverbandes möglich ist, muss die versorgende Arterie der betreffenden Extremität vorübergehend abgedrückt werden. !

Abdrücken

- Am verletzten Arm wird mit vier Fingern der Hand, die der verletzten Seite des Patienten entspricht, die Arterie in der Muskellücke an der Oberarminnenseite gegen den darunterliegenden Oberarmknochen gedrückt, bis die Blutung steht. Der Helfer drückt den rechten Arm des Patienten mit seiner rechten Hand und den linken Arm mit seiner linken Hand ab.
- Am Bein muss die Arterie in der Leistenbeuge mit beiden Daumen unter relativ hohem Kraftaufwand gegen den darunterliegenden Knochen gedrückt werden.

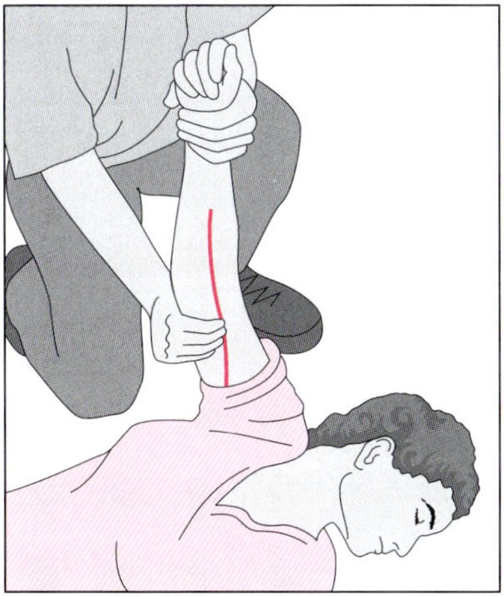

Abbildung 7.1: Abdrücken am Arm

Ü

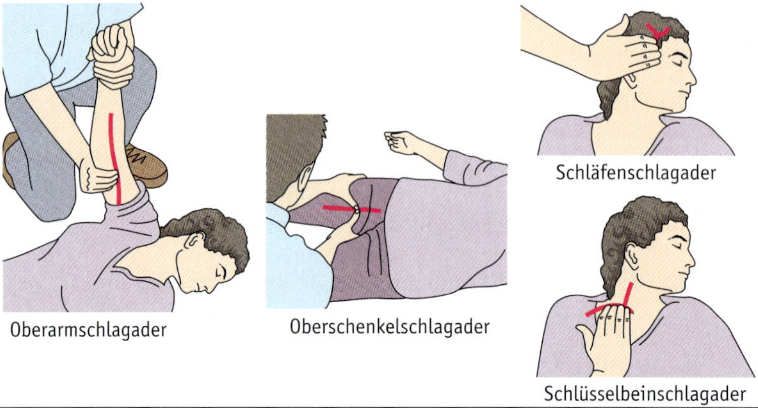

Abbildung 7.2: Abdrückstellen

Praxistipp:
Wenn eine Blutdruckmanschette vorhanden ist, bietet sich diese zur Blutstillung am Arm an. Es muss aber beachtet werden, dass ein Aufpumpen über den systolischen Wert hinaus zu einer Abbindung führt. Daher darf diese Maßnahme hier nur zur Überbrückung bis zum Anlegen eines Druckverbandes dienen. Die Blutdruckmanschette wird am Oberarm angebracht und aufgepumpt, bis etwa ein Wert 50 mmHg über der *Systole* erreicht oder die Blutung zum Stillstand gekommen ist.

! ***Der Druckverband wird dann angelegt und die Blutdruckmanschette wieder entfernt!***

Diese Möglichkeit bietet sich hauptsächlich an, wenn nur ein Helfer anwesend ist, da hierbei keine weitere Person zum Abdrücken oder Verbandanlegen benötigt wird.

Ü

■ Anlegen eines Druckverbandes

Das Abdrücken ist immer nur eine überbrückende Maßnahme.

Es sollte schnellstens ein Druckverband durch einen zweiten Helfer angelegt werden. Hierbei wird die Wunde mit einer neuen, möglichst sterilen Wundauflage bedeckt und diese mit einem Verband oder mit einer elastischen Binde befestigt (*fixiert*). Die Verwendung von einem Verbandpäckchen ist ebenfalls möglich. Auf die derart fixierte Wundauflage wird ein Druckpolster (z. B. verpacktes Verbandpäckchen, Binde, Packung Taschentücher o. Ä.) gelegt und dieses unter Zug befestigt. ! ***Es darf hierbei keine Stauung, die eine Blutung eventuell noch verstärken könnte, oder Abbindung angelegt werden.***

Blutet der Verband schnell durch, so wird dieser nicht wieder geöffnet, sondern durch Aufbringen eines weiteren Druckpolsters verstärkt. ***Fast alle starken Blutungen können so gestoppt werden.***

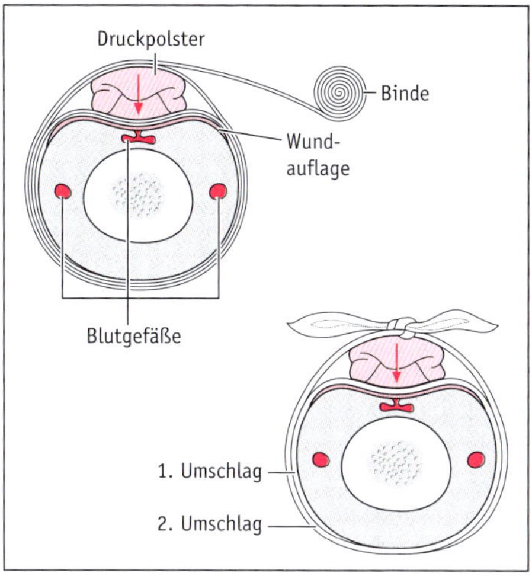

Abbildung 7.3: Anlegen eines Druckverbandes

Abbinden einer Extremität

Nur in absoluten Ausnahmefällen, wenn eine Blutung mit anderen Mitteln nicht zu stoppen ist, wird eine Extremität abgebunden. Abbinden bedeutet die Unterbrechung der Blutzufuhr der gesamten jeweiligen Körperregion. Bei zu lange bestehender Abbindung stirbt diese Körperregion durch Sauerstoffmangel ab. Zudem wird der Organismus durch entstehende giftige Zerfallsprodukte akut gefährdet, wenn die Abbindung wieder gelöst wird. Außerdem wird in den meisten Fällen, bedingt durch mangelnde Routine und Aufregung des Helfers, eine Abbindung fehlerhaft ausgeführt.

!

Zum Beispiel dadurch, dass

- eine Stauung angelegt wird, welche die Blutung noch verstärkt,
- durch zu starke Kraftanwendung das darunterliegende Gewebe und die Blutgefäße zerstört werden.

Die Folge ist im letzten Fall häufig die Amputation des jeweiligen Körperteils. Sollte eine Abbindung als letztes Mittel nötig werden, so ist diese ausschließlich am Oberarm oder Oberschenkel anzulegen.

Schnelle Methode:

Am Oberarm wird eine Dreiecktuchkrawatte oder ein ähnlich breites Stück Stoff als Schlinge umgelegt und gleichmäßig fest angezogen, bis die Blutung steht. Danach werden die Enden unter Beibehaltung des Zuges auf der gegenüberliegenden Seite verknotet. Bei dieser Methode besteht jedoch die **Gefahr der Gewebe- und Gefäßschädigung** direkt unter der Abbindestelle!

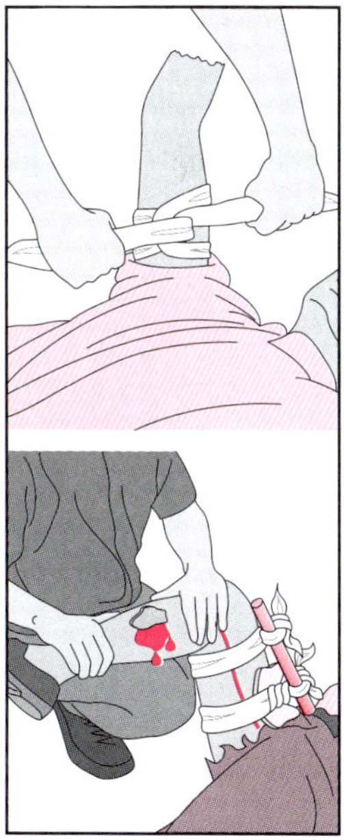

Abbildung 7.4: Abbindung

Sichere Methode:

Am Oberarm wird eine Blutdruckmanschette angebracht und auf einen Wert, der etwa 50 mmHg über der Systole liegt, oder bis zum Stillstand der Blutung aufgepumpt. Ein Vorteil liegt in der breiten Auflagefläche der Blutdruckmanschette, die den Druck gleichmäßig verteilt. Des Weiteren kann sich der Helfer bereits während des Aufpumpens der Manschette einen groben Überblick über den Blutdruck des Patienten verschaffen.

Am Bein ist das Anlegen einer Abbindung nur mit einigem Kraftaufwand möglich. Hierbei wird eine Dreiecktuchkrawatte (oder z. B. ein Gürtel) lose verknotet und unterpolstert. Zwischen Krawatte und Polster wird ein Stock oder Ähnliches geschoben. Dieser wird gedreht, bis die Blutung zum Stillstand kommt. Der Stock wird nun in dieser Position mit einer zweiten Dreiecktuchkrawatte fixiert. ***Es darf auf keinen Fall so lange weitergedreht werden, bis sich der Knebel in einer zum Fixieren günstigen Position befindet.***

Sollte es sich bei dem Patienten um ein Kind oder eine andere Person handeln, bei der das Anbringen einer Blutdruckmanschette am Oberschenkel möglich ist, oder falls eine spezielle Oberschenkelmanschette vorhanden ist, so **ist das Anlegen einer Abbindung mit der Manschette auf jeden Fall vorzuziehen**.

!

Der Zeitpunkt der Abbindung muss unbedingt notiert und an der Abbindung befestigt werden! Abbindungen dürfen durch den Helfer auf keinen Fall wieder gelöst werden, da dann sowohl die Blutung wieder beginnt, als auch giftige Stoffwechselprodukte in den schon geschwächten Kreislauf gelangen oder die Gefahr einer Lungenembolie besteht (➔ S. 86, 297)!

Versorgung von Amputationsverletzungen

Sollte es zur Abtrennung einer Extremität gekommen sein, so steht die Patientenversorgung im Vordergrund (Schockentwicklung!). Abrisswunden bluten am Anfang meist nur wenig, bedingt durch das Zusammenziehen der Blutgefäße (*Invagination*), einer Schutzreaktion des Körpers. Diese Invagination löst sich aber bald und massive Blutungen setzen ein.

Folgende Maßnahmen sollten möglichst parallel ablaufen:

- Notarztruf,
- Wundversorgung,
- Sicherung der Vitalfunktionen,
- Schockbekämpfung.

Nach der Versorgung des Patienten folgt der fachgerechte Umgang mit dem Amputat. Eine vollkommene Wiederherstellung der früheren Funktion durch Replantation, selbst bei zerfetzten oder stark verschmutzten Amputaten, ist mittlerweile möglich.

Das abgetrennte Körperteil wird zunächst keimarm in ein frisches Dreiecktuch, Verbandtuch oder eine Wundauflage verpackt, dann in einem wasserdichten Beutel verstaut (z. B. Gefrierbeutel) und so schließlich in einen zweiten, mit Eiswasser gefüllten Beutel gelegt. Sollte kein Eiswasser zur Verfügung stehen, lässt sich der erste Beutel auch im Kühlschrank (**nicht im Gefrierfach**) bis zum Eintreffen des Rettungsdienstes aufbewahren.

Ziel dieser Maßnahme ist es, durch eine Temperatursenkung des Amputates den Stoffwechsel hierin so weit wie möglich herabzusetzen, um einen schnellen Gewebeverfall zu vermeiden.

Ein „Einfrieren" des Amputates ist hierbei aber **in jedem Fall zu vermeiden**, da hierdurch eine Replantation durch die entstandene Gewebeschädigung nicht mehr möglich ist. Deshalb ist das Amputat stets einzupacken, damit es nicht zu stark abgekühlt wird.

Direkter Kontakt des Amputates mit Wasser und vor allem mit Eis ist zu verhindern, ebenso wie das „Reinigen" eines Amputates durch den Helfer.

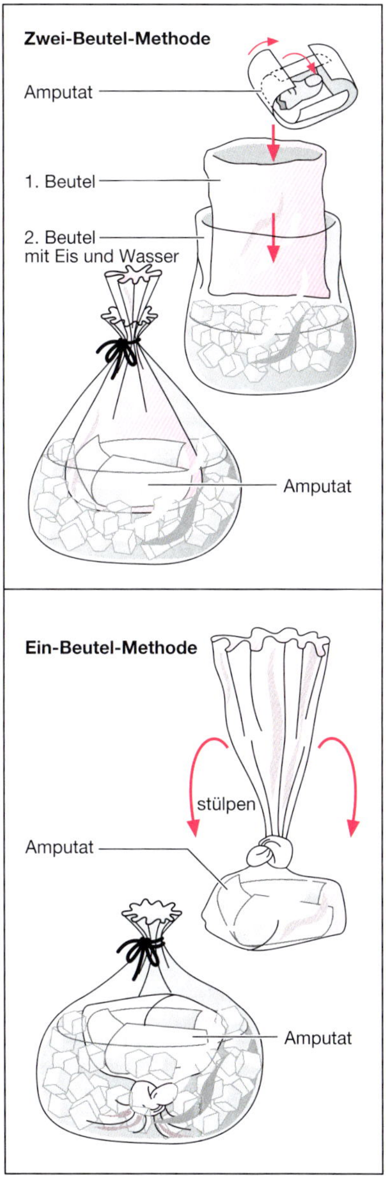

Abbildung 7.5: Umgang mit einem Amputat

7.2.2 Blutungen aus der Nase

Hierbei ist je nach Intensität und Dauer mit einem erheblichen Blutverlust zu rechnen. Eine häufige Ursache für Nasenbluten ist ein zu hoher Blutdruck, der entweder plötzlich, z. B. durch körperliche Anstrengung, gestiegen ist oder bei einer *chronischen* Hypertonie ständig vorliegt. Durch falsches Verhalten des Patienten kann das Blut zusätzlich in den Magen gelangen und Erbrechen hervorrufen.

! **Häufiges oder spontan heftiges Nasenbluten kann zudem auf einen herzbedingten Notfall hinweisen.** Es sollte daher immer eine Kreislaufkontrolle (Puls, Blutdruck) durchgeführt werden.

Die Patienten werden sitzend, mit nach vorn gebeugtem Kopf gelagert, damit das Blut ungehindert aus der Nase abfließen kann. Die Nasenflügel können für einige Minuten zusammengedrückt werden. Sollte diese Lagerung aufgrund bestimmter Gegebenheiten (Schock, Bewusstlosigkeit, Schwindel etc.) nicht möglich sein, so erfolgt die stabile Seitenlage. Zusätzlich werden kalte Umschläge in den Nacken gelegt, wodurch sich die entsprechenden Arterien verengen und eine Minderdurchblutung der Region bewirkt wird. Oft ist durch diese Maßnahme ein merklicher Rückgang der Blutung zu beobachten, teilweise hört diese sogar ganz auf. In jedem Fall hat nach den Erstmaßnahmen die Kontrolle der Kreislaufwerte zu erfolgen. **Keinesfalls sollte die Nase zugestopft** (*tamponiert*) **werden**. Auch bei Patienten mit geringem, lang anhaltendem Nasenbluten ist eine Vorstellung bei einem Hals-Nasen-Ohren-Arzt erforderlich.

7.2.3 Blutungen aus dem After

Ursache sind meist geplatzte Hämorriden (krankhaft erweiterte Enddarm- oder Aftergefäße), Darmrisse oder Darmtumorblutungen. Dem Patienten wird eine Wundauflage vor den After gelegt und die Gesäßbacken werden zusammengedrückt. Bei starken Blutungen muss die Kontrolle der Vitalfunktionen mit eventueller Schockbekämpfung erfolgen.

7.2.4 Innere Blutungen

Höchste Lebensgefahr besteht bei Stich- und Schussverletzungen sowie einer geplatzten Ausstülpung der Aorta infolge von Wandschwäche (*Aortenaneurysma*). Häufiger anzutreffen sind innere Blutungen bei einem Leber- oder Milzriss (*-ruptur*) beispielsweise infolge stumpfer Gewalteinwirkung (Verkehrsunfall).

Der Patient zeigt deutliche Symptome eines Volumenmangelschocks, zusätzlich wird beim Abtasten des Bauches eine meist brettharte, schmerzempfindliche Bauchdecke vorhanden sein sowie Zeichen des akuten Bauches (➔ Abschnitt 10.3 „Akuter Bauch"). Sind keine äußeren Verletzungen zu versorgen, so beschränken sich die Maßnahmen auf *adäquate* Lagerung, Notruf (Notarzt) mit Hinweis auf die Verdachtsdiagnose, die Sicherung der Vitalfunktionen und die Schockbekämpfung.

7.2.5 Blutungen im Bereich von Kopf, Hals und sonstige Blutungen

An allen Stellen des Körpers, an denen eine Blutung auftritt, die durch die genannten Maßnahmen nicht gestillt werden kann, bleibt als einzige Möglichkeit das manuelle Aufpressen einer oder mehrerer steriler Kompressen auf die Wunde. Das Aufpressen muss so lange beibehalten werden, bis der Rettungsdienst oder der Notarzt eintrifft.

Vorsicht gilt bei:

- **Fremdkörpern in der Wunde**
- eventuell **darunter liegenden knöchernen Verletzungen** (Rippenfrakturen, Schädel-Hirn-Trauma)
- **Verletzungen im Bereich des Kehlkopfes**
- **Verletzungen im Bereich der Augen**

Beim Vorliegen dieser Blutungen möglichst wenig Druck auf die Wunde ausüben, notfalls ein leichtes „Weiterbluten" in Kauf nehmen.

8 Schock

Unter einem Schock im medizinischen Sinne versteht man nicht den umgangssprachlich so bezeichneten Zustand des Erschrockenseins („Geschocktseins"), z. B. infolge eines schlimmen Erlebnisses.

Der Schock ist eine akute Herz-Kreislauf-Regulationsstörung, die auf einem Missverhältnis zwischen erforderlicher und zur Verfügung stehender Blutmenge beruht.

Der sich eventuell bis zur Lebensbedrohlichkeit steigernde Verlauf eines Notfalls hängt häufig nicht von der eigentlichen Verletzung oder Erkrankung ab, sondern von dem daraus resultierenden Folgegeschehen, dem Schock.

Zu Beginn des Schockgeschehens steht dem Organismus eine verringerte „nutzbare" Blutmenge zur Verfügung. Diese Tatsache bewirkt, dass die Herzfrequenz erhöht wird, um den Mangel auszugleichen. Gleichzeitig wird versucht, dem Kreislauf mehr Blut zur Verfügung zu stellen, indem vom Körperstamm entfernte (*periphere*) Gefäße eng gestellt und dadurch schlechter durchblutet werden. Dieser Vorgang wird als ***Zentralisation*** des Kreislaufs bezeichnet. Hierbei werden anfangs nur die Extremitäten und gut durchblutete innere Organe (wie z. B. Nieren, Milz) weniger versorgt. Im weiteren Verlauf, bei Nichtbehandlung des Schocks, folgen alle anderen Organe, bis schließlich nur noch Lunge, Herz und Gehirn in den Blutkreislauf einbezogen sind.

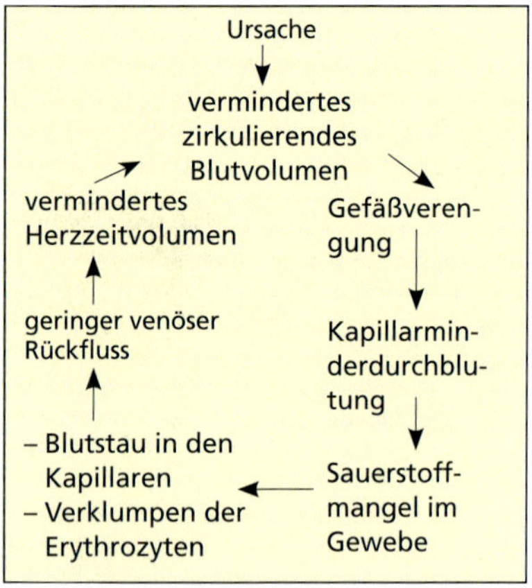

Abbildung 8.1: Schockkreislauf

Die Unterversorgung des Gewebes mit Sauerstoff führt zu einer Übersäuerung (*Azidose*) durch zu viel Kohlendioxid (CO_2) und den Anfall saurer Stoffwechselprodukte des Blutes, wodurch wiederum eine stärkere Minderdurchblutung der Kapillaren und damit eine weitere Verminderung der zurückfließenden Blutmenge erfolgen. Während der Blutdruck zum Anfang eines Schockgeschehens nur leicht sinkt, fällt dieser nun innerhalb kürzester Zeit drastisch ab.

Wird der Schock in der Anfangsphase häufig durch die *primäre* Verletzung oder Erkrankung verdeckt, so erfasst dieser im weiteren Verlauf den gesamten Organismus. **Wird der „Schockkreislauf" nicht möglichst früh von außen durchbrochen, drohen durch Sauerstoffmangel schwere Organschäden bis hin zum**

Absterben von Organen (Nieren, Lunge, Leber, Herz, Gehirn) und letztlich kann es zum Tod des Patienten kommen.
Es ist wichtig, sich so schnell wie möglich ein genaues Bild über den Zustand des Patienten zu verschaffen. Bei den geringsten Anzeichen, die auf das Vorhandensein eines Schocks deuten, ist sofort mit den entsprechenden, den Schock beseitigenden Maßnahmen zu beginnen. Erfahrungen haben gezeigt, dass bei einem anfangs unbehandelten Schock aufgrund des oben geschilderten Verlaufs die Gefahr einer plötzlichen Schockvertiefung besteht, die für den Helfer nicht mehr beherrschbar ist.

Symptome:

- fahle Blässe
- Zittern und Frieren
- kalte, feuchte Haut
- Unwohlsein und Übelkeit
- Unruhe, Verwirrtheit, Angst
- Puls schnell, schwach: über 100 Schläge/min
- Blutdruck niedrig: Systole unter 100 mmHg
- blaue Lippen und Finger (*Zyanose*)
- Fingernagelprobe: verzögert
- Teilnahmslosigkeit
- Bewusstlosigkeit

Auch einzelne dieser Symptome können schon auf einen Schock hinweisen.

„Schockindex“

Der oft erwähnte Schockindex kann zusätzlich zu den oben genannten Symptomen zur Schockerkennung, Bestimmung der Schwere eines Schocks bzw. der Diagnosesicherung dienen.

$$\text{Schockindex} = \frac{\text{Pulsfrequenz}}{\textbf{systolischer}\ \text{Blutdruck}}$$

Schockindex = 0,5 bei „normalen“ Kreislaufwerten wie z. B. einem systolischen Blutdruck von 120 mmHg und einer Pulsfrequenz von 60 Schlägen pro Minute.

Bei einem Index von unter 1 liegt in der Regel zum Zeitpunkt der Bestimmung der Kreislaufwerte noch kein Schock vor. Die Werte sind aber dennoch in regelmäßigen Abständen zu überprüfen.

Schockindex = 1,0 z. B. ein systolischer Blutdruck von 100 mmHg und eine Pulsfrequenz von 100.

Mit dem Vorliegen eines Schocks muss bei einem Schockindex von ca. 1 gerechnet werden, je höher der Wert, umso ausgeprägter der Schock. Eine ständige Überprüfung der Kreislaufwerte ist erforderlich. Maßnahmen zur Schockbekämpfung sind einzuleiten.

Schockindex = 1,5 z. B. ein systolischer Blutdruck von 80 mmHg und eine Pulsfrequenz von 120.

Bei einem Index von ca. 1,5 besteht für den Patienten akute Lebensgefahr. Die ständige Kontrolle der Kreislaufwerte ist zwingend notwendig. Maßnahmen sind unverzüglich einzuleiten, bereits getroffene Maßnahmen sind zu ergänzen oder zu verbessern.

8.1 Schockarten

Ein **Volumenmangelschock** entsteht durch Flüssigkeitsverlust, z. B.:

- durch starke Blutung nach außen oder innen,
- durch Blutplasmaverlust bei großflächigen Verbrennungen oder
- bei Flüssigkeitsverlust durch starkes Schwitzen (z. B. bei einer Hitzeerschöpfung), Durchfall oder Erbrechen.

! **Auch bei Knochenbrüchen, stumpfer Gewalteinwirkung (speziell auf den Bauch), Brandverletzungen u. Ä. ist immer mit der Entwicklung eines Schocks zu rechnen.**

! ***Schon ab einem Blutvolumenverlust von einem Liter beim Erwachsenen besteht akute Lebensgefahr aufgrund der Entwicklung eines Schocks!***

Der nervliche (*neurogene*) Schock ist die Folge einer Überreaktion des vegetativen Nervensystems auf:

- psychische Einflüsse,
- Vergiftungen,
- Schädigungen des Nervensystems.

Die peripheren Gefäße werden weitgestellt, sodass ein *relativer* Volumenmangel durch „Versacken" des Blutes entsteht. Vorsicht bei Vergiftungen und Verletzungen des Nervensystems (z. B. Wirbelsäulentraumata) und besonders bei leicht- oder unverletzten Unfallbeteiligten. Bei diesen wird häufig das Vorhandensein eines Schocks nicht in Betracht gezogen und Schockanzeichen werden oft nicht bemerkt.

Der allergische (*anaphylaktische*) Schock beruht auf einer „Überreaktion" des Körpers auf bestimmte Substanzen wie:

- Medikamente,
- Insektengifte,
- individuelle Unverträglichkeiten auf Pollen, Katzenhaare, Nickel usw.

Hierdurch werden die Gefäße erweitert, zusätzlich werden auch die Kapillarwände durchlässiger für Blutplasma (*Ödembildung*). Diese Schockform tritt relativ selten auf, hat aber oft einen dramatischen Verlauf.

Allergische Reaktion können durch alle Stoffe ausgelöst werden, die in den Körper hineingelangen, auch Notfallmedikamente und Infusionslösungen. Auch bei bereits versorgten Patienten ist deshalb darauf zu achten, ob Anzeichen für eine Allergie oder einen Schock sichtbar werden.

Der *kardiogene* Schock entsteht durch eine Verminderung der Pumpleistung des Herzens, z. B.:

- Herzinfarkt,
- Herzmuskelschwäche,
- Herzrhythmusstörungen,
- Herzklappenfehler etc.

Der Blutdruck bleibt relativ lange auf normalem Niveau. Deutlich erkennbare Symptome sind oft prall gefüllte Halsvenen (Rückstau vor dem Herzen) sowie das Vorliegen von Anzeichen einer Herzerkrankung (Schmerzen, Atemnot, Medikamente, Vorgeschichte). **Die Patienten werden häufig sitzend, unter Einsatz ihrer Atemhilfsmuskulatur vorgefunden und sind vorerst so zu belassen!** (→ Abschnitt 5.2 „Atemstörungen und Erkrankungen“ und Abbildung 5.4)

Patienten mit einem kardiogenen Schock leiden nicht automatisch an einem Volumenmangel! !

Weitere Schockarten, bei denen Symptome und Maßnahmen wie bei den oben genannten Schockarten (außer dem kardiogenen Schock) sind, aber andere Ursachen haben, sind:

- der *toxische* Schock (durch Vergiftungen),
- der *septische* Schock (Infektion mit Pilzen, Bakterien usw.),
- diverse Mischformen aller genannten Schockarten.

8.2 Maßnahmen

Ausschalten der den Schock hervorrufenden Ursachen:

- bei starken Blutungen zunächst Blutstillung
- intensives Kühlen oder Spülen bei Verbrennungen, Verbrühungen usw.
- Abschirmen des Patienten vom Unfallgeschehen und anderen Einflüssen
- Ruhigstellung von Frakturen
- allgemeine Schmerzlinderung

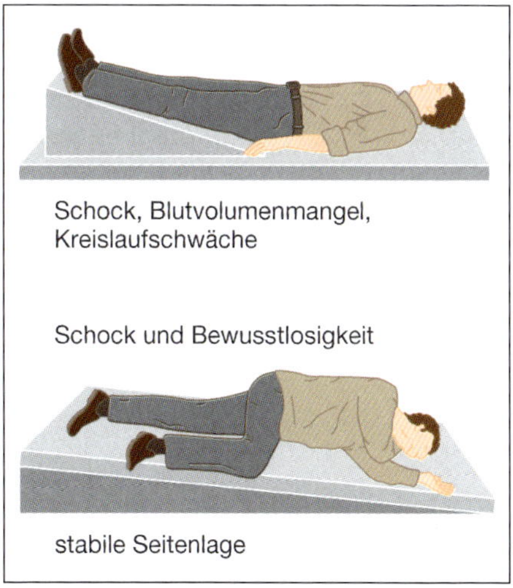

Abbildung 8.2: Schocklage

Notruf:
Ein Schock stellt eine akute Lebensbedrohung dar und ist daher immer eine *Notarztindikation*. Daher möglichst schon vor den lebensrettenden Sofortmaßnahmen den Notruf veranlassen.

Lagerung:
Wenn die Entwicklung eines Schocks zu erwarten ist, ist der Patient schon vor dem Auftreten der ersten Symptome flach zu lagern. Bei festgestellten Schockzeichen muss sofort die **Schocklage** hergestellt werden, d. h., die Beine des Patienten durch Unterlegen geeigneten Materials bzw. Hochhalten auf ca. 20 bis 30 cm Höhe bringen. Allein durch diese Maßnahme wird erreicht, dass das in den Beinen befindliche Blut dem zentralen Kreislauf zur Verfügung gestellt wird. Bei Lagerung auf einer Trage lässt sich die Schocklage bei Bewusstlosigkeit des Patienten mit der stabilen Seitenlage kombinieren, ansonsten wird nur eine Schocklage durchgeführt.

! ***Bei kardialen Ursachen keine Schocklage, sondern in Abhängigkeit des Blutdrucks Flachlagerung oder leichte Oberkörperhochlagerung!***

Vorsicht auch bei Verletzungen der 5 Bs „Birne“ (Kopf), Brust, Bauch, Becken und Beine:

- **Kopf**: Schädel-Hirn-Traumata (*SHT*), stark blutende Schädelverletzungen, Nasenbluten usw.
- **Brust**: Rippenfrakturen, Hämatothorax, Pneumothorax usw. (→ Abschnitt 5.2.3 „Störungen der Atemmechanik“)
- **Bauch**: innere Blutungen, Öffnung des Bauchraums usw.
- **Becken**: Beckenfrakturen usw.
- **Beine**: Frakturen jeglicher Art, Verbrennungen usw.

Hierbei ist zu beachten, dass die Verletzung durch die Schocklage verstärkt werden kann und dadurch dem Patienten vermeidbare Schmerzen zugefügt werden (Schockvertiefung!).

Bei Bewusstlosigkeit:
Sofort stabile Seitenlage (ggf. in Kombination mit Schocklage), freilegen und freihalten der Atemwege, Absaugbereitschaft, Beutelbeatmung in Kombination mit Guedeltubus vorbereiten.

Anamneseerhebung:
Gleichzeitig zu den bereits genannten Maßnahmen die Ursache des Schocks feststellen, Vorgeschichte erfragen (Herz-Kreislauf-Erkrankungen, Asthma, Diabetes, Allergien, letzte Operation usw.), ebenso Medikamente und ggf. Erbrochenes aufbewahren.

Sauerstoffgabe:
Die Einatemluft des Patienten sollte möglichst mit Sauerstoff (4 bis 6 l/min) per Nasensonde oder Sauerstoffbrille angereichert werden. Diese Maßnahme erfüllt neben der Sauerstoffanreicherung des Blutes auch noch einen psychischen Effekt. Der Patient fühlt, dass ihm jetzt geholfen wird. Eine Sauerstoffzufuhr über eine Sauerstoffmaske ist zu vermeiden, da sich der Patient damit in der Regel „eingeengt“ fühlt. Vorsicht bei Kindern und Asthmatikern!

Wärmeerhalt:
Ein Schockpatient muss vor dem Auskühlen bewahrt werden. Deshalb muss er zugedeckt und besonders der Wärmeverlust nach unten (durch den Erdboden) verhindert werden. Keinesfalls darf Wärme zugeführt werden, da dies die peripheren Gefäße weitstellt (Schockverstärkung).

Engmaschige Kontrolle der Vitalfunktionen:
Bewusstsein, Puls, Blutdruck und Atmung müssen in regelmäßigen Abständen überprüft werden, um Zustandsänderungen frühzeitig erkennen zu können.

Seelische Betreuung:
Besonders wichtig ist bei ansprechbaren **Patienten** die seelische Betreuung, um den Betroffenen zu **beruhigen** und seine Angst zu lindern. Er sollte nach Möglichkeit nie allein gelassen werden. Körperkontakt (sogar „Händchenhalten") wirkt oft Wunder.

Alle Maßnahmen, die der Helfer an einem Patienten durchführt, auch wenn es nur das Blutdruckmessen ist, sollten grundsätzlich dem Patienten mitgeteilt, eventuell auch erklärt und begründet werden.

Der Patient darf auf keinen Fall rauchen, essen oder trinken.

Infusion vorbereiten:
Bei Schockformen, die durch einen Volumenmangel entstanden sind, ist eine schnellstmögliche Infusion mit Volumenersatzmittel angezeigt. Bei den anderen Schockformen dient eine Infusion, langsam tropfend, zum Offenhalten eines venösen Zugangs, durch den der Arzt Medikamente verabreichen kann.

Auch wenn es dem Sanitäter nicht erlaubt ist, venöse Zugänge zu legen, ist es ratsam, nach der Versorgung des Patienten eine Infusion (*Vollelektrolytlösung*) für den Rettungsdienst oder Notarzt vorzubereiten (→ Abschnitt 20.3 „Infusionsvorbereitung").

9 Thermische Schäden

9.1 Hitzeschäden

9.1.1 Hitzeerschöpfung (Hitzekrampf, -kollaps, -schock)

Ursache ist ein Versagen der *peripheren* Durchblutung mit der Folge eines mangelnden venösen Rückflusses. Die dadurch verringerte *zirkulierende* Blutmenge führt dazu, dass keine Temperaturregulation durch die Haut mehr erfolgen kann. Verstärkt wird dieser Effekt durch einen Mangel an Elektrolyten (hauptsächlich Kochsalz (*NaCl*)) bei körperlicher Arbeit, wodurch dem Blut Wasser entzogen wird, das aus dem Blutkreislauf in den *Interzellularraum* übertritt. **Die Gefahr besteht in dem Übergang in einen Hitzschlag**.

Symptome sind Kopfschmerzen, Schwindel, Übelkeit, eventuell Bewusstseinsstörungen, Krämpfe oder Bewusstlosigkeit. Die Haut ist zuerst gerötet, später blass, feucht und klebrig, die Atmung schnell und flach. Der Patient zeigt Schocksymptome (Puls schnell, Blutdruck niedrig, verlängerte Kapillarfüllzeit bei der Fingernagelprobe etc.).

Als Sofortmaßnahme ist der Patient in den Schatten oder in eine kühlere Umgebung zu bringen. Als Lagerung ist bei bewusstseinsklaren Patienten die Schocklage durchzuführen, bei bewusstlosen Patienten eine Kombination aus Schock- und Seitenlage. Beengende Kleidung ist zu öffnen. Bei voll erhaltenem Bewusstsein dem Patienten nicht zu kalte, möglichst kohlensäurefreie Getränke zu trinken geben.

9.1.2 Sonnenstich

Ein Sonnenstich entsteht während oder nach einer intensiven Sonneneinstrahlung auf den Kopf. Auslöser hierfür ist eine Reizung der Hirnhäute durch die Wärmebestrahlung, eine weitere Gefahr besteht in eventuell auftretenden Hirnödemen. Besonders gefährdet sind Kleinkinder und Kinder sowie Personen mit geringer Kopfbehaarung.

Die Symptome sind Kopfschmerzen, Schwindel, Übelkeit, Nackensteife, eventuell Bewusstseinsstörungen, Krämpfe oder Bewusstlosigkeit. Der Kopf ist heiß und gerötet, der restliche Körper sowie Atmung und Blutdruck hingegen unauffällig. Die Pulsfrequenz kann sowohl erhöht als auch verlangsamt sein.

! Als Sofortmaßnahme ist der Patient in den Schatten oder in eine kühlere Umgebung zu bringen. **Den Patienten nicht flach liegend oder in Schocklage, sondern sitzend oder liegend mit erhöhtem Oberkörper lagern.** Zusätzlich ist der Kopf mit Wasser oder feuchten, kalten Tüchern zu kühlen.

	Hitzschlag	Hitzeerschöpfung	Sonnenstich
Ursache	Versagen der Körpertemperatur-Regulations-mechanismen	(Hitzeschock, -krämpfe) Versagen der *peripheren* Durchblutung, Flüssigkeitsverlust	Reizung der Hirnhäute durch starke Sonneneinstrahlung auf den Kopf, eventuell Bildung eines Hirnödems
Symptome allgemein	Kopfschmerzen, Schwindel, Übelkeit, eventuell Bewusstseinsstörungen bis Bewusstlosigkeit		
Haut	zuerst gerötet, dann blassgrau, heiß, trocken	zuerst gerötet, dann blass, feucht, klebrig	Kopf: heiß, rot Körper: normal
Atmung	schnell, flach	schnell, flach	normal
Puls	tachykard	tachykard	tachy- oder bradykard
Blutdruck	erst erhöht, später niedrig	niedrig	normal
Temperatur	über 40 °C	normal bis leicht erhöht	normal
Sonstiges		eventuell Muskelzittern oder Krämpfe	Nackensteife, eventuell Krämpfe
Allgemeine Maßnahmen	Notruf veranlassen, Patienten in kühle Umgebung oder Schatten bringen, ständige Überwachung der Vitalfunktionen, bei Bewusstlosigkeit: Atemwege freihalten, stabile Seitenlage		

Tabelle 9.1: Differenzialdiagnose Hitzschlag – Hitzeerschöpfung – Sonnenstich

9.1.3 Hitzschlag

Der Hitzschlag ist eine akut lebensbedrohliche Erkrankung und neben Verbrennungen dritten Grades die schwerste Form der Hitzeschäden. Er entsteht durch eine von außen bedingte Überwärmung (*Hyperthermie*) des Körpers bei gleichzeitiger Verhinderung der Wärmeabgabe, was zu einem Wärmestau führt. Eine zusätzlich vorhandene hohe Luftfeuchtigkeit begünstigt diese Entwicklung. Bei langfristiger Hitzeeinwirkung versagen die körpereigenen Temperaturregulationsmechanismen. Als Folge steigt die Körpertemperatur plötzlich auf über 40 °C, akute Lebensgefahr besteht bei Werten ab 41 °C.

Symptome sind je nach Schwere Kopfschmerzen, Schwindel, Übelkeit, eventuell Bewusstseinsstörungen oder Bewusstlosigkeit. Die Haut ist zuerst gerötet, dann blassgrau, heiß und trocken. Die Atmung und der Puls sind schnell und flach. Der anfangs etwas erhöhte Blutdruck fällt später auf ein niedriges Niveau.

Als Sofortmaßnahme ist der Patient in den Schatten oder in eine kühlere Umgebung zu bringen und die Kleidung ist zu öffnen. Zusätzlich sind die Extremitäten mit Wasser oder feuchten, kalten Umschlägen zu kühlen.

9.1.4 Allgemeine Maßnahmen

Bei allen oben angeführten Hitzeschäden ist es empfehlenswert, zusätzlich zum **Notruf** sowie der selbstverständlichen Kontrolle und Überwachung der Vitalfunktionen

- dem Patienten über eine Nasensonde Sauerstoff (vier bis sechs Liter) zu verabreichen,
- bis zum Eintreffen des Rettungsdienstes eine Infusion vorzubereiten.

9.2 Verbrennungen

Eine Verbrennung ist in die Gruppe der örtlichen (*lokalen*) Schädigungen des Körpers einzuordnen. Verbrennungen entstehen durch heiße Flüssigkeiten, Gase und feste Stoffe, wie auch durch Dämpfe, Strahlungen (z. B. *UV*) und Elektrizität. In der Regel kann die geschädigte Region genau abgegrenzt werden. Um die von einer Verbrennung ausgehende Gefahr abzuschätzen, ist es notwendig, sowohl den ungefähren Anteil der verbrannten Körperoberfläche als auch den Schweregrad der Verbrennung zu ermitteln. Im Allgemeinen lässt sich ableiten, dass **Verbrennungen 2. und 3. Grades von über 10 % der Körperoberfläche bei Kindern und von über 15 % bei Erwachsenen** als **lebensbedrohlich** anzusehen sind.

9.2.1 Beurteilung einer Verbrennung

Verbrennungsgrad	1. Grad	2. Grad	3. Grad
Betroffenes Gewebe	Verbrennung der oberen Hautschicht	Verbrennungen bis in die Lederhaut	völlige **Zerstörung** der Haut teilweise bis ins Muskelgewebe und zum Knochen
Symptome	Hautrötung Schmerzen	wie 1. Grad Blasenbildung Schwellung	am Rand wie 2. Grad, sonst: Verkohlungen, tiefe Brandwunden
Schmerzen	vorhanden	vorhanden	das Gebiet der reinen, drittgradigen Verbrennung ist schmerzfrei
Heilungsaussichten	*Regeneration* erfolgt	*Regeneration* erfolgt in der Regel, soweit die Keimschicht nicht angegriffen ist	im betroffenen Gebiet ist keine *Regeneration* möglich

Tabelle 9.2: Bestimmung des Verbrennungsgrades

Als der 4. Verbrennungsgrad wird die komplette Verkohlung einer Körperregion mit Verletzung der Muskeln, Sehnen und Knochen bezeichnet. Dieser wird allerdings nur selten einzeln aufgeführt und meist mit zum 3. Grad gerechnet.

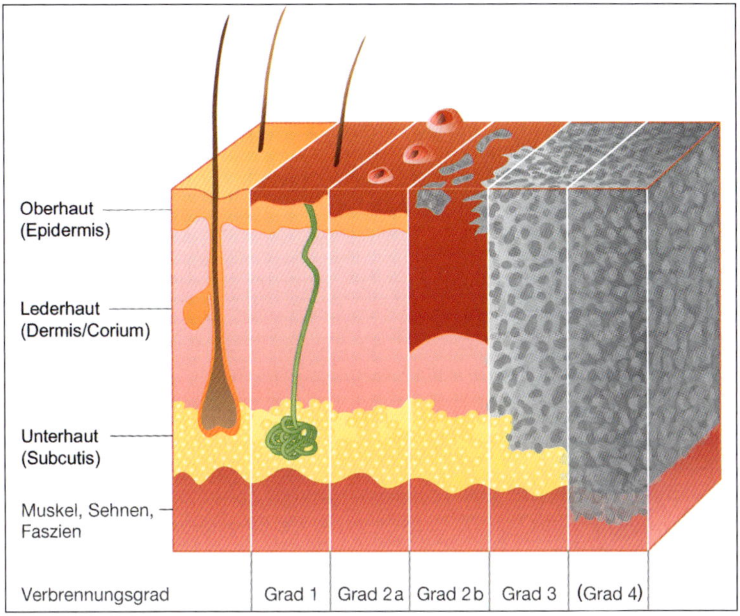

Abbildung 9.1: Verbrennungsgrade

Zur Bestimmung der verbrannten Körperoberfläche dient die **Neunerregel nach Wallace**.

Eine Besonderheit zwischen Erwachsenen und Kindern ist hierbei zu beachten. Wie in Abbildung 9.2 zu erkennen ist, unterscheidet sich das Verhältnis von Kopf zu Oberkörper. Während bei einem Kind die Größe des Kopfes ca. 20 % der Gesamtkörperfläche beträgt, sind es bei einem Erwachsenen nur ca. 10 %. Unter Berücksichtigung, dass bei Kindern bereits eine prozentual geringere Fläche zu einer Lebensbedrohlichkeit führt, sind die Gefahren einer Verbrennung bei ihnen nicht zu unterschätzen. So kann ein kräftiger Sonnenbrand am Arm bei einem Kind schon lebensbedrohlich sein. Das „fehlende" Prozent wird beim Erwachsenen für den Genitalbereich, beim Kind

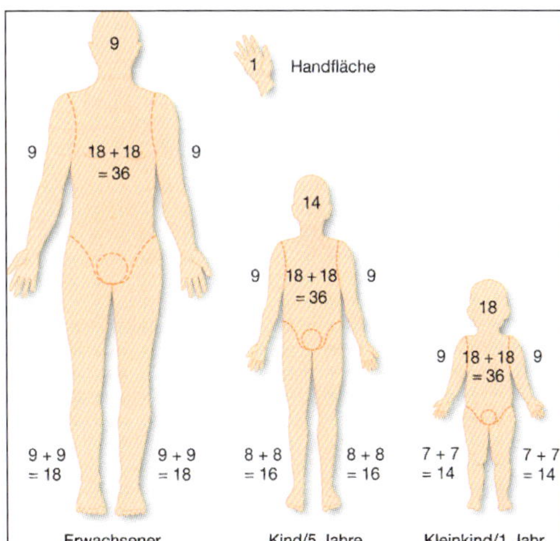

	Erwachsener	Kind
der Kopf entspricht	9 %	15 – 20 %
ein Arm	9 %	9 %
die Rumpfvorderseite	18 %	16 %
die Rumpfrückseite	18 %	16 %
ein Bein	18 %	14 – 16 %
Geschlechtsorgane	1 %	1 %

Abbildung 9.2: Berechnung der betroffenen Körperoberfläche: Neunerregel nach Wallace (Prozent verbrannte Hautfläche)

für den Hals gerechnet. Flächen, die nur schlecht zuzuordnen sind, werden durch die Handflächengröße des Verletzten abgeschätzt, wobei diese mit 1 % angesetzt wird.

Die Lebensbedrohlichkeit einer Verbrennung basiert hauptsächlich auf folgenden Ursachen:

- **Schmerz:** Durch den starken Schmerzreiz gerät der Körper in einen Schockzustand.
- **Flüssigkeitsverlust:** Bei einer Verbrennung kommt es zu einer starken, aber insgesamt zu vernachlässigenden Austrocknung des beteiligten Gewebes. Der Hauptflüssigkeitsverlust entsteht durch die Zerstörung der Zellmembranen, wodurch massiv Gewebsflüssigkeit freigesetzt wird. Hierdurch gerät der Körper in einen Volumenmangelschock, der zusätzlich durch den neurogenen Schock der Schmerzen verstärkt wird. Kinder sind in Bezug auf die Schockentstehung wiederum stärker gefährdet als Erwachsene, da der Körper eines Kindes mehr „freies" Wasser in den Zellen und Zellzwischenräumen gespeichert hat (ca. 75 % gegenüber ca. 60 % beim Erwachsenen). Dementsprechend führen Verbrennungen bei Kindern schon viel früher zu einer Verschiebung im *Wasser-Elektrolyt-Haushalt*.
- **Verbrennungsprodukte:** Die bei einer Verbrennung entstehenden Zerfallsprodukte der Eiweiße und anderer Stoffe, welche in den Körperkreislauf gelangen, werden von der Immunabwehr des Körpers nicht mehr als körpereigen erkannt, sondern führen nach einiger Zeit zu einer septischen Reaktion. Die Folge ist ein durch Körpergifte bedingter (*septischer*) Schock.
- **Verlust der Schutzfunktion:** Zum einen kann es bereits während der Verbrennung zum Eindringen von Stoffen kommen, andererseits treten häufig nach einiger Zeit schwere Wundinfektionen auf, da die verbrannte Haut ihre Schutzfunktion gegen Keime, Bakterien, Gifte etc., die von außen auf den Körper wirken, verloren hat.

9.2.2 Allgemeine Maßnahmen

- Sofortmaßnahme: Ursache (die Hitze) beseitigen
- Überprüfen und Aufrechterhalten der Vitalfunktionen
- Mindern der Verbrennungsfolgen
- parallel zu den Sofortmaßnahmen: Notruf veranlassen
- nicht verklebte Kleidung entfernen
- ! ***Die Wunde max. 10 Minuten lang kühlen, jedoch nicht unterkühlen. Lauwarm halten. Brandwunden mit einer Fläche von mehr als zwei DIN-A4-Seiten (Erwachsener) nicht kühlen!***
- Schocklage (wenn möglich)
- nach dem Kühlen: sterile Wundabdeckung
- Wärmeerhalt des Restkörpers
- Infusion vorbereiten

Außer Wasser zum Kühlen und einer sterilen Abdeckung gehört nichts anderes auf eine Brandwunde! !

„**Hausmittel**" wie Backpulver, Mehl, Öl, Essig, Zahnpasta usw. **dürfen keinesfalls verwendet werden**, denn sie bewirken nichts außer Schmerzen, Entzündungen, Vereiterungen und einer entstellenden Narbenbildung.
Sollte zum Ersticken von Flammen bei brennenden Personen keine (Lösch-) Decke zur Verfügung stehen, so kann auch mit Feuerlöschern gelöscht werden. Hier ist aber darauf zu achten, dass der Löschstrahl nicht auf das Gesicht des Patienten gerichtet wird. Feuerlöscher mit Kohlendioxid und Pulver sind hierbei nur mit stoßweisen Löschmittelschüben einzusetzen, Schaumlöscher dürfen nicht verwendet werden.

9.2.3 Inhalationstrauma

Häufig kommt es z. B. bei Wohnungsbränden, Verpuffungen und dem falschen Umgang mit einem Holzkohlegrill zu einer Einatmung (**Inhalation**) heißer Gase oder Dämpfe. Diese haben eine Verbrennung der Atemwege und eine Schwellung der Schleimhäute zur Folge, wodurch oft sehr schnell die Atemwege verlegt werden. Zum Teil liegen hierbei nicht einmal Verbrennungen im Gesichtsbereich vor, **sodass ein Inhalationstrauma meist übersehen wird**. ! Zusätzlich kommt es nach dem Aufenthalt in brennenden oder verqualmten Räumen durch das Einatmen der giftigen Substanzen zu einem durch Gifte ausgelösten (*toxischen*) Lungenödem (➔ Abschnitt 5.2.4 „Störungen des Gasaustauschs").

Maßnahmen:

- **Notarztruf veranlassen!**
- **„innerlich" kühlen (z. B. Eis lutschen lassen)**
- **wenn notwendig, assistiert/kontrolliert beatmen**
- **Infusion vorbereiten**
- **Sauerstoffgabe**

9.2.4 Stromunfall (Hochspannung)

Bei einem Hochspannungsunfall treten zusätzlich zu den Herz-Kreislauf-Störungen (➔ auch Abschnitt 6.2.8 „Stromunfall") auch elektrothermische Schäden (Verbrennungen) auf, oft begleitet von *Frakturen* und Muskelverletzungen, bedingt durch krampfartige, massive *Muskelkontraktionen* oder Stürze. Von großer Wichtigkeit ist die Beachtung des Eigenschutzes **(Mindestabstand ca. drei Meter zu den spannungsführenden Teilen, besondere Vorsicht bei zusätzlicher Nässe).** ! Nach erfolgter Freischaltung durch den Betreiber der Anlage steht die Aufrechterhaltung oder Wiederherstellung der Vitalfunktionen des Patienten im Vordergrund. Es folgen, entsprechend den vorliegenden Verletzungen, die weiteren Maßnahmen (Versorgung von Wunden, *Frakturen*, Verbrennungen usw.).

9.3 Unterkühlung

Bei der Unterkühlung handelt es sich um ein *globales* Krankheitsbild, da diese keiner bestimmten Körperregion zugeordnet werden kann. Die Körperkerntemperatur sinkt auf unter 36 °C. Je niedriger die Körpertemperatur wird, umso geringer wird auch der Zellstoffwechsel. Eine Lebensgefahr besteht von dem Punkt an, wo durch die reduzierte Energiezufuhr die *Vitalfunktionen* beeinträchtigt werden (ab ca. 34 °C Körperkerntemperatur). Der Herzschlag wird *bradykard*, die Atmung funktioniert nur noch unzureichend, Bewusstseinsstörungen treten auf und ein Sauerstoffmangel entsteht.

Zusätzlich ist zu beachten, dass Wasser die Wärme ca. 25-mal besser leitet als Luft und damit bei Personen, die aus dem Wasser gerettet werden, die Gefahr einer Unterkühlung sehr hoch ist.

Unterkühlungen können bereits bei Umgebungstemperaturen auftreten, die über 0 °C liegen. **Vielfach wird nicht an das Vorliegen einer Unterkühlung gedacht**, wenn Personen aufgefunden werden, die längere Zeit bei Raumtemperatur (20 °C) leicht- oder unbekleidet und hilflos, z. B. nach einem Schlaganfall, in ihrer Wohnung gelegen haben. Ein weiteres, klassisches Beispiel ist der Betrunkene, der nachts bei niedriger Außentemperatur, scheinbar schlafend, vorgefunden wird. Alkohol fördert die Auskühlung durch Weitstellung der *peripheren* Gefäße. Durch die verstärkte Durchblutung erfolgt eine hohe Wärmeabgabe des Körpers, sodass es häufig, auch bei ausreichender Kleidung, zu einer Unterkühlung kommt.

Es werden drei Unterkühlungsstadien, bezogen auf die Kerntemperatur, unterschieden:

- Abwehrstadium,
- Erschöpfungsstadium,
- „Scheintod“ bis Kältetod.

Die Symptome dieser drei Stadien sind in Tabelle 9.3 aufgeführt.

Abwehrstadium **36 °C bis 34 °C**	**Erschöpfungsstadium** **34 °C bis 27 °C**	**„Scheintod“ bis Kältetod** **< 27 °C**
• heftiges Muskelzittern • allgemeines Schmerzgefühl • schnelle Atmung • Tachykardie, später Bradykardie • Körperfarbe: weiß • Gesichtsfarbe: zyanotisch • periphere Gefäßverengung • Kapillarfüllzeit erhöht	• kein Kältezittern • Ausfall des Schmerzgefühls • Ateminsuffizienz • Arrhythmie • Bewusstseinsstörungen • Ausfall der Reflexe	• Bewusstlosigkeit • lichtstarre, weite Pupillen • Atmung kaum/nicht fühlbar • Herztöne nicht hörbar • Muskellähmung

Tabelle 9.3: Unterkühlungsstadien

Allgemeine Maßnahmen:

Ein vorsichtiger Umgang mit dem unterkühlten Patienten ist für diesen lebenswichtig. Das heißt, dass Patienten mit dem Verdacht auf eine Unterkühlung so wenig wie möglich bewegt werden dürfen. So wird verhindert, dass *peripheres,* kaltes Blut in den zentralen Kreislauf gelangt und dort schnell eine weitere Absenkung der Temperatur des zentralen, wärmeren Blutes bewirkt. Die Folge wäre bei entsprechend niedriger Kerntemperatur ein plötzlicher Herz-Kreislauf-Stillstand, auch „Bergungstod" genannt. Daraus ergibt sich ebenso ein absolutes Bewegungsverbot für Patienten, die noch bei Bewusstsein sind.

Das Ziel muss eine möglichst rasche, aber schonende Erwärmung des Körperkerns sein. Dementsprechend ist auch von Wärmflaschen oder überwärmten Räumen abzuraten, da auch hierbei die *peripheren* Gefäße weitgestellt werden, sodass „kaltes" Blut in den zentralen Kreislauf gelangt.

Für den Fall, dass im Freien aufgefundene Patienten nicht vorsichtig transportiert werden können, werden diese so belassen, wie sie vorgefunden wurden. Zur Vermeidung einer weiteren Auskühlung werden die Patienten in Decken, Mäntel oder Rettungsfolien eingewickelt (auch hierbei nicht unnötig bewegen!) und das Eintreffen des Rettungsdienstes wird bei ständiger Kontrolle der *Vitalfunktionen* abgewartet. **Ein absolutes Alkoholverbot sollte selbstverständlich sein, damit die peripheren Gefäße weiterhin eng bleiben.**

Nicht ansprechbare Personen ohne klare Todeskennzeichen, bei denen eine Unterkühlung vermutet werden kann, müssen auf jeden Fall bei nicht feststellbarem Puls und nicht bestehender Atmung *reanimiert* werden. Denn durch die Verringerung der Körpertemperatur ist der Stoffwechsel meist so weit herabgesetzt, dass eine Wiederbelebung (*Reanimation*) durchaus Erfolg versprechend sein kann (→ Abschnitt 15.3 „Erfahrungen aus der Praxis").

Ablaufplan zur Behandlung unterkühlter Patienten

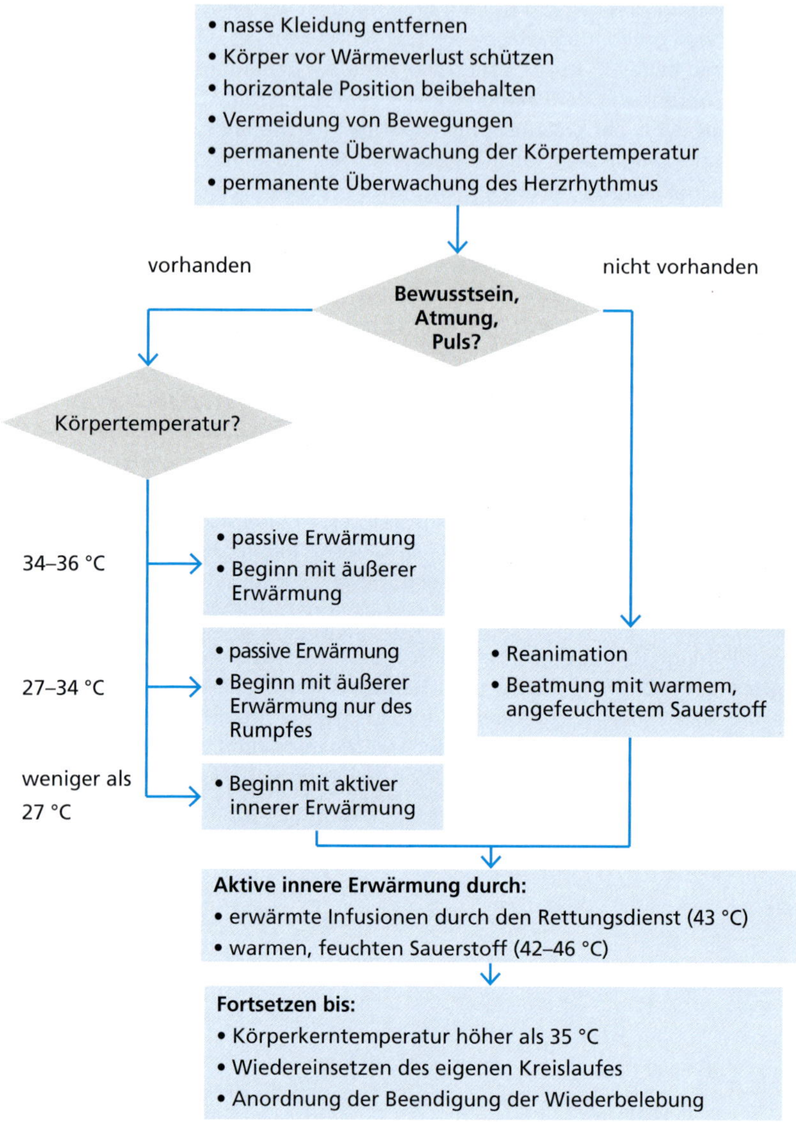

(Vereinfachung einer Empfehlung der American Heart Association vom September 1994)

9.4 Erfrierungen

Erfrierungen gehören wie Verbrennungen zur Gruppe der *lokalen* Schädigungen des Körpers. In der Regel sind dem Körperzentrum ferne (*periphere*) Regionen (➔ Abbildung 9.3) so stark unterkühlt, dass das Gewebe aufgrund nicht mehr ausreichender Durchblutung durch eng gestellte Blutgefäße abzusterben beginnt. Zwei Ursachen kommen im Wesentlichen für Erfrierungen in Betracht:

- Es hat ein Kontakt mit kalten Stoffen lokal oder global stattgefunden, z. B. mit Kältespray, Trockeneis, flüssigem Stickstoff oder mit tiefgefrorenen Lebensmitteln.
- Der Körper ist bereits unterkühlt, sodass eine Zentralisation des Kreislaufs stattgefunden hat, um die wichtigsten Organe auf Körpertemperatur zu halten. Die peripheren Bereiche des Körpers werden daher durch eine Minderdurchblutung wegen enggestellter Gefäße nicht mehr ausreichend versorgt. Dadurch findet zusätzlich zum Sauerstoffmangel eine unzureichende Wärmeversorgung der besonders gefährdeten Körperregionen statt.

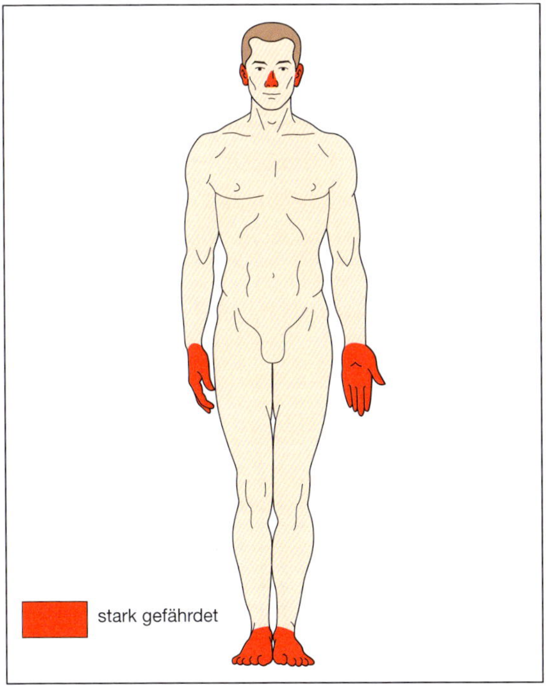

Abbildung 9.3: Erfrierungsgefährdete Körperregionen

9.4.1 Erkennen einer Erfrierung

Erfrorene Körperteile sind wesentlich kälter als intakt durchblutete. Abhängig von der Schwere des Erfrierungsgrades klagt der Patient zuerst über ein Kribbeln, später über starke Schmerzen und letztlich über völlige Taubheit und Gefühllosigkeit der betroffenen Region. Durch die Minderdurchblutung sind die betroffenen Regionen zuerst blass bis blau, teilweise marmoriert – abhängig davon, ob zuerst die Durchblutung eingestellt oder der Zellstoffwechsel herabgesetzt wurde. Später ist eine Schwellung oder Rötung sichtbar, die – analog zur Verbrennung – in eine Blasenbildung bis hin zur Blau-Schwarz-Färbung übergeht. Entsprechend zu den Verbrennungen wird der Zustand der Totalvereisung als Erfrierung 4. Grades bezeichnet.

9.4.2 Allgemeine Maßnahmen

! ***Bei einer Erfrierung liegt eine vom Helfer nicht einzuschätzende und meist nicht eindeutig klassifizierbare Gewebeschädigung vor. Maßnahmen wie Aufwärmen oder mit Schnee abreiben sind auf jeden Fall zu unterlassen.***

Der Patient ist lediglich in eine wärmere Umgebung zu bringen. Hierbei ist auf ein **absolutes Bewegungsverbot** zu achten. Zusätzlich sind erfrorene Stellen keimfrei abzudecken und druckfrei zu lagern. Eine Körperflachlagerung bietet sich an, um die Blutzirkulation möglichst nicht zu stark zu erhöhen. Die psychische Betreuung ist wie auch bei allen anderen Notfällen eine Selbstverständlichkeit, ebenso wie ein **absolutes Alkohol- und Nikotinverbot.**

Wenn neben einer Erfrierung zusätzlich eine Unterkühlung vorliegt, ist die Behandlung der Unterkühlung vorrangig, da diese die größere Gefahr für den Patienten darstellt!

! ***Eine Erfrierung muss immer klinisch behandelt werden!***

10 Verdauungs- und Bauchorgane

10.1 Anatomie und Physiologie

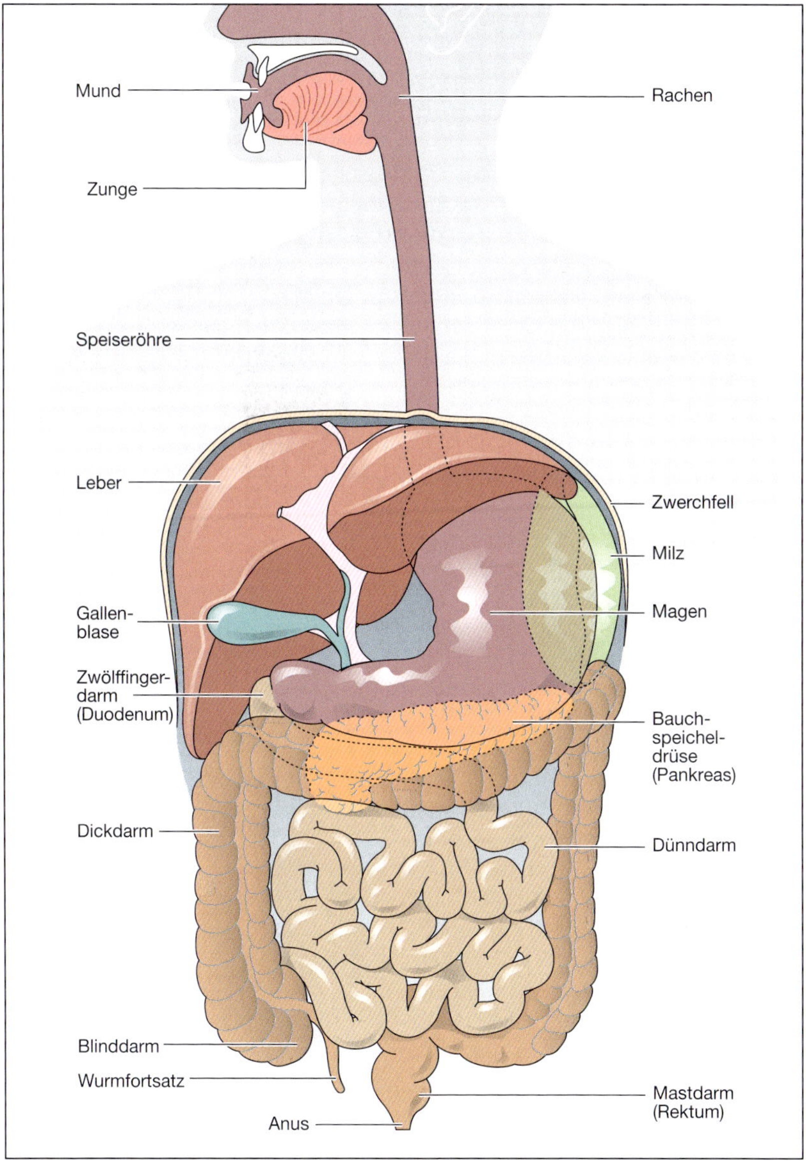

Abbildung 10.1: Verdauungs- und Bauchorgane

10.1.1 Mund (*Os*) und Rachenraum (*Pharynx*)

Die Hauptaufgabe des Mundes ist die **Zerkleinerung** der dem Körper zugeführten festen Nahrung. Durch die Anreicherung dieser Nahrung mit Speichel, der auch ein Verdauungs*ferment* enthält, erfolgt die Herstellung eines Nahrungsbreis. Nach der Geschmacksprüfung der Nahrungsmittel, wozu sich auf der Oberseite der Zunge *Rezeptoren* für süß, salzig, sauer und bitter befinden, gelangen diese in die Speiseröhre.

10.1.2 Speiseröhre (*Ösophagus*)

Die Speiseröhre ist ein muskulöser Schlauch, der bei einem Erwachsenen ca. 25 cm lang ist. Die Speiseröhre ist die Verbindung, über die Flüssigkeiten und Nahrung vom Mundraum in den Magen gelangen. Sie liegt vor der Wirbelsäule und verläuft parallel zur Luftröhre.
Der Flüssigkeits- und Nahrungstransport in den Magen erfolgt fast ausschließlich aktiv durch die Muskeln in der Speiseröhrenwand, die Schwerkraft spielt hierbei kaum eine Rolle. Durch diesen Umstand ist es z. B. möglich, selbst bei einem Kopfstand etwas zu trinken.

10.1.3 Magen (*Gaster*)

Der Magen befindet sich auf der linken Seite des oberen Bauchraumes und weist einen Rauminhalt von ca. 1,5 Litern auf. In ihm wird der Speisebrei zwischengespeichert und durch den Zusatz von Magensäure und anderen *Fermenten* (z. B. Pepsin) **vorverdaut**. Die Verweildauer der dem Magen zugeführten Stoffe hängt von der Vorbereitung zur weiteren Ver daubarkeit ab. So bleibt z. B. Fisch ca. 1,5 Stunden, mageres Fleisch ca. 4 Stunden, Gänsebraten ca. 6 Stunden und Fisch in Öl bis zu 8 Stunden im Magen, bevor ein Weitertransport stattfindet. Außerdem wird durch die Magensäure ein Großteil der mit der Nahrung in den Körper eindringenden Krankheitserreger, Bakterien, Keime etc. abgetötet. Es findet zudem eine nochmalige Prüfung der Nahrung statt. Wird hierbei festgestellt, dass sie gesundheitsschädlich ist, wird durch krampfartiges Zusammenziehen des Magens das Erbrechen ausgelöst.

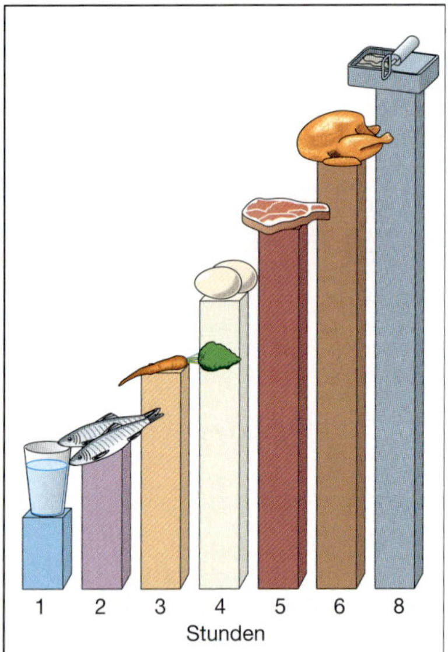

Abbildung 10.2: Unterschiedliche Verdauungszeiten im Magen

10.1.4 Dünndarm

Der Dünndarm ist ein muskulöser Schlauch von etwa drei bis vier Metern Länge bei einem erwachsenen Menschen. Er dient dem Nahrungstransport und der Verdauung. Der Dünndarm liegt im mittleren bis unteren Bauchraum und wird in drei Teile gegliedert: Am Magenausgang beginnt der **Zwölffingerdarm** (*Duodenum*) mit ca. 30 cm Länge. In ihn münden die Kanäle von Bauchspeicheldrüse, die ca. 1,5 bis 2 Liter Sekret, und Leber, die ca. 0,5 bis 1 Liter Gallenflüssigkeit pro Tag dem Nahrungsbrei zusetzen.

Es folgen der **Leerdarm** (*Jejunum*) und der **Krummdarm** (*Ileum*), mit etwa 40 % und 60 % Anteil der Gesamtlänge des Dünndarmes. Dem Darminhalt werden aus den Drüsen der Darmschleimhaut weitere ca. drei Liter Darmsaft pro Tag zugeführt. Die durch *Enzyme* in ihre Bestandteile zerlegten und gelösten **Nährstoffe werden durch die Schleimhaut des Dünndarms aufgenommen** (*resorbiert*), gehen in den Pfortaderkreislauf über und gelangen zunächst in die Leber.

10.1.5 Dickdarm (*Colon*), Wurmfortsatz (*Appendix, Blinddarm*)

Am Übergang vom Dünndarm in den Dickdarm befindet sich der Blinddarm (*Caecum*) mit dem Wurmfortsatz (*Appendix*). Es folgen der aufsteigende, der quer verlaufende und der absteigende Teil des Dickdarmes. Im weiteren Verlauf ein s-förmig gebogenes Stück (*Sigma*), der End- oder Mastdarm (*Rektum*) und der Darmausgang (*Anus*). Die Länge des gesamten Dickdarmes mit Sigma und Rektum beträgt etwa einen Meter. **Der Dickdarm bildet keine eigenen *Fermente*,** da er nicht der Nährstoff*resorption* dient, sondern **dem Nahrungsbrei den größten Teil des Wassers und der Gallenflüssigkeit entzieht.**

Die Gesamtdauer des Verdauungsprozesses vom Mund bis zum Darmausgang beträgt mindestens 15 Stunden, wovon etwa zehn Stunden auf den Dickdarm entfallen.

10.1.6 Leber (*Hepar*)

Die Leber (Gewicht ca. 1 500 g) ist die **größte Drüse** im menschlichen Körper. Sie nimmt einen Großteil des rechten oberen Bauchraums ein. In eine Art Kapsel eingehüllt, besteht die Leber aus mehreren Leberlappen. Zu den Aufgaben der Leber gehören u. a. die **Reinigung des Blutes** durch den Abbau und die Umwandlung von Schadstoffen (z. B. Alkohol, Medikamente etc.). Hinzu kommen der Abbau von Fremdeiweißen und roten Blutkörperchen sowie die Bildung von *Enzymen* und *Hormonen*, die Speicherung und Verteilung des dem Körper zur Verfügung gestellten Blutzuckers in Form von *Glykogen* sowie die Produktion des für die Verdauung benötigten Gallensaftes mit seinen *Fermenten*.

10.1.7 Gallenblase (*Vesica fellea*)

Die Gallenblase, die direkt an den von der Leber in den Zwölffingerdarm führenden Kanal angegliedert ist, ist zuständig für die Eindickung und Speicherung der in der Leber produzierten Gallenflüssigkeit. **Die Gallenflüssigkeit dient u. a. dem Fettstoffwechsel**. Die Kontraktion der Gallenblase nach fettigem Essen bewirkt, dass dem Dünndarm kurzzeitig mehr Gallenflüssigkeit zur Verfügung gestellt wird.

10.1.8 Bauchspeicheldrüse (*Pankreas*)

Die Bauchspeicheldrüse liegt auf der linken Bauchseite unter dem Magen hinter dem Dickdarm und mündet mit einem Kanal in den Zwölffingerdarm. **Sie produziert u. a. *Insulin* und *Glukagon***, welche eine entscheidende Rolle im Zuckerstoffwechsel spielen.
Die Hauptenergiequelle des menschlichen Organismus ist die „Verbrennung" von Zucker, der im Körper in der Form von *Glukose* beziehungsweise *Glykogen* vorliegt. Die Regulation des Blutzuckergehaltes wird aus Abbildung 10.3 ersichtlich. *Insulin* bewirkt die Speicherung des Zuckers in der Leber; Adrenalin, welches in der Nebenniere gebildet wird, sorgt für eine Freigabe des gespeicherten Zuckers.

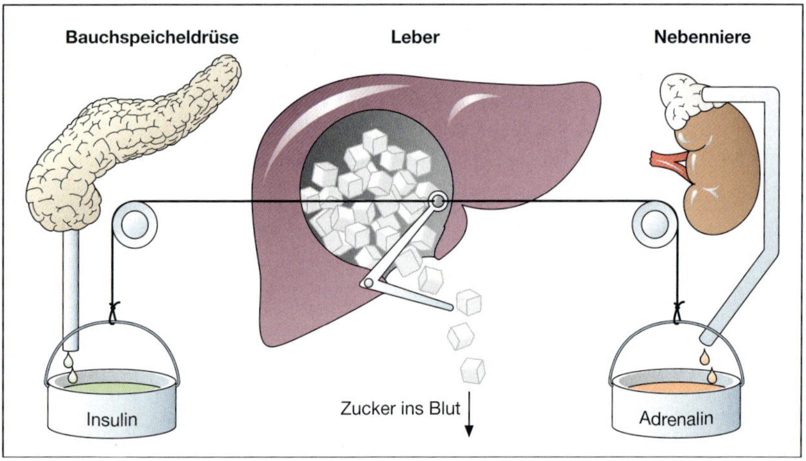

Abbildung 10.3: Vereinfachte Darstellung der Regulation des Blutzuckergehalts

10.1.9 Milz (*Splen*)

Die Milz befindet sich im linken Oberbauch und ist wie die Leber von einer Kapsel umschlossen. Sie dient hauptsächlich als **Blutspeicher** und produziert Antikörper und *Lymphozyten.* In ihr werden auch nicht mehr funktionsfähige Blutzellen ausgesondert.

10.1.10 Bauchraumgefäße

Durch den Bauchraum führen u. a. die Bauchaorta (*Aorta abdominalis*), die untere Hohlvene (*Vena cava inferior*) sowie ein **Gefäßsystem,** das die einpaarigen Bauchorgane (Leber, Milz usw.) versorgt (**Pfortadersystem**).

10.1.11 Bauchdecke, Bauchfell, Zwerchfell

Bauchdecke, Bauchfell und Zwerchfell sind Gewebe, die die Bauchorgane umschließen und schützen.

10.1.12 Harnorgane

Die zwei Nieren (*Ren*) liegen rechts und links neben der Wirbelsäule auf der Rückenseite, haben ein Gewicht von je etwa 150 g und eine Länge von etwa 10 cm.

Zu den Aufgaben der Nieren gehören die **Filterung von ausscheidungspflichtigen Substanzen** aus dem Körper sowie die **Wasserausscheidung** zur Regulation des körpereigenen Wasserhaushalts. Der Harn gelangt aus den Nieren über die Harnleiter in die Harnblase, wo eine Zwischenspeicherung erfolgt. Zuletzt wird der Harn nach Füllung der Harnblase durch die nach außen führende Harnröhre abgegeben.

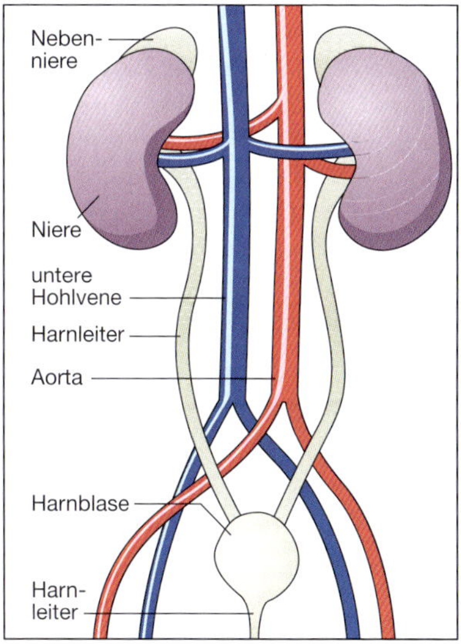

Abbildung 10.4: Aufbau der Harnorgane

10.2 Erkrankungen

Grundsätzlich kann es bei allen Organen des Bauchraums zu Entzündungen durch Bakterien und Viren sowie zu einem Tumorbefall kommen.
Wegen des *chronischen* Prozesses dieser Erkrankungen und der daher in der Regel notfallmedizinischen *Irrelevanz* wird im Folgenden nicht weiter darauf eingegangen.

10.2.1 Mund

Zu den für Helfer wichtigen Erkrankungen des Mund- und Rachenraums zählen Insektenstiche. Diese können besonders im Rachen zu einem schnellen Zuschwellen der Atemwege führen und müssen somit als Notfall eingestuft werden. Weiterhin können ein *anaphylaktischer* Schock (➔ Abschnitt 8.1 „Schockarten, anaphylaktischer Schock") sowie Verbrennungen durch *Inhalation* von heißen Stoffen (➔ Abschnitt 9.2.3 „Inhalationstrauma") und Verätzungen auftreten.

10.2.2 Speiseröhre

Krampfaderblutungen in der Speiseröhre (*Ösophagusvarizen-Blutungen*) sind eine akut lebensbedrohliche Erkrankung, da diese Blutungen durch den Helfer nicht gestoppt werden können und somit in kürzester Zeit zu einem großen Blutverlust führen. Ursache ist die Bildung von Krampfadern (*Varizen*), ausgelöst meist durch eine durch chronischen Alkoholmissbrauch bedingte, krankhafte Druckerhöhung im Pfortaderkreislauf bei *Leberzirrhose*. Diese Druckerhöhung kann zur Ausbildung eines „Umgehungskreislaufes" führen, der im Bereich der Speiseröhre und des Magens Krampfadern hervorruft. Mit steigendem Druck (Pfortaderhochdruck) nimmt die Gefahr des Platzens der Varizen zu. Der Patient zeigt deutliche Anzeichen eines Volumenmangelschocks (➔ Abschnitt 8.1 „Schockarten, Volumenmangelschock") und erbricht Blut im Schwall. **Höchste Lebensgefahr besteht durch den Blutverlust und die Aspiration des Blutes.** Der Notruf (Notarzt) ist mit Hinweis auf das Notfallbild sofort zu veranlassen.

10.2.3 Magen

Im Magen kann es z. B. durch Nikotin, Alkohol oder Bakterien zu Entzündungen der Magenschleimhaut (*Gastritis*) kommen. Solche Entzündungen können zu Magengeschwüren (*Ulcus ventriculi*) führen. Die Magengeschwüre können aufbrechen und Blutungen verursachen. Symptome sind ein genau lokalisierbarer Schmerz im Oberbauch, der häufig verstärkt nach den Mahlzeiten auftritt, sowie dunkelschwarzer Stuhlgang (Teerstuhl) oder kaffeesatzartiges Erbrochenes. Weiterhin können die Magengeschwüre die Magenwand durchbrechen und zu einer akuten Bauchfellentzündung (*Peritonitis*) führen. Die Symptome sind stärkste Schmerzen im Bauchraum sowie eine beim Tasten brettharte Abwehrspannung der Bauchdecke.

10.2.4 Dünndarm

Der Darm kann sich verschlingen und so zu Darmverschlüssen (*Ileus*) führen. Durch Erkrankungen oder Nahrungsbestandteile kann es ebenfalls zu Einengungen oder Verschlüssen kommen. Symptome sind krampfartige (*kolikartige*) Schmerzen, ausbleibender Stuhlgang, eventuell Erbrechen von Darminhalt, „Austrocknung" (*Dehydratation*) des Patienten, Bauchdeckenabwehrspannung und eventuell Schocksymptome.

10.2.5 Dickdarm und Wurmfortsatz (Appendix, „Blinddarm")

Neben den Erkrankungsursachen des Dünndarmes ist die mit 50 % häufigste Erkrankung des Bauchraumes die Entzündung des Wurmfortsatzes (*Appendizitis*), volkstümlich als „Blinddarmentzündung" bezeichnet. Symptomatisch für eine Appendizitis ist ein „Loslass-Schmerz" im unteren Bauchraum, welcher durch den Helfer leicht festgestellt werden kann: zum einen durch vorsichtiges Eindrücken der Bauchdecke auf der linken Seite zwischen Bauchnabel und Darmbeinschaufel mit dem folgenden spontanen Loslassen, zum anderen durch vorsichtiges Anheben des rechten Beines des Patienten und anschließendes Loslassen. Hierbei verspürt der Patient beim Loslassen Schmerzen in der rechten Unterleibseite, welche durch das Verrutschen der Bauchorgane, und damit auch des Wurmfortsatzes, bedingt sind. Je mehr der in der Tabelle in der mittleren Spalte genannten Symptome festgestellt werden können, um so wahrscheinlicher ist das Vorliegen einer Appendizitis.

Symptom	Appendizitis wahrscheinlich	Appendizitis eher unwahrscheinlich
Schmerzen im Bauch	lokal im rechten Unterbauch	diffus
Zunge	belegt	normal
„Loslass-Schmerz"	ja	nein
„Klopfschmerz"*	ja	nein
Lage des rechten Beins	angezogen, gebeugt	gestreckt
Hüpfen auf dem rechten Bein	nicht möglich	möglich
Körpertemperatur	kein/mäßiges Fieber < 39 °C	mäßiges/hohes Fieber > 39 °C
Körpertemperaturunterschied axillar/rektal	mehr als 1 °C	weniger als 1 °C
Erbrechen	ja	nein

* Hier: Schmerzen beim „Klopfen" auf den rechten Unterbauch

Tabelle 10.1: Erkennen einer Appendizitis

10.2.6 Leber

Störungen der Leberfunktionen können zu zahlreichen schwerwiegenden Erkrankungen führen, von denen die sichtbarste die Leberentzündung, die *Hepatitis* ist (umgangssprachlich: Gelbsucht). Die Gelbfärbung der Haut und der Augen kommt durch das nicht mehr speicherbare *Bilirubin* des Blutkörperchenabbaus in der Leber zustande, das dann in der Haut abgelagert wird. Ursachen für eine Hepatitis sind u. a. chronischer Alkoholmissbrauch, Infektionen durch Lebensmittel oder Ansteckung durch an Hepatitis erkrankte Personen. Je nach vorliegender Ursache wird die Hepatitis in verschiedene Hepatitis-Untergruppen eingeteilt (Hepatitis A bis F).

Zu beachten ist die Gefahr einer Selbstinfektion des Helfers, besonders durch den Kontakt mit dem Blut des Patienten, da z. B. Hepatitis B weitaus infektiöser und verbreiteter ist als Aids.

Eine lebensgefährliche Verletzung der Leber ist der Leberriss (Leber-*Ruptur*), der häufig bei Verkehrsunfällen entsteht. Besonders gefährdet ist der angeschnallte Fahrer. Aufgrund der guten Durchblutung der Leber kommt es zu massiven Blutungen in die Leberkapsel, welche schließlich reißt, was einen starken Blutverlust zur Folge hat. Ausgeprägte Schocksymptome, extremer Blutdruckabfall und eine bretthарte Bauchdecke können auf eine Leberruptur hinweisen.

! ***Eine ärztliche Untersuchung ist bei jeder Art von Gewalteinwirkung auf die Leber zwingend erforderlich!***

Erkrankungen der Leber verlaufen nach außen hin relativ symptomlos und sind deshalb vom Helfer meist schwer zu diagnostizieren.

10.2.7 Galle

Es kann zum einen zu einer Entzündung der Gallenblase mit starker Schmerzsymptomatik, zum anderen durch in der Galle befindliche Ablagerungen zu einer Steinbildung kommen. Diese Gallensteine können den Gallengang teilweise oder vollständig verschließen. Es kommt zu Schmerzen (Gallenkoliken), wenn der Organismus durch Kompressionen der Gallenblase versucht, die Steine aus dem Gallengang zu entfernen. Symptom ist ein stark an- und abschwellender (*kolikartiger*) Schmerz im Bereich des rechten Oberbauchs.

10.2.8 Bauchspeicheldrüse

Eine häufige Erkrankung der Bauchspeicheldrüse ist die Bauchspeicheldrüsenentzündung (*Pankreatitis*). Eine chronische Pankreatitis kann zu Verdauungsstörungen und zu einer Überzuckerung (*Hyperglykämie*) führen, da zu wenig körpereigenes Insulin produziert wird. Symptome sind ein diffus ausstrahlender Dauerschmerz im Oberbauchbereich und Rücken, *Ödem*bildung und eventuell Schocksymptome. Eine Blutzuckerkontrolle schafft Klarheit (➔ Abschnitt 17.4.1 „Diagnosemaßnahmen, Blutzuckermessverfahren“).

■ Überzuckerung (Hyperglykämie, Diabetisches Koma, Diabetes mellitus)

Der normale Blutzucker(*BZ*)-Wert liegt bei einem gesunden Erwachsenen in einem Bereich von 80 bis 120 mg/dl (Milligramm pro Deziliter = 0,001 g pro 100 ml) Blut. Weicht dieser Wert stark nach oben ab, so wird dieser Zustand als Überzuckerung (*Hyperglykämie*) bezeichnet. Eine **Hyperglykämie** kann durch mehrere Ursachen entstehen, z. B. durch eine Funktionsstörung der Bauchspeicheldrüse oder Stoffwechselentgleisungen. Hierbei handelt es sich um plötzliche, eventuell einmalige, Blutzuckererhöhungen. Liegt eine andere Ursache vor, produziert beispielsweise die Bauchspeicheldrüse ständig zu wenig oder gar kein Insulin (→ Abbildung 10.3) mehr, wird diese Erkrankung als **Diabetes mellitus** bezeichnet. Die Gefahr bei den beiden Formen der Blutzuckerentgleisung ist ein weiteres Ansteigen des Blutzuckers auf Werte über 400 mg/dl. Symptome sind Durst, Bauchschmerzen, gestörtes Bewusstsein oder Bewusstlosigkeit, Tachykardie und eventuell ein azetonartiger (wie z. B. Nagellackentferner) Geruch der Ausatemluft. Dieses Krankheitsbild wird als **Coma diabeticum (Diabetisches Koma)** bezeichnet. Zu den Maßnahmen gehören eine Lagerung entsprechend des Bewusstseinszustands, die Vitalfunktionenüberwachung, Sauerstoffgabe, Wärmeerhaltung sowie der Notarztruf.

Unterzuckerung (Hypoglykämie)

Eine Unterzuckerung (Blutzuckerwert unter 50 mg/dl) kann wie eine Überzuckerung sowohl *chronisch* als auch plötzlich infolge körperlicher Anstrengung, übertriebener Diäten, unsachgemäßer Anwendung von Insulin, Alkoholmissbrauch oder anderer Stoffwechselstörungen auftreten. Der Patient hat Hunger, zeigt Unruhe, ein gestörtes Bewusstsein oder Bewusstlosigkeit, zittert, schwitzt und hat einen *tachykarden* Puls. Zu den Maßnahmen gehören eine Lagerung entsprechend des Bewusstseinszustands, die Überwachung der *Vitalfunktionen,* Sauerstoffgabe, Wärmeerhaltung sowie der Notarztruf. Wenn der Patient ansprechbar ist, kann ihm Zucker zum Essen gegeben werden. Besser noch sind Traubenzucker oder stark gesüßte Getränke.

	Hypoglykämie	**Hyperglykämie**	**Diabetisches Koma**
Puls	schnell	schnell	schnell
Blutdruck	normal bis erhöht	normal bis niedrig	meist niedrig
Atmung	normal bis schnell	normal bis tief	tief
Durst	nein	ja	ja
Haut	feucht	trocken	trocken
Blutzucker	< 50 mg/dl	> 120 mg/dl	oft > 400 mg/dl
Entwicklung	schnell innerhalb von Stunden	verschieden	langsam innerhalb von Tagen
Sonstiges	Unruhe, Zittern, eventuell aggressiv	eventuell bewusstseinsgestört	bewusstseinsgestört bis komatös

Tabelle 10.2: Differenzialdiagnose von Glukoseentgleisungen

10.2.9 Milz

Wie die Leber so kann auch die Milz infolge einer Gewalteinwirkung reißen (Milz*ruptur*). Aufgrund ihrer Funktion als Blutspeicher und der starken Durchblutung folgen schwerste innere Blutungen. Hiervon sind oft der angeschnallte Beifahrer bei Verkehrsunfällen und Kinder bei Fahrradstürzen betroffen. Besonders gefährlich wird es, wenn es zuerst zu einer Blutung in die Kapsel kommt, die dann häufig zeitverzögert reißt, sodass ein symptomfreies Intervall von mehreren Stunden bis zu Tagen vorliegen kann. Das Reißen führt innerhalb kürzester Zeit zu einem lebensgefährlichen Blutverlust, ausgeprägten Schocksymptomen, extremem Blutdruckabfall und einer bretthartem Bauchdecke. Diese Verletzung hat oft einen tödlichen Ausgang.

! ***Eine ärztliche Untersuchung ist bei jeder Art von Gewalteinwirkung auf die Milz zwingend erforderlich!***

10.2.10 Bauchraumgefäße

Alle Gefäße können unfall- oder krankheitsbedingt reißen und zu lebensbedrohlichen, massiven Blutungen in den Bauchraum führen. Weiterhin möglich sind Verschlüsse oder Verengungen der Blutgefäße, wodurch einzelne Organe nicht mehr durchblutet werden. Symptome können eine starke Abwehrspannung beim Betasten der Bauchdecke, eine bretthartе Bauchdecke oder Schocksymptome sein. Die Maßnahmen des Helfers richten sich nach den vorliegenden Symptomen (z. B. Schockbekämpfung ➔ Kapitel 8 „Schock", entsprechende Lagerung ➔ Abschnitt 18.5 „Lagerungstechniken").

10.2.11 Bauchdecke, Bauchfell, Zwerchfell

Das Gewebe kann sich entzünden, Hauptsymptom ist meist ein starker Bewegungsschmerz. Eine weitere Erkrankung ist eine angeborene oder durch Überanstrengung entstandene Bindegewebsschwäche, die jedoch selten einen Notfall darstellt. Hierbei reißen Teile der Bauchwand und Eingeweide dringen durch diesen Spalt nach außen (Leistenbruch, Leistenhernie). Sichtbare Zeichen sind Ausstülpungen in der Bauchdecke, eine starke Schmerzsymptomatik liegt meist nicht vor. Die Gefahr einer unbehandelten Leistenhernie besteht u. a. in dem Absterben des nach außen getretenen Darmteiles durch die verminderte oder nicht mehr vorhandene Durchblutung sowie durch einen Darmverschluss infolge einer Einklemmung oder Abschnürung.
Sehr selten liegt eine völlige Öffnung des Bauchraumes infolge einer Stich- oder Schnittverletzung oder eines Unfalls vor. Hierbei sind sowohl die Bauchdecke als auch das Bauchfell durchtrennt, sodass die in der Bauchhöhle befindlichen Organe durch diese Öffnung nach außen treten. Die Symptome sind einerseits sichtbar, zum anderen liegt je nach Verletzungsart eine unterschiedlich schwere Blutung vor. Zu den Gefahren zählen neben einem Schock die *Infektion* des Bauchraumes. Die Maßnahmen erstrecken sich auf die Schockbehandlung, Sicherung der Vitalfunktionen und die keimfreie Abdeckung der offenen Stelle.

! ***Niemals versuchen, Organe in den Bauchraum zurückzudrücken!***

10.2.12 Harnorgane

Entzündungen der Nieren durch Krankheitserreger oder Unterkühlung führen zu starken Dauerschmerzen. Der Patient kann nicht sitzen, stehen oder liegen und läuft oft umher. Häufig sind auch Steine in den Nieren vorhanden.

Entweder lagern sich diese Steine im Nierenbecken ab und verursachen eine Blockierung des Harnabganges oder sie wandern in die Harnleiter und bewirken dort einen Verschluss. Da der Verschluss eines Nierenausgangs oder Harnleiters aber in der Regel einseitig auftritt, besteht meist keine akute Lebensgefahr. Symptome sind stärkste *kolik*artige Schmerzen, die vom Patienten als unerträglich empfunden werden und in andere Regionen des Bauchraums ausstrahlen können, sowie häufig Übelkeit und Erbrechen. Ebenso kann es in der Harnblase zu einer Ansammlung kleinerer Nierensteine kommen. Lebensgefährlich können die Steine werden, wenn diese einen Rückstau des Harns in den Nieren verursachen. Dies kann zu einer Nierenschädigung mit der Folge einer Funktionseinstellung führen.

Liegt dieser Umstand vor oder haben die Nieren, z. B. durch einen Infarkt, ihre Arbeit eingestellt, so werden die harnpflichtigen Stoffe zum Teil über die Haut ausgeschieden. Der Patient riecht hierbei stark nach Urin, teilweise sind auch Harnkristalle auf der Haut erkennbar. Zusätzlich findet eine Bewusstseinseintrübung durch die Vergiftung des Organismus statt, und es zeigen sich mehr oder weniger starke Schocksymptome. Dieses Krankheitsbild wird als **Coma urämicum** bezeichnet.

10.3 „Akuter Bauch"

Die unmittelbare Nachbarschaft vieler Organe und Gefäße macht eine genaue Bestimmung der vorliegenden Erkrankung für den Helfer schwer. So kann eine bretthart gespannte Bauchdecke mit starken Schmerzen und Schocksymptomen z. B. Ursache einer Gefäß-, Leber- oder Milz*ruptur* sein. Eine genaue Bestimmung der Grunderkrankung durch den Helfer ist aber auch nicht notwendig, da sich die Behandlung des Patienten ausschließlich auf die Schmerzen, die Schockbekämpfung und die Sicherung der Vitalfunktionen beschränken muss. Aus diesem Grund werden medizinisch alle oben genannten Erkrankungen in die Diagnose „Akuter Bauch" eingeordnet.

Im Folgenden wird ein grobes Schema zum allgemeinen Vorgehen vorgeschlagen. Die Reihenfolge des Vorgehens kann individuell abgeändert werden und die einzelnen Maßnahmen können, wenn dies möglich ist, auch parallel erfolgen.

Ansehen des Patienten:

- Körperlage (Schonhaltung mit angezogenen Beinen)
- Haut (*Zyanose*, Blässe)
- Notfallgeschehen (Unfall)
- Verletzungen (welche, wo, wie stark)
- Erbrechen (Aussehen, Menge)
- Stuhl, Urin (unkontrollierter Abgang, Menge, Aussehen)
- Blutungen (aus Körperöffnungen, aus Verletzungen)

Ansprechen:

- Bewusstseinszustand (wach, ansprechbar, verwirrt, bewusstlos)
- **Notruf veranlassen**

Während der weiteren Untersuchung Fragen nach:

- Schmerzen (Stelle, Art, z. B. stechend, *kolik*artig usw.)
- Vorerkrankungen (herzkrank, *Diabetes,* Asthma)
- Operationen (*Appendix*-Entfernung, Gallenoperation usw.)
- Stuhl/Urin (Regelmäßig?, Wann das letzte Mal?, Blut im Stuhl?, Durchfall, Erbrechen, Verstopfung?)
- bei Frauen (Schwangerschaft?)

Anfassen:

Der ansprechbare Patient wird möglichst, so weit dieser es toleriert, zur Untersuchung mit angezogenen Beinen auf dem Rücken gelagert. Im Normalfall wird der Patient bereits die für ihn schonendste Stellung eingenommen haben.

- Kontrolle der Vitalfunktionen (Atmung, Puls, Blutdruck)
- Haut (Temperatur, Schweiß, Farbe, Geruch)
- Bauchdecke (Abwehrspannung, hart, weich, Schmerz)
- Lokalisation des Schmerzes
- Untersuchung auf Wunden und Prellmarken

Maßnahmen:

Bei Patienten mit erhaltenem Bewusstsein:

- Versorgung bedrohlicher Blutungen
- *steriles* Abdecken offener Verletzungen
- kein Zurückschieben von Organen!
- ständige Überwachung der Vitalfunktionen
- Lagerung mit entspannter Bauchdecke (Seitenlage, Schonhaltung usw.)
- Wärmeerhaltung mit Decke
- eventuell Schockbekämpfung
- Sauerstoffgabe
- keine Nahrung, keine Getränke, Rauchverbot!
- Vorbereiten der Infusion
- Aufbewahren von Ausscheidungen für die Laboruntersuchung
- *psychische* Betreuung

Bei bewusstlosen Patienten erfolgen die weiteren Untersuchungen und Maßnahmen erst nach Sicherung der Vitalfunktionen.

11 Geschlechtsorgane, Schwangerschaft und Geburt

Die männlichen und weiblichen Geschlechtsorgane werden in zwei Gruppen aufgeteilt: **die äußeren und die inneren Geschlechtsorgane.**

11.1 Männliche Geschlechtsorgane

11.1.1 Anatomie

Das äußere *Genital* des Mannes setzt sich aus dem Glied (*Penis*) und dem Hodensack zusammen, das innere aus Hoden, Nebenhoden, Samenleiter, Samenstrang, Vorsteherdrüse (*Prostata*), Samenbläschen und Cowper-Drüsen (→ Abbildung 11.1).

11.1.2 Physiologie

Die Samenflüssigkeit (das *Sperma*) besteht aus Samenzellen (*Spermien*), die im Hoden gebildet und in den Nebenhoden zwischengespeichert werden, sowie aus Sekreten der Nebenhoden, der *Prostata* und der Cowper-Drüsen. Diese

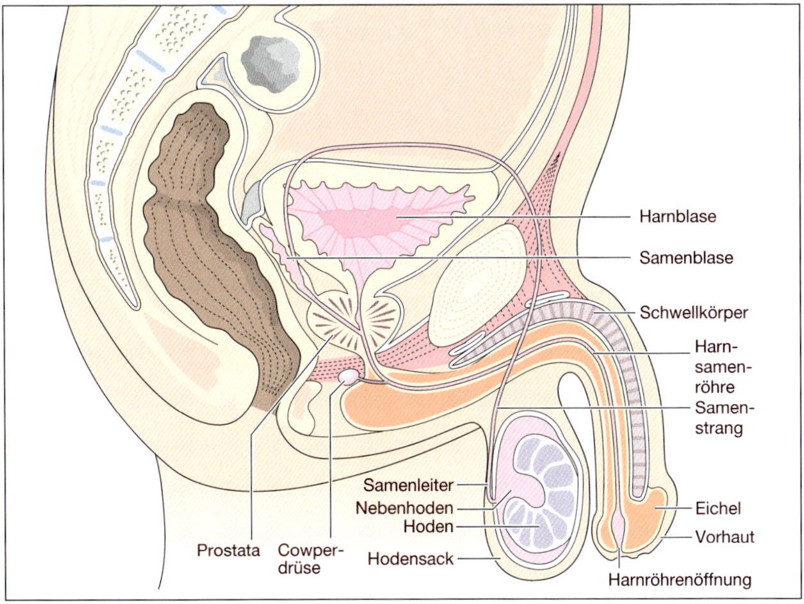

Abbildung 11.1: Schnitt durch männliche Geschlechtsorgane

Sekrete dienen u. a. dazu, die Lebensdauer der Spermien zu erhöhen. Während des Samenergusses (*Ejakulation*) wird die Samenflüssigkeit durch die Samenleiter und die Harnröhre ausgestoßen.

Im Falle der sexuellen Erregung erfolgt eine Stauung des Blutes in den Schwellkörpern des Penis. Dieser verhärtet sich und richtet sich auf, wodurch der Geschlechtsverkehr ermöglicht wird. Dringt der *erigierte* Penis in die Scheide ein, so schiebt sich die Vorhaut der Eichel zurück. Die Eichel befindet sich am Ende des Penis und ist stark von Nerven durchzogen. Durch *Stimulation* der Nerven wird ein Reiz ausgelöst, der den Orgasmus hervorruft. Mit dem Orgasmus ist beim Mann der Samenerguss verbunden.

11.2 Weibliche Geschlechtsorgane

11.2.1 Anatomie

Die weiblichen Geschlechtsorgane weisen einen wesentlich umfangreicheren Aufbau als die männlichen auf. Hier besteht das äußere *Genital* aus dem Kitzler (*Klitoris*), dem Scheidenvorhof, den Scheidenvorhofdrüsen sowie den kleinen und den großen Schamlippen. Das innere Genital setzt sich zusammen aus den Eierstöcken (*Ovarien*), den Eileitern, der Gebärmutter (*Uterus*) und der Scheide (*Vagina*) (➔ Abbildung 11.2).

Bei Frauen im gebärfähigen Alter reift in den Eierstöcken innerhalb von 28 Tagen ein befruchtungsfähiges Ei, das durch den jeweiligen Eileiter in die Gebärmutter wandert. Diese dient als „Brutkasten" für ein befruchtetes Ei. Der am oberen Ende der Scheide befindliche Gebärmuttermund ist die Öffnung für eintretende *Spermien,* um eine Befruchtung des Eies zu ermöglichen.

Da die Scheide bzw. Gebärmutter aufgrund der Umgebungsbedingungen wie Durchblutung und Temperatur einen optimalen Nistplatz für Krankheitserreger darstellt, ist ein Schutzmechanismus vorhanden: In der Scheide herrscht ein saurer *pH*-Wert, durch den eindringende Keime abgetötet werden. Des Weiteren ist der Gebärmuttermund bis kurz vor dem Zeitraum des Eisprungs durch einen Schleimpfropf blockiert. Um trotz dieser Abwehrmechanismen eine Befruchtung zu ermöglichen, wird der *pH*-Wert durch die männlichen Cowper-Drüsen und die weiblichen Scheidenvorhofdrüsen beim Geschlechtsverkehr so angepasst, dass die Spermien optimale Überlebensbedingungen vorfinden.

Der Scheideneingang und die äußere Harnröhrenöffnung liegen im Scheidenvorhof und weisen im Gegensatz zum männlichen Geschlechtsorgan getrennte Ausgänge auf. Die großen und kleinen Schamlippen überdecken den Scheidenvorhof zum Schutz. In der frontalen Zusammenführung der kleinen Schamlippen befindet sich der Kitzler, der dem männlichen Glied ähnlich aufgebaut ist: Es handelt sich dabei um einen stark nervendurchzogenen Gewebebereich, dessen Reizung zum Orgasmus der Frau führen kann.

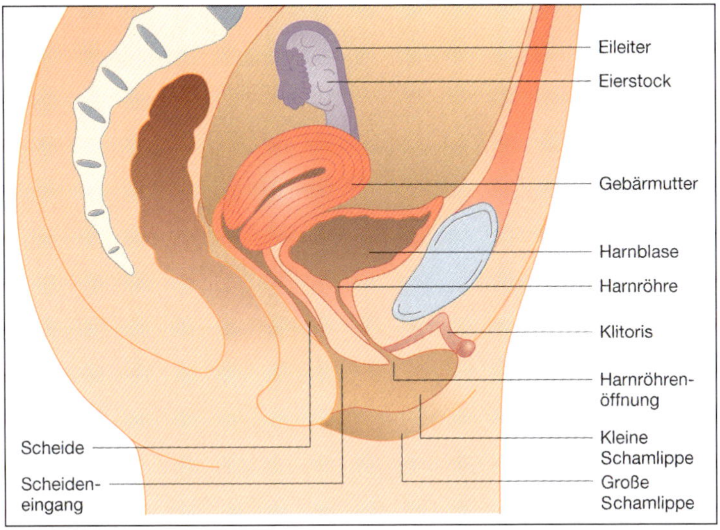

Abbildung 11.2: Schnitt durch die weiblichen Geschlechtsorgane

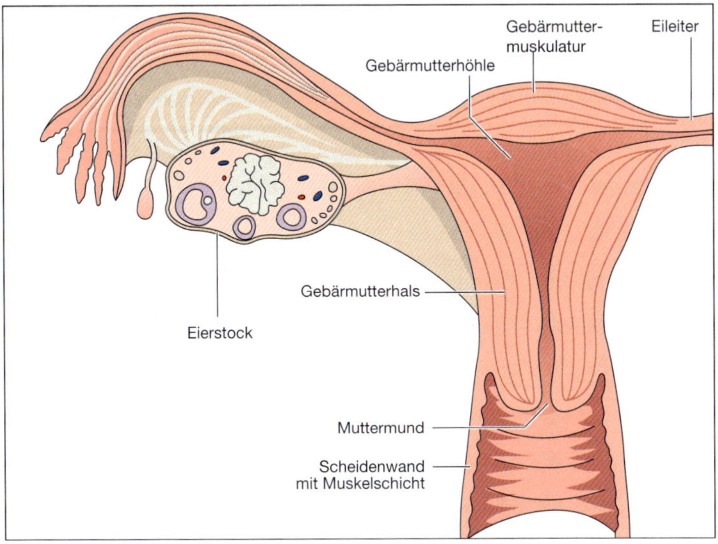

Abbildung 11.3: Innere weibliche Geschlechtsorgane

11.2.2 Physiologie

In den Eierstöcken eines neugeborenen Mädchens befinden sich ca. 200 000 Eizellen, von denen jedoch nur ca. 400 zur vollen Reife gelangen. Die Geschlechtsreife beginnt etwa mit dem 12. Lebensjahr, indem die erste Monatsblutung (*Menstruation*) einsetzt.

Die Menstruation ist gemäß Definition der Beginn des ovulatorischen *Zyklus,* der sich ca. alle 28 Tage wiederholt. Hierbei wird die Schleimhaut der Gebärmutter in Form eines blutigen Ausflusses anfangs mit kleineren Gewebeteilchen abgestoßen. Nach ca. fünf Tagen endet die Menstruation und die Gebärmutterschleimhaut wird wieder neu aufgebaut. Parallel dazu reift in einem der Eierstöcke eine Eizelle in einem *Follikel* heran. Am 14. Tag nach Beginn der Regelblutung folgt der Eisprung (*Ovulation*), bei dem der Follikel aufreißt und das Ei freigibt. Von diesem Moment an kann das Ei 12 bis 24 Stunden lang befruchtet werden. Erfolgt die Befruchtung, nistet es sich in der Gebärmutterschleimhaut ein und die Menstruation bleibt aus. Wird das Ei nicht befruchtet, so nimmt der Zyklus seinen normalen Verlauf: Die Gebärmutterschleimhaut baut sich nur noch langsam auf und wird am 28. Tag mit der neuen Regelblutung abgestoßen.

Oft wird bei Abweichungen im ovulatorischen Zyklus gleich an eine Erkrankung der weiblichen Geschlechtsorgane oder eine Schwangerschaft gedacht. Dies muss aber nicht notgedrungen vorliegen, da der Zyklus stark von jeder einzelnen Frau und deren Umfeld abhängt. Die Menstruation ist ein *hormonell* gesteuerter Zyklus, der sich langsam entwickeln muss und jederzeit schwanken kann. Dazu kann auch gehören, dass stärkere oder schwächere Menstruationsschmerzen oder Zwischenblutungen auftreten.

Die Dauer der Menstruationsblutung liegt zwischen drei bis sieben Tagen. Des Weiteren kann die Zyklusdauer zwischen 21 bis 35 Tagen variieren, wobei diese bei der einzelnen Frau aber meist im selben Bereich liegt (auf ca. ein bis zwei Tage genau). Aufgrund psychischer oder körperlicher Belastungen ist es manchmal möglich, dass einmal ein Eisprung oder eine Menstruation ausbleibt.

Die Menstruationspause (*Menopause*) tritt bei Frauen zwischen dem 40. und 50. Lebensjahr ein. Hier setzen die Wechseljahre (*Klimakterium*) ein. Die Eierstöcke stellen aufgrund hormoneller Umstellungen langsam ihre Funktion ein und die Regelblutungen bleiben aus.

11.3 Schwangerschaft

Eine Schwangerschaft beginnt mit der Befruchtung einer weiblichen Eizelle durch ein männliches *Spermium,* und zwar zu dem Zeitpunkt, wenn die Eizelle sich nach dem Eisprung von den Eierstöcken zur Gebärmutter bewegt. Wenige Stunden später erfolgt die erste Zellteilung. In diesem Abschnitt des Menstruationszyklus einer Frau ist die Wand der Gebärmutter gut durchblutet und bietet einen idealen Nährboden für das Ei, das sich ca. fünf Tage später hier einnistet. Bereits jetzt bildet sich eine Fruchtblase mit Fruchtwasser zum Schutz um das heranreifende Kind aus. Im Verlauf der nächsten **38 Schwangerschaftswochen** (263 bis 273 Tage) entwickelt sich aus dieser einen Zelle ein Mensch. Durch die Umstellung des weiblichen Hormonhaushalts bleiben in dieser Zeit die Menstruationsblutung sowie weitere Eisprünge aus.

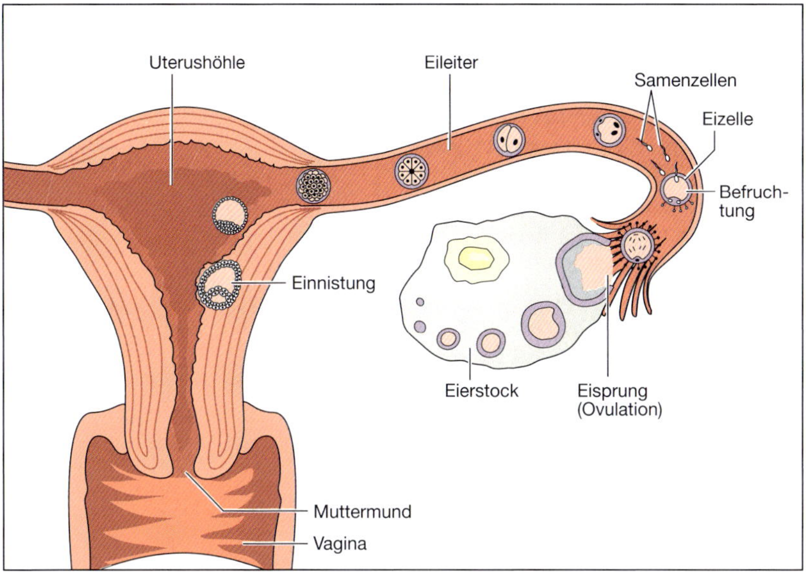

Abbildung 11.4: Befruchtung und erste Teilungen der Eizelle

In den ersten zwei Monaten der Schwangerschaft entwickeln sich bei dem *Embryo* die Organe und der Mutterkuchen (*Plazenta*) zur Versorgung der Frucht. Gerade zu diesem Zeitabschnitt ist der Embryo anfällig für Fremdstoffe im mütterlichen Blut wie z. B. Medikamente, Nikotin oder Alkohol. Eine zu hohe Dosis kann Organmissbildungen zur Folge haben. Nach der Ausbildung der Organe beginnt die sogenannte Fetalperiode, von der an das ungeborene Kind als *Fötus* (*Fetus*) bezeichnet wird. Diese Phase zeichnet sich dadurch aus, dass der gesamte Organismus zu wachsen beginnt. Die Organe nehmen ihre Funktionen auf und der Fetalkörper beginnt auszureifen.

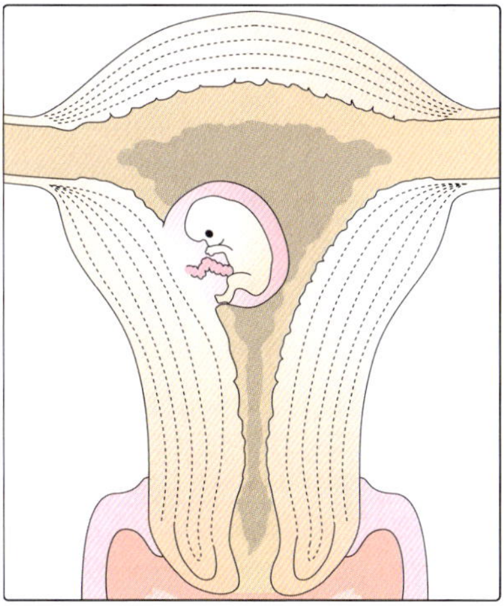

Abbildung 11.5: Embryo in der Gebärmutter

Aber nicht nur beim Kind, sondern auch bei der Mutter sind verschiedene Schwangerschaftsstadien zu erkennen: In den ersten drei Monaten erfolgt eine Umstellung des Stoffwechsels und des Hormonhaushalts. Diese Zeit ist bei manchen Frauen geprägt von Übelkeit, Kreislaufzusammenbrüchen und

Stimmungsschwankungen. Äußerlich ist bis auf das Ausbleiben der Regelblutung von einer Schwangerschaft nichts festzustellen. Nach dieser Zeit ist die Frucht (der Embryo) so weit herangewachsen, dass sich die Bauchdecke der Mutter zu wölben beginnt. Im weiteren Verlauf wächst der Fötus schnell und das Körpergewicht einer Frau nimmt um ca. 10 bis 15 kg bis zum Ende der Schwangerschaft zu. Kennzeichen sind die Vergrößerung der Brüste, eine schnellere und tiefere Atmung und eine Erhöhung der mütterlichen Herzfrequenz.

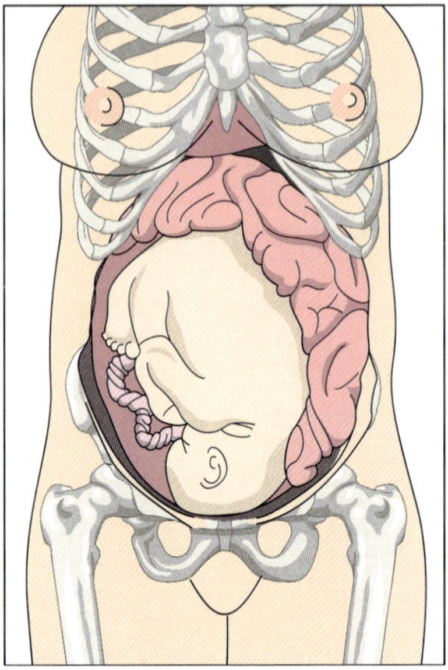

Abbildung 11.6: Entwicklung und Lage eines Fötus zum Ende der Schwangerschaft

11.4 Komplikationen in der Schwangerschaft

11.4.1 Extrauteringravidität

Im Normalfall wandert ein befruchtetes Ei in die Gebärmutter *(Uterus)* und nistet sich dort ein. Es gibt aber Fälle, bei denen sich die Eizelle an anderen Stellen außerhalb der Gebärmutter (*extrauterin*) einnistet und zu teilen beginnt. Es lassen sich dabei zwei Arten unterscheiden:

- Eileiterschwangerschaft,
- Bauchhöhlenschwangerschaft.

Eileiterschwangerschaft

Bei der Eileiterschwangerschaft nistet sich die befruchtete Eizelle im Eileiter ein und teilt sich dort. Eine solche Situation kann z. B. nach Eileiterentzündungen auftreten, wenn die feinen Flimmerhärchen der Deckzellen verklebt sind und das Ei nicht weiter in die Gebärmutter transportieren können. Aufgrund der geringen Dehnbarkeit des Eileiters kann dieser reißen, was dann zu schweren inneren Blutungen führt.

Als Symptome treten auf:

- starke Bauchschmerzen,
- Schockzeichen,
- eventuell Blutungen aus der Scheide,
- Zeitraum zur letzten Regelblutung: sechs bis acht Wochen.

Bauchhöhlenschwangerschaft (selten)

Eine geringe Wahrscheinlichkeit besteht, dass das Ei aus dem Eierstock nicht in den Trichter des Eileiters springt, aber befruchtet wird. Die Eizelle nistet sich in der Bauchhöhle ein. Die Folgen sind:

- Minderversorgung des Embryos aufgrund zu geringer Durchblutung der Umgebung der Eizelle. Der Embryo stirbt ab und muss operativ entfernt werden.
- Minderversorgung des betroffenen Organs, das hierdurch seine Funktion nicht mehr ordnungsgemäß ausüben kann.
- Entzündungen in der Bauchhöhle, da der Embryo als Fremdkörper erkannt wird.

In allen Fällen muss der Embryo operativ entfernt werden, um Schädigungen bei der Mutter auszuschließen. Als Symptome treten auf:

- Bauchschmerzen,
- Übelkeit,
- Organfehlfunktionen acht bis zwölf Wochen nach Ausbleiben der letzten Regelblutung.

Maßnahmen:

In allen Fällen muss der Rettungsdienst alarmiert werden, um schwere Komplikationen zu verhindern. Beide *extrauterinen* Schwangerschaften ziehen einen medizinisch notwendigen Schwangerschaftsabbruch nach sich. Ein Problem besteht darin, dass den werdenden Müttern die Schwangerschaft oft gar nicht bekannt ist, denn diese Anormalität wäre bei Schwangerschaftsuntersuchungen entdeckt worden. Dementsprechend ist die psychische Betreuung der Patientin wichtig. Ein weiterer Schreck kann auftreten, wenn die Patientin erfährt, dass eine solche Schwangerschaft abgebrochen werden muss. Schon in Hinsicht hierauf sollte darauf verzichtet werden, Verdachtsdiagnosen zu äußern, um die Patientin nicht unnötig zu ängstigen. Neben der psychischen Betreuung muss ein eventueller Schock bekämpft werden. Zudem kann die Patientin zur Entspannung der Bauchdecke mit einer Knierolle gelagert werden (➔ Abbildung 18.20), um eventuelle Schmerzen zu mindern. Nach Möglichkeit sollte Sauerstoff verabreicht werden.

11.4.2 Vena cava-Kompressionssyndrom

Etwa von der 20. Schwangerschaftswoche an kann bei der Mutter in Rückenlage das Vena cava-Kompressionssyndrom auftreten: Hierbei drückt der Fötus durch sein Gewicht die mütterliche große Hohlvene (Vena cava) ab und hemmt so den Blutrückfluss zum Herzen. Es treten Schocksymptome auf, da eine geringere Blutmenge im Umlauf ist. Im Normalfall beheben die Mütter diesen Zustand selbst, indem sie sich auf die linke Seite drehen: Dadurch wird diese Kompression aufgehoben und das Blut kann wieder ungehindert fließen.

Sollte aber eine Patientin in Rückenlage eintrüben oder bewusstlos werden, so ist diese durch einen Helfer in die Linksseitenlage zu bringen (→ Abbildung 18.19).

11.4.3 Fehlgeburt (Abort) und Frühgeburt

Eine Fehlgeburt bezeichnet den Abgang des Fötus vor der 28. Schwangerschaftswoche, wobei das Kind ein Gewicht unter 1 000 g und eine Länge unter 35 cm aufweist. Ein Abgang nach der 28. Schwangerschaftswoche wird als Frühgeburt bezeichnet.

Dabei wird die Leibesfrucht aus verschiedenen Gründen ausgestoßen:

- mütterliche Stoffwechselstörungen oder Unfälle,
- Anomalien im Stoffwechsel des Fötus oder Embryos,
- Chromosomenveränderungen des Fötus oder Embryos.

Es treten die Symptome einer Geburt auf: vaginale Blutungen, wehenartige Bauchschmerzen. Als Maßnahme stehen hier die Schockbekämpfung (Schocklage, Wärmeerhalt, Sauerstoffgabe, psychische Betreuung) im Vordergrund sowie der Notarztruf.

11.5 Geburt

Die Geburt ist das natürliche Ende einer jeden Schwangerschaft. Die Eröffnungsphase leitet die Geburt mit langsam einsetzenden **Wehen** ein. Alle 15 bis 20 Minuten zieht sich die Gebärmutter für ca. 15 Sekunden zusammen und drückt den Fötus in den Geburtskanal. Hierbei öffnet sich langsam der Gebärmuttermund, und die Fruchtblase platzt eventuell, wodurch ein Teil des Fruchtwassers abgeht. Dieser Zustand der Eröffnungsphase kann bei Erstgebärenden zwölf Stunden und länger dauern.

Es folgt die Austreibungsphase mit starken Presswehen im Abstand von zwei bis drei Minuten und einer Dauer von ca. einer Minute, wodurch der Fötus durch den Geburtskanal ausgetrieben wird. Spätestens jetzt erfolgt der Riss der Fruchtblase mit dem Fruchtwasserabgang. Diese Phase kann sich bei Erstgebärenden über bis zu 30 Minuten erstrecken.

Den Abschluss der Geburt bildet die Nachgeburtsperiode: Die Gebärmutter zieht sich ca. 20 bis 30 Minuten nach der Geburt zusammen und verkleinert damit die Haftfläche der Plazenta, wodurch diese gelöst wird.

Damit ist der Geburtsvorgang abgeschlossen. Zusammenfassend lässt sich sagen, dass eine normale Geburt im Durchschnitt bei Erstgebärenden zwischen sechs bis zehn Stunden dauert und bei Mehrgebärenden zwischen vier bis sechs Stunden. Dementsprechend ist es sehr unwahrscheinlich, dass der Helfer keine Zeit hat, die Hilfe eines Arztes, des Rettungsdienstes oder einer Hebamme anzufordern.

	Dauer		Abstand zwischen den Wehen	Dauer der einzelnen Wehe	Ereignis
	Erstgebärende	Mehrfachgebärende			
Eröffnungsphase	12 Std.	7 Std.	15–20 Min.	15 Sek.	Eröffnung des Gebärmuttermundes, Herabdrücken des Fötus in den Geburtskanal
Austreibungsphase	30 Min.	5 Min.	2–3 Min.	60 Sek.	Fruchtwasserabgang, Austreibung des Fötus
Nachgeburtsphase	nach ca. 20–30 Min.				Ablösung der Plazenta

Tabelle 11.1: Geburtsphasen

Zur Bewertung des Allgemeinzustandes eines Neugeborenen hat sich das APGAR-Schema durchgesetzt. Hierbei werden fünf Kriterien bei den Kindern überprüft und mit Punkten von 0 bis 2 bewertet.

	0 Punkte	1 Punkt	2 Punkte
Atmung	keine	unregelmäßig, flach	regelmäßig, kräftig schreiend
Puls	keiner	< 100/min	> 100/min
Grundtonus	schlaff	träge Bewegungen	Spontanbewegung
Aussehen	blau, blass	Stamm rosig, Extremitäten blau	alles rosig
Reflexerregbarkeit	keine	verhaltenes Schreien	kräftiges Schreien

Tabelle 11.2: APGAR-Schema

Die folgende Bewertung wird 1 Minute, 5 Minuten und 10 Minuten nach der Geburt durchgeführt:

- 8 bis 10 Punkte: Es handelt sich um ein lebensfrisches Kind. Das Kind muss nur abgetrocknet und warm eingepackt werden.
- 5 bis 7 Punkte: Das Kind ist mäßig beeinträchtigt. Es muss abgesaugt werden und eine Beatmung oder Sauerstoffinhalation ist notwendig. Ändert sich der Zustand des Kindes nach 5 Minuten nicht, müssen weitere Maßnahmen ergriffen werden.
- 0 bis 4 Punkte: Der Zustand ist lebensbedrohlich. Das Kind ist sofort mit 100 % Sauerstoff zu beatmen. Ändert sich der Zustand nicht, so ist eine Reanimation nötig.

12 Kinder

12.1 Anatomische und physiologische Besonderheiten bei Kindern

„Aus anatomischer und physiologischer Sicht sind Kinder **keine** kleinen Erwachsenen." An diesen Grundsatz sollte sich jeder erinnern, der auf erkrankte und verletzte Kinder trifft. Nicht nur rein äußerlich unterscheiden sich Kinder in Körpergröße und -proportionen vom Erwachsenen, sondern auch in anatomischer und physiologischer Hinsicht. Bei Diagnosen und im Umgang mit Kindern muss neben dem Alter und der Größe des Kindes auch dessen übrige körperliche Entwicklung mit in Betracht gezogen werden, da sich jedes Kind anders entwickelt.

Merkmal	Alter
Säugling ohne Milchzähne	jünger als 6 Monate
vollständige Schneidezähne	12 bis 15 Monate
offene Fontanelle	jünger als 12 bis 18 Monate
Windeln	jünger als 3 bis 4 Jahre
Fahrradunfall	älter als 4 bis 5 Jahre
Lücken im Milchgebiss	älter als 5 bis 6 Jahre

Tabelle 12.1: Merkmale zur Altersabschätzung eines Kindes

Alter	Bezeichnung	Gewicht	Größe	Puls	Atmung	Blutdruck
bis 28. Tag	Neugeborenes	ca. 3 kg	ca. 50 cm	120–160/min	40–50/min	60/40 mmHg
bis Ende 1. Jahr	Säugling	ca. 10 kg	ca. 75 cm	100–140/min	30–40/min	80/50 mmHg
1. bis 5. Jahr	Kleinkind	ca. 20 kg	ca. 110 cm	100–120/min	20–30/min	90/60 mmHg
6. bis 14. Jahr	Schulkind	ca. 50 kg	ca. 160 cm	80–100/min	15–20/min	100/70 mmHg

Tabelle 12.2: Vitalparameter bei Kindern

12.1.1 Herz-Kreislauf-System

Die Blutmenge: Bei einem durchschnittlichen Blutvolumen von ca. 80 ml/kg Körpergewicht verfügt ein Neugeborenes mit einem Gewicht von 3 kg nur über ca. 250 ml Blut im Gegensatz zu 5 bis 7 Litern Blut bei einem Erwachsenen. ***Schon geringe Blutverluste (z. B. 50 ml) können eine akute Unterversorgung der Organe und eine Schockentwicklung zur Folge haben.***

Schockkennzeichen treten nicht so ausgeprägt auf wie beim Erwachsenen: Nach geringem Blutdruckabfall und einem anfänglichen Herzfrequenzanstieg fällt die Herzfrequenz wieder stark ab. Deshalb müssen bei blutigen Verletzungen schnellstmöglich die Kapillarfüllzeit und Tastbarkeit bzw. Frequenz des Pulses beurteilt werden. !

Der Puls kann bei kleinen Kindern am Handgelenk und am Hals nur schlecht gefühlt werden. Stattdessen wird am Oberarm (→ Abbildung 12.1) oder an der noch nicht geschlossenen *Fontanelle* der Schädeldecke (→ Abbildung 12.2) vorsichtig getastet. !

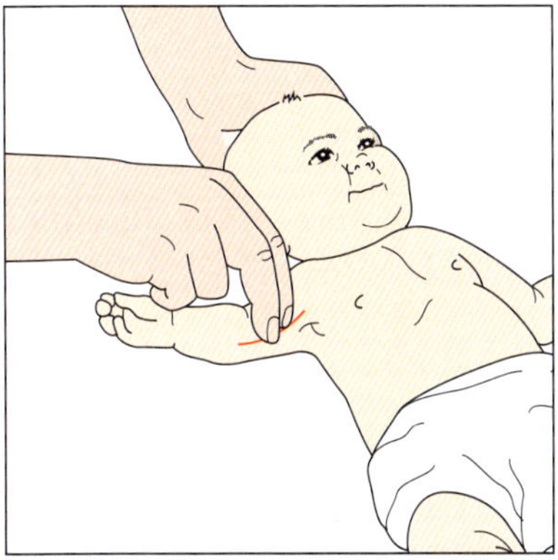

Abbildung 12.1: Tasten des Oberarmpulses

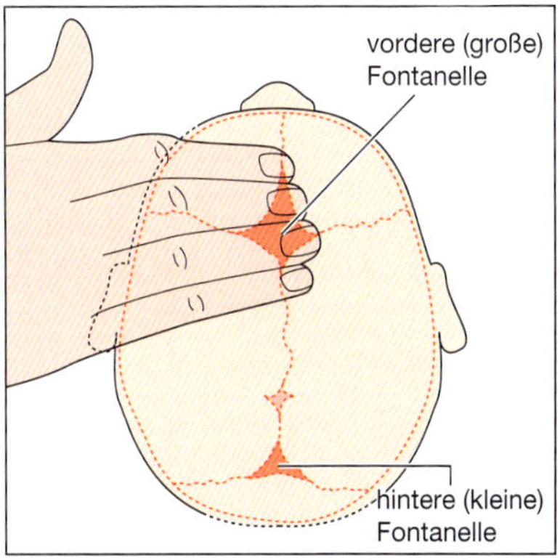

Abbildung 12.2: Tasten des Fontanellenpulses beim Säugling

12.1.2 Atmung

Die Atemruhefrequenz eines Kindes ist wesentlich höher als die eines Erwachsenen. Sie liegt altersabhängig zwischen 20 und 50 Atemzügen pro Minute. Aufgrund eines wesentlich geringeren Atemzugvolumens wirkt die Atmung schnell und flach.

Der Kehlkopf eines Kindes liegt etwa einen Halswirbel höher als der eines Erwachsenen und ist leicht angekippt. Hierdurch besteht die **Gefahr, dass bei einer Beatmung oder einer Bauchlage bei Bewusstlosigkeit der Hals zu weit überstreckt und die Luftröhre verlegt wird**. Bei Säuglingen und kleinen Kindern ist es wichtig, den Kopf in eine Neutralposition zu bringen. Hierzu legt der Helfer eine Hand unter die Schulterblätter des auf dem Rücken liegenden Kindes, mit der anderen Hand zieht er den Unterkiefer nach oben. !

Eine weitere Gefahr birgt der Durchmesser der kindlichen Atemwege: Wegen des geringeren Querschnittes können Schwellungen (z. B. Wespenstiche) und Atemwegserkrankungen (z. B. Asthma) zu starken Atembeeinträchtigungen führen.

Durch die ausgeprägte Nasenatmung bei Kindern kann eine Gesichts- und Schädelverletzung oder auch ein einfacher Schnupfen eine ungenügende (*insuffiziente*) Atmung zur Folge haben.

12.1.3 Temperaturhaushalt

Die Körperoberfläche eines neugeborenen Kindes im Verhältnis zu seinem Gewicht ist ca. 2,5-mal größer als die eines Erwachsenen. Erst mit zunehmendem Alter ändert sich dieses Verhältnis. Durch Verdunstung, Wärmeabstrahlung, Atmung und Wärmeabgabe an Gegenstände, auf denen ein Kind liegt, kann eine **sehr schnelle Auskühlung** erfolgen. Ein Muskelzittern durch Kälte erfolgt bei Kleinkindern nicht. Deshalb muss ein Kind vor Auskühlung geschützt werden, indem es möglichst nur in warmen Räumen untersucht und behandelt und danach wieder zugedeckt oder angezogen wird. Die optimale Umgebungstemperatur für ein Neugeborenes liegt bei ca. 32 °C.

12.1.4 Bewegungs- und Stützapparat

! ***Der Kopf eines Kindes ist im Verhältnis zum Rest des Körpers relativ groß und schwer. Bei Neugeborenen und Säuglingen muss dieser gestützt werden.*** Die Folge eines abknickenden Kopfes können Atemwegsverlegungen oder ein Atemstillstand sein.

Die Schädeldecke ist bei Säuglingen in der Mitte noch nicht geschlossen. Die sich dort befindenden Öffnungen nennt man *Fontanellen,* an denen es möglich ist, den Puls vorsichtig zu tasten.

12.2 Kinderkrankheiten

Bei den in diesem Unterkapitel genannten Erkrankungen (Ausnahme: Appendizitis) handelt es sich nicht um Notfälle im eigentlichen Sinne. Hier soll vielmehr das Augenmerk auf das Erkennen, die Übertragungswege und die Gefahren der sogenannten „Kinderkrankheiten" gelegt werden. Die angegebenen Zeiten von Stadien und Symptomen sind immer Durchschnittswerte, Abweichungen sind durchaus möglich.

Besondere Beachtung verdient auch der Umstand, dass seit einiger Zeit der Trend zur Impfmüdigkeit besteht bzw. Impfungen von Kindern durch deren Eltern abgelehnt werden. Obwohl viele der Erkrankungen, wie z. B. die Kinderlähmung, hier zwar nicht mehr auftreten und Deutschland praktisch erregerfrei ist, besteht immer noch die Möglichkeit, dass Erreger aus anderen Ländern (z. B. Südost-Europa) eingeschleppt werden und eine lebensbedrohliche Infektion auslösen.

Anzumerken ist auch, dass die Risiken einer Erkrankung weitaus größer sind als die eventuell auftretenden Nebenwirkungen einer durchgeführten Impfung.

12.2.1 Appendizitis („Blinddarmentzündung") bei Kindern

Eine Appendizitis zählt zu den am häufigsten im Kindesalter auftretenden, entzündlichen Baucherkrankungen. Da diese bei Kindern anders als bei Erwachsenen in aller Regel uncharakteristische Merkmale hat, gestaltet sich die Diagnostik selbst für Ärzte oft schwierig. Mehr Gewissheit bringt in vielen Fällen nur eine Laboruntersuchung des Blutes.

Durch das Sammeln und Abwägen der verschiedenen Krankheitszeichen kann aber auch der Helfer im Vorfeld schon versuchen, zu einer gesicherteren Diagnose beizutragen.

Gefahren:
Die Gefahr einer unbehandelten Appendizitis besteht hauptsächlich in dem umgangssprachlich als „Blinddarmdurchbruch" bezeichneten Platzen des Appendix (Wurmfortsatzes). Die Folge ist eine Entzündung des gesamten Bauchraumes (Peritonitis), welche sich u. a. durch starkes Fieber und massive, diffuse Bauchschmerzen äußert und eine akute Lebensgefahr für den Patienten bedeutet.

Maßnahmen:
In allen Fällen, in denen aufgrund der in der Tabelle auf S. 119 genannten Krankheitszeichen der Verdacht einer Appendizitis besteht, sollte umgehend ein Arzt hinzugezogen werden. Ist dieser nicht verfügbar, sind eine Untersuchung und die Beobachtung in einem Krankenhaus zwingend erforderlich, da bei Kindern, im Gegensatz zu Erwachsenen, die Gefahr eines Platzens des Appendix wesentlich höher ist. Sollte sich hierbei der Verdacht erhärten, ist eine möglichst schnelle Operation zur Entfernung des Appendix notwendig, da das Risiko einer unterlassenen Operation bei Kindern viel höher als die möglichen Gefahren zu bewerten ist. Anzumerken wäre, dass diese Operation nach dem heutigen Stand der Medizin ein nur sehr geringes Risiko für den Patienten darstellt.

12.2.2 Dreitagefieber (Exanthema subitum)

Beschreibung:
Mit Dreitagefieber wird eine akute, virusbedingte Infektionskrankheit bezeichnet, die durch direkten Kontakt durch gesunde Zwischenträger (z. B. Eltern, Geschwister) übertragen wird. Befallen werden fast ausschließlich Kinder im Alter von 6 Monaten bis zu 2 (vereinzelt 3) Jahren. Erreger ist ein Herpes-Virus, das nach Abklingen der Krankheit eine lebenslange Immunität hinterlässt.

Erkrankung/Symptome:
Die Inkubationszeit (die Zeit zwischen der Ansteckung und dem Ausbruch einer Infektionserkrankung) beträgt 3 bis 7 Tage, danach folgt ein für 3 bis 4 Tage anhaltendes hohes Fieber, das zum Teil von Erbrechen und Krämpfen begleitet wird.

Nach dem plötzlichen Abklingen des Fiebers tritt ein Hautausschlag (Exanthem) auf, welcher sich innerhalb weniger Stunden vom Rumpf über Hals, Arme und Beine sowie Gesicht ausbreitet, dort aber nicht so intensiv ist wie am Körperstamm.

Der Hautausschlag besteht aus kleinen bis mittelgroßen, hellrötlichen Flecken, die besonders am Körperstamm dicht zusammenliegen und wenig erhaben sind. Dem schnellen Entstehen des Ausschlages folgt in der Regel, sehr häufig schon nach 24 Stunden, sein völliges Verschwinden.

Behandlung:
Nach der ärztlichen Untersuchung ist meist, neben der Fiebersenkung, keine weitere Behandlung erforderlich. Komplikationen treten sehr selten auf.

12.2.3 Keuchhusten (Pertussis)

Beschreibung:
Keuchhusten entsteht durch eine bakterielle Infektion, die den gesamten Atmungstrakt befällt. Eine Erkrankung von nicht-immunen Personen jeden Alters ist möglich, allerdings tritt die Erkrankung in zwei Drittel aller Fälle bei Kindern in der Altersgruppe bis zu 7 Jahren auf; nicht selten sind auch Neugeborene und Säuglinge betroffen. In Ballungsgebieten besteht zusätzlich die Möglichkeit einer epidemieartigen Verbreitung.

Der hoch ansteckende Erreger, der nur von Menschen und durch Tröpfchen (Husten, Niesen, Sprechen usw.) übertragen wird, führt nach Kontakt in ca. 75 % der Fälle zur Erkrankung. Dort, wo Menschen über längere Zeit Kontakt zueinander haben, in Schulen, Kindergärten oder in der Familie, kann oft sogar eine Erkrankung aller Personen beobachtet werden.

Die Immunität gegenüber Keuchhusten dauert, anders als bei vielen Infektionskrankheiten, nach einer überstandenen Erkrankung nicht lebenslang an, sodass es möglich ist, auch als Erwachsener nochmals zu erkranken. Diese erneute Infektion verläuft allerdings meist untypisch, z. B. als unauffälliger Husten, und wird selten als Keuchhusten erkannt. Hierdurch besteht die große Gefahr, dass die betroffenen Personen als Überträger unwissentlich eine Vielzahl von Kontaktpersonen infizieren können.

Erkrankungen/Symptome:
Der Keuchhusten bricht nach einer Inkubationszeit von ein bis drei Wochen aus (in vielen Fällen innerhalb von 5 bis 10 Tagen), in der noch alle Anzeichen einer Erkrankung fehlen. Hierauf folgen drei verschiedene Krankheitsstadien:

1. (Katarrhalisches) Stadium, Dauer: 1 bis 2 Wochen. Symptome wie bei einem leichten, grippalen Infekt (Husten, leichtes bis mäßiges Fieber, Bindehautentzündung, Schnupfen).
2. (Paroxysmales) Stadium, Dauer: 4 bis 6 Wochen. Überwiegend nachts auftretende, starke Hustenanfälle, die einer tiefen Einatmung folgen. Die Hustenstöße, mit herausgestreckter Zunge, sind kurz und abgehackt, die

Gesichtsfarbe des Patienten ist zu Anfang der Hustenanfälle rötlich und wechselt im weiteren Verlauf zu bläulich (zyanotisch). Der Patient scheint zu ersticken, bis der Hustenanfall durch eine juchzende Einatmung beendet wird oder diese einen neuen Anfall auslöst. Am Ende des Anfalls (der Anfallserie) folgt häufig das Ausspucken, Auswürgen von zähem glasigen Schleim oder Erbrechen. Bei Säuglingen bis 6 Monaten treten die Hustenanfälle meist als krächzendes Piepsen oder, worin eine besondere Gefahr besteht, als zeitlich begrenzter Atemstillstand auf.
3. Stadium (decrementi), Dauer 1 bis 2 (selten bis 4) Wochen. Langsamer Rückgang der Hustenanfälle in Stärke, Dauer und Häufigkeit.

Behandlung:
Ärztliche Behandlung ist erforderlich, Säuglinge sollten stationär im Krankenhaus behandelt werden. Bei älteren Kindern und Erwachsenen Behandlung der Symptome mit Hustenblockern oder Frischluft, in schweren Fällen zusätzlich mit Antibiotika, welche aber hauptsächlich dazu dienen, die Gefahr von Komplikationen (Lungenentzündung, Mittelohrentzündung) zu verringern. Isolation, den Kontakt besonders zu Geschwistern und anderen Kindern (Schule, Kindergarten usw.) unterbrechen. Bettruhe und gleichmäßige Wärme unterstützen die Behandlung. Der Patient sollte zusätzlich viel trinken und nur kleine Mahlzeiten zu sich nehmen.

12.2.4 Kinderlähmung (Polio[myelitis])

Beschreibung:
Die Kinderlähmung ist eine durch Tröpfchen- oder Schmierinfektion, auch durch gesunde Zwischenträger übertragbare akute, durch Viren hervorgerufene Infektionskrankheit, die meldepflichtig ist. Eine Infektion findet in der Regel aber nur bei einem engen Kontakt mit dem Überträger statt. Nachdem noch vor 60 Jahren mehrere tausend Erkrankungsfälle pro Jahr allein in Deutschland auftraten, sind durch den damals eingeführten Impfschutz seit den 1990er-Jahren kaum noch Neuerkrankungen aufgetreten. Mittlerweile werden wieder einige kleine Epidemien in den Niederlanden und in Osteuropa gemeldet.

Erkrankung/Symptome:
Nach einer ein- bis zweiwöchigen Inkubationszeit treten Symptome eines Luftwegs- oder Darminfekts (Durchfall) auf, häufig begleitet von Fieber; hierauf folgt eine mehrtägige fieberfreie Zeit. Nach dieser Zeit erfolgt wiederum ein starker Fieberanstieg in Verbindung mit den Symptomen einer Hirnhautentzündung (Meningitis). In etwa 1 bis 2 % der Fälle kommt es zu Lähmungen, welche innerhalb weniger Stunden entstehen und sich schnell ausbreiten. Wenn von den Lähmungen das Atemzentrum betroffen wird, ist ein tödlicher Ausgang möglich.

Nach überwundener Erkrankung können sich die Lähmungserscheinungen innerhalb eines Jahres mehr oder weniger zurückbilden, oft bleiben sie aber das ganze Leben bestehen.

Behandlung:
Stationäre Behandlung im Krankenhaus. **Die Therapie einer ausgebrochenen Erkrankung ist nicht möglich! Die einzige Möglichkeit liegt in der Vorbeugung, d. h. der Schutzimpfung.**

12.2.5 Masern (Morbilli)

Beschreibung:
Eine durch Myxoviren hervorgerufene Erkrankung und eine der typischen Kinderkrankheiten neben (geordnet nach Häufigkeit) Röteln, Scharlach, Mumps und Ringelröteln, welche durch die Schutzimpfungen aber nicht mehr so häufig auftritt wie vor 1960 und an der Kinder ab dem 6. Lebensmonat erkranken können. Die Ansteckungsgefahr ist sehr hoch, da eine Infektion auch ohne direkten Kontakt (durch die Luft) über eine Entfernung von mehreren Metern übertragen werden kann. Das Virus gelangt über die Mund- und Nasenschleimhaut oder die Bindehaut in den Körper und bewirkt, dass fast 100 % der infizierten Personen auch an Masern erkranken. Nach Abklingen der Erkrankung besteht eine lebenslange Immunität.

Erkrankung/Symptome:
Nach einer Inkubationszeit von etwa 10 Tagen folgt ein Stadium mit grippeähnlichen Symptomen wie bellender Husten, Bronchitis, Schnupfen, Lichtscheu, Bindehautentzündung und Fieber, sodass zu dieser Zeit häufig das Vorliegen einer Masern-Erkrankung übersehen wird. Allerdings zeigen sich in vielen Fällen nach wenigen Tagen an der Mundschleimhaut im Bereich der Wangen weißliche Flecken, die aussehen wie Milchspritzer und sich nicht wegwischen lassen. Fünf Tage später folgt das zweite Stadium, in dem hinter den Ohren Hautausschlag entsteht, während die Symptome des ersten Stadiums weiter anhalten. Der Ausschlag breitet sich in etwa 30 Stunden weiter über Gesicht, Körperstamm, Arme und Beine aus und besteht aus 5 bis 8 mm großen, zum Teil ineinander verlaufenden rötlichen Flecken, die später etwas dunkler werden. Fünf Tage nach Beginn des Ausschlags geht dieser wieder zurück und auch die grippeartigen Symptome lassen nach.

Behandlung:
Ärztliche Untersuchung. Isolation des Patienten, solange der Ausschlag besteht. Bettruhe in einem gut belüfteten Zimmer, welches bei einer Bindehautentzündung zusätzlich etwas abgedunkelt werden sollte. Den Mund evtl. mit Kamillentee spülen und den Patienten ausreichend trinken lassen. Hustenstillung und Fiebersenkung nach Vorgabe des Arztes und abhängig von der Stärke der Symptome.

12.2.6 Mumps (Ziegenpeter, Parotitis epidemica)

Beschreibung:
Mumps wird wie Masern ebenfalls durch Myxoviren hervorgerufen und ist weitverbreitet. Betroffen ist besonders das Drüsengewebe und hier speziell Ohr- und Bauchspeicheldrüse sowie bei männlichen Patienten die Hoden. Mumps tritt überwiegend bei Kindern im Alter von 5 bis 15 Jahren auf und wird durch Speichel ausgeschieden und übertragen (Kontakt- und Tröpfcheninfektion). Die Erkrankungsbereitschaft ist aber geringer als bei Masern oder Windpocken und führt nur in etwa der Hälfte aller Infektionen zu einem Ausbruch der Krankheit. Auch hier besteht nach Abklingen der Erkrankung eine dauerhafte Immunität.

Erkrankung/Symptome:
Die Erkrankung bricht nach einer Inkubationszeit, die bis zu einem Monat betragen kann, aus und ist zuerst häufig gekennzeichnet durch eine z. T. einseitige schmerzhafte Entzündung und Anschwellung der Ohrspeicheldrüse(n). Die Patienten klagen über Schmerzen beim Essen oder Bewegen des Kopfes sowie oft über Kopf- und Ohrenschmerzen. Weiterhin kann leichtes Fieber auftreten. Nach 7 bis 14 Tagen lassen die Beschwerden nach, und die Erkrankung klingt in den allermeisten Fällen komplikations- und folgenlos wieder ab. Bei einer Beteiligung der Bauchspeicheldrüse können zusätzlich Symptome von Übelkeit, Erbrechen und Oberbauchschmerzen auftreten.

Behandlung:
Ärztliche Untersuchung. Bei einem normalen Verlauf sind keine speziellen Maßnahmen notwendig, bei einer Entzündung der Hoden oder der Bauchspeicheldrüse ist eine medikamentöse Behandlung erforderlich.
Bettruhe ist bei leichten Fällen nicht unbedingt notwendig, trägt aber in den ersten Tagen der Erkrankung durch die gleichmäßige Wärme (ebenso wie ein „Warmhalten" oder die leichte Wärmebehandlung der betroffenen Drüsen) zu einer Linderung der Beschwerden bei.

12.2.7 Ringelröteln (Erythema infectiosum), „Fünfte Krankheit"

Beschreibung:
Die in der Erkrankungshäufigkeit der klassischen Kinderkrankheiten an letzter Stelle stehende, ebenfalls durch ein Virus hervorgerufene, häufig örtlich verstärkt (epidemieartig) auftretende Infektionskrankheit. Betroffen sind meist Kinder im Schulalter, erkranken können aber, wenn auch selten, Kinder ab 2 Jahren sowie Erwachsene. Übertragen wird die Erkrankung ebenfalls als Kontakt- oder Tröpfcheninfektion, allerdings ist die Möglichkeit der Ansteckung weit geringer als bei den anderen Kinderkrankheiten. Eine vorbeugende Impfung gegen Ringelröteln ist nicht möglich. Daher ist aufgrund der Immunität nach einer Erkrankung diese der sicherste Schutz vor einer Infektion während der Schwangerschaft, welche zu einer schweren Schädigung des Kindes führen kann.

Erkrankung/Symptome:
Nach einer Inkubationszeit von 1 bis 2 Wochen zeigen sich zuerst auf den Wangen leicht erhabene rötliche Flecken, die allmählich miteinander verschmelzen. Das Dreieck Nase - Mundwinkel - Kinn ist hiervon nicht betroffen. Die Haut ist angespannt und juckt. In den nächsten 1 bis 3 Tagen breitet sich der Ausschlag, häufig begleitet von leichtem Fieber, über den gesamten Körper aus, wobei der Körperstamm weniger betroffen ist. Besonders ausgeprägt ist dieser an den Streckseiten der Arme und Beine sowie am Gesäß. Durch das Ausbreiten, Zusammenfließen und teilweise wieder Zurückgehen des Ausschlags entsteht ein girlandenförmiges Aussehen. Nach einer Woche geht der Ausschlag zurück, kann aber vereinzelt in den nächsten Wochen nochmals weniger stark wieder auftreten.

Behandlung:
Ärztliche Untersuchung. Bis auf Bettruhe, ausreichende Flüssigkeitszufuhr sowie eine eventuelle Fiebersenkung sind keine weiteren Maßnahmen notwendig.

12.2.8 Röteln (Rubeola)

Beschreibung:
Durch Viren hervorgerufene Infektionskrankheit, die überwiegend im Alter von 5 bis 15 Jahren auftritt, aber auch alle anderen Altersgruppen betreffen kann. Die Ansteckungsgefahr ist nicht sehr hoch, eine Übertragung findet nur von Mensch zu Mensch statt, wobei das Virus über die Nasen-, Mund-, Rachenschleimhaut aufgenommen wird. Etwa 9 von 10 Personen über 18 Jahren sind durch Impfung oder Erkrankung gegen Röteln immun. Wie bei den Ringelröteln besteht bei einer Röteln-Erkrankung der Mutter während der Schwangerschaft, besonders während der ersten drei Schwangerschaftsmonate, die Gefahr einer schweren Schädigung des Kindes oder einer Fehlgeburt. Aus diesem Grunde soll beim Feststellen einer Schwangerschaft immer der Röteln-Titer überprüft werden. Übertragbar sind Röteln in der Zeit von wenigen Tagen vor dem Auftreten des Ausschlags bis etwa 2 Wochen nach dessen Verschwinden.

Erkrankung/Symptome:
Die Zeitspanne zwischen Infektion und Erkrankung beträgt in der Regel 2 Wochen. Nach anfänglichen Symptomen eines leichten Atemwegsinfekts tritt nach 48 Stunden hinter den Ohren und im Gesicht der Ausschlag auf, der sich dann auf Körperstamm und Extremitäten ausbreitet. Der Ausschlag ist hellrot, zum Teil von einem helleren Rand umgeben und maximal 5 mm groß. Im Gegensatz zu den Ringelröteln verlaufen die Flecken nicht miteinander und sind gut voneinander abgrenzbar. Weiterhin sind die Röteln kleiner, blasser und nicht so dicht wie bei Masern. Fieber tritt in vielen Fällen nicht auf, wenn doch, steigt dieses fast nie über 39 °C. Ein besonderes Merkmal einer Rötelnerkrankung sind geschwollene Lymphknoten am Hals, welche sich gut tasten lassen. Nach höchstens fünf Tagen geht der Ausschlag wieder zurück, eine Schuppung findet hierbei nicht statt.

Behandlung:
Ärztliche Untersuchung. Bis auf Bettruhe, ausreichende Flüssigkeitszufuhr sowie eine eventuelle Fiebersenkung sind keine weiteren Maßnahmen notwendig.

Isolation, den Kontakt besonders zu Geschwistern und anderen Kindern (Schule, Kindergarten usw.) unterbrechen.

12.2.9 Scharlach (Scarlatina)

Beschreibung:
Scharlach wird (wie Keuchhusten) nicht durch Viren, sondern durch Bakterien (hier: Streptokokken) ausgelöst, die bei etwa einem Fünftel der Bevölkerung in den Luftwegen vorhanden sind und durch Tröpfchen übertragen werden. Infektionen treten überwiegend im Alter von 5 bis 15 Jahren auf, können aber auch bis zu einem Alter von etwa 40 Jahren vorkommen. Besonders hohe Infektionsgefahr besteht überall dort, wo Menschen auf engem Raum über längere Zeit zusammen sind, in Kindergärten, Spielgruppen oder der Schule. Eine Immunität nach einer Scharlacherkrankung besteht nicht, sodass mehrere Infektionen (bis zu 10) möglich sind.

Erkrankung/Symptome:
Nach ca. fünf Tagen Inkubationszeit zeigen sich als Symptome Hals-Rachen-Beschwerden mit möglichen Schmerzen beim Schlucken, welche von einer Rachen-/Mandelentzündung hervorgerufen werden, begleitet von einem dunkelroten Gaumen und Rachen. Die Zunge ist erst belegt, nach wenigen Tagen ebenfalls tiefrot („Scharlachrot, Himbeerzunge"). Begleiterscheinungen sind oft hohes Fieber, Kopfschmerzen, Übelkeit, Erbrechen und ein schneller Herzschlag, zusätzlich können Leibschmerzen auftreten.

(Überwiegend) beginnend an den Leisten und der Innenseite der Oberschenkel sowie den Achseln breitet sich der Ausschlag über den gesamten Körper und das Gesicht aus; dieser ist hell- bis dunkelrot, kleinfleckig und punkt- („Stecknadelkopf")artig und leicht erhaben. Beim Betasten wirkt der Ausschlag rau bis samtig. Das Nase-Mund-Dreieck bleibt hierbei frei und wirkt blutleer. Oft ist der Ausschlag allerdings so gering, dass die Infektion als Mandelentzündung diagnostiziert und behandelt wird (s. u.). Eine Schuppung tritt nach einer Woche zuerst im Gesicht auf und findet in den nächsten drei Wochen am gesamten Körper statt, kann aber auch doppelt so lange anhalten.

Behandlung:
Ärztliche Untersuchung. Behandlung mit Penicillin. Bettruhe und ausreichende Flüssigkeitszufuhr sowie eine eventuelle Fiebersenkung (Paracetamol). Erkrankte Kinder und ihre Geschwister müssen bis zur ärztlichen Abklärung von anderen Kindern (Kindergarten, Schule) isoliert werden.

Komplikationen:
Gleichzusetzen sind hier eine unerkannte Infektion (s. o.) oder das sogenannte „zweite Kranksein". Nach Abklingen des (wenn erkannten) Ausschlages und der Mandelentzündung fühlt sich der Patient völlig genesen. Allerdings kann in der 3. bis 5. Woche zum Teil erneutes (leichtes bis mäßiges) Fieber folgen, hervorgerufen durch eine Infektion der inneren Organe. Nasennebenhöhlen, Mittelohr sowie Lymphknoten am Hals sind oft betroffen und der Auslöser. Die besondere Gefahr einer unerkannten Infektion besteht jedoch in einem Übergreifen auf die Nieren oder das Herz. Eine hieraus resultierende Entzündung des Herzmuskels oder der Herzinnenhaut kann eine akut lebensbedrohliche Situation für den Patienten zur Folge haben.

12.2.10 Windpocken (Wasser-, Spitzpocken, Varizellen)

Beschreibung:
Erreger der Windpocken ist das Varicella-Zoster-Virus, das auch für die Erkrankung an Gürtelrose verantwortlich ist. Das Virus ist weltweit verbreitet und ist sehr ansteckend. Die Erkrankungshäufigkeit ist bei Kindern im Alter von 2 bis 8 Jahren am höchsten, betroffen sein können jedoch auch schon Säuglinge, die jünger als drei Monate sind. Eine Infektion von Kindern über 12 Jahren ist selten, da bis zu diesem Alter die meisten Kinder einmal an Windpocken erkrankt waren bzw. geimpft worden sind und somit eine Immunität erworben haben. Die Immunität hält zwar lebenslang an, ist aber in manchen Fällen nicht ausreichend, sodass auch Erwachsene nochmals erkranken können oder die Erkrankung, überwiegend im Alter von über 50 Jahren, als Gürtelrose ausbricht. Übertragen wird das Virus als Tröpfcheninfektion, ein direkter Kontakt zu dem Erkrankten ist nicht notwendig, da vom Virus auch mehrere Meter Entfernung in der Luft überwunden werden können. Allerdings ist das Virus außerhalb des Körpers nicht sehr lange überlebensfähig, sodass eine Übertragung durch Kleidung und Gegenstände nicht erfolgt. Eine Ansteckung ist nur möglich in der Zeit von 1 bis 2 Tagen vor dem Auftreten der Bläschen und hält ca. eine Woche an.

Erkrankung/Symptome:
Nach Ablauf einer Inkubation von 12 bis 16 Tagen entsteht relativ plötzlich (zum Teil zuerst mit Bläschen an der Mundschleimhaut) hinter den Ohren, am Rumpf, den Extremitäten und in den Achselhöhlen der Ausschlag, welcher sich in den nächsten 1 bis 2 Tagen flächenförmig über den gesamten Körper ausbreitet. Zu erkennen sind kleine rötliche Flecken, die sich in Schüben über Knötchen in Bläschen von etwa 3 mm Durchmesser mit klarem, wässrigen Inhalt umwandeln. Der zum Teil von hohem Fieber begleitete Ausschlag juckt stark. Die Bläschen platzen durch leichten Druck und „vertrocknen" danach; aufgrund der schubweisen Entwicklung sind nach etwa drei Tagen Knötchen, Bläschen und eingetrocknete Bläschen gleichzeitig erkennbar. Nach wenigen Tagen sind alle Bläschen eingetrocknet und von einer Kruste bedeckt, die nach ca. einer Woche abfällt.

Behandlung:
Ärztliche Untersuchung. (Bett-)Ruhe bei Kindern in den ersten Tagen, Behandlung der Bläschen zur Stillung des Juckreizes und zur Eintrocknung mit Puder oder Zinkschüttelmixtur, eventuelle Fiebersenkung (Paracetamol).

Erkrankte Kinder isolieren sowie deren Geschwister von anderen Kindern (Kindergarten, Schule) trennen.

Komplikationen:
Infolge des starken Juckreizes besteht die Gefahr, dass durch (Auf-)Kratzen der Bläschen eine Infektion der Wunde mit Eitererregern stattfinden kann. Eine durch diese Infektion hervorgerufene Nieren-, Ohren- oder Lungenentzündung kann die Folge sein, ebenso ist in seltenen Fällen das Entstehen einer Hirnhautentzündung möglich, zusätzlich bleiben aufgrund der Wundinfektionen oft Narben zurück.

Anders als bei Kindern, bei denen eine Windpockenerkrankung in der Regel völlig komplikationslos verläuft, können bei Erwachsenen schwere Lungenentzündungen mit Atemnot und hohem Fieber auftreten. Auch Entzündungen von Leber, Milz oder der Hirnhaut sind möglich. In diesen Fällen ist eine zusätzliche Therapie mit einem Antibiotikum angezeigt.

Überblick über Kinderkrankheiten

Überblick über sogenannte „Kinderkrankheiten“, gegen die verbeugend geimpft werden sollte						
Krankheit	**Inkubationszeit**	**Ansteckung durch**	**Symptome**	**Dauer**	**Behandlung**	**Vorbeugung**
Masern	9–12 Tage	Tröpfcheninfektion (Husten, Niesen, Sprechen); auch über weite Distanzen möglich	Husten, Schnupfen, Fieber, lichtempfindliche Augen, kalkspritzerartige Flecken auf der Mundschleimhaut, roter flächenhaft erscheinender Hautausschlag	1–2 Wochen	nur allgemeine Linderung möglich (gut gelüftete, aber abgedunkelte Zimmer)	aktive Immunisierung
Windpocken	12–28 Tage	Tröpfcheninfektion (Husten, Niesen, Sprechen); auch über weite Distanzen möglich	roter, fleckiger Ausschlag, der sich in flüssigkeitsgefüllte Bläschen verwandelt, starker Juckreiz	1–2 Wochen	nur allgemeine Linderung (Linderung des Juckreizes, kurze Fingernägel)	aktive Immunisierung, ersatzweise passive Immunisierung
Röteln	14–21 Tage	direkte Tröpfcheninfektion (Husten, Niesen, Küssen)	feinfleckiger, hellroter, hinter den Ohren beginnender Ausschlag, breitet sich über Hals, Rumpf auf Gliedmaßen aus, schmerzhaft geschwollene Lymphknoten	3–5 Tage	keine Behandlung, da harmlose Erkrankung	aktive Immunisierung
Keuchhusten (Pertussis)	7–14 Tage	Tröpfcheninfektion (Husten, Niesen, Küssen)	starke Hustenanfälle mit hörbarem Einziehen der Luft, evtl. Erbrechen	6–8 Wochen	nur allgemeine Linderung durch Antibiotika möglich	aktive Immunisierung
Mumps (Ziegenpeter)	14–28 Tage	Tröpfcheninfektion (Husten, Niesen, Speichel)	Ohrschmerzen, bzw. Schmerzen bei Kauen u. Kopfbewegungen, Anschwellen der Ohrspeicheldrüsen	1–2 Wochen	nur allgemeine Linderung	aktive Immunisierung

Überblick über sogenannte „Kinderkrankheiten", gegen die verbeugend geimpft werden sollte						
Krankheit	**Inkubationszeit**	**Ansteckung durch**	**Symptome**	**Dauer**	**Behandlung**	**Vorbeugung**
Poliomyelitis (Kinderlähmung)	7–14 Tage	Schmierinfektion	zunächst katarrhalische Erscheinungen (Husten, Schnupfen) und Durchfall; später Kopfschmerzen, Übelkeit; zuletzt Lähmungserscheinungen der Muskulatur	1–2 Wochen	nur allgemeine Linderung möglich; Krankheit bricht aber nur selten voll aus	aktive Immunisierung
Diphterie	2–6 Tage	Tröpfcheninfektion	Fieber; grau-weiße, dicke Beläge im Mund- u. Rachenraum; Essunlust, Schluckbeschwerden, fauliger Mundgeruch, schmerzhafte Lymphknotenschwellungen	2–6 Wochen	Gabe von Antibiotika bzw. Antitoxinserum	aktive Immunisierung oder auch passive Immunisierung
Tetanus (Wundstarrkrampf)	3–21 Tage	Schmierinfektion von Wunden durch kotverseuchte Erde	zunächst Schwitzen/Frösteln, Fieber, Schlaflosigkeit; später Muskelsteifheit in Nacken und Gesicht; schließlich Anfälle von Muskelkrämpfen am ganzen Körper		Intensivmedizinische Behandlung (Sedierung u. Muskelrelaxierung, Antitoxinbehandlung, Antibiotikagabe)	aktive Immunisierung oder auch passive Immunisierung
Anmerkung zum Wundstarrkrampf:			hinterlässt keine lebenslange Immunität => Auffrischungsimpfung alle 10 Jahre nötig			
Scharlach	2–4 Tage	Tröpfcheninfektion (Husten, Niesen); auch durch Eiter oder Speichel möglich	Halsschmerzen mit starker Rötung, Schluckbeschwerden, hohes Fieber; feinfleckiger roter Ausschlag in Gesicht, Achsel- u. Leistengegend	1–6 Wochen	Antibiotika	nicht möglich
Anmerkung zum Scharlach			da eine vorbeugende Immunisierung gegen Streptokokken nicht möglich ist, gibt es auch keine Schutzimpfung			

Vgl. http://haasensasse.de/pdf/Kinderkrankheiten.pdf

Tabelle 12.3: Übersicht Kinderkrankheiten

Impfkalender

Impfstoff/ Antigen-Kombinationen	Alter in vollendeten Monaten						Alter in vollendeten Jahren				
	Geburt	2	3	4	11-14	15-23	5-6	9-11	12-17	ab 18	ab 60
Wundstarrkrampf (Tetanus)		1.	2.	3.	4.		A	A		A[d), h)]	
Diphtherie		1.	2.	3.	4.		A	A		A[d), h)]	
Keuchhusten (Pertussis)		1.	2.	3.	4.		A	A		A[h)]	
Haemophilus influenza Typ b Hib		1.	2.[a)]	3.	4.						
Kinderlähmung (Polio)		1.	2.[a)]	3.	4.			A			
Hepatitis B	1.		2.[a)]	3.	4.			G			
Pneumokokken		1.	2.	3.	4.						S
Meningokokken					1.[c)]						
Masern, Mumps, Röteln (MMR)[e)]					1.	2.					
Windpocken (Varizellen)[e)]					1.	2.		f)			
Grippe [b)] (Influenza)											S
HPV [g)] (Humane Papillomaviren)								SM			

A Auffrischimpfung: Diese sollte möglichst nicht früher als 5 Jahre nach der vorhergehenden letzten Dosis erfolgen

G Grundimmunisierung aller noch nicht geimpften Jugendlichen bzw. Komplettierung eines unvollständigen Impfschutzes

S Standardimpfungen

SM Standardimpfungen für Mädchen

a) Bei Einzelimpfstoffen oder Impfstoffen ohne Keuchhustenanteil kann diese Dosis entfallen

b) Jährlich mit aktuellem Impfstoff

c) Ab dem vollendeten 12. Lebensmonat

d) Auffrischung alle 10 Jahre

e) Mindestabstand zwischen den Impfungen 4 bis 6 Wochen

f) Impfung von Jugendlichen ohne Windpockenerkrankung oder -impfung

g) Impfung mit 3 Dosen für alle Mädchen im Alter von 12 bis 17 Jahren

h) Alle Erwachsenen sollen mit der nächsten fälligen Impfung gegen Wundstarrkrampf (Tetanus)/Diphtherie einmalig eine Impfung gegen Keuchhusten (Pertussis) erhalten (Kombinationsimpfung)

Tabelle 12.4: Impfkalender (Vgl. Empfehlungen der Ständigen Impfkommission (STIKO), Stand 10/2011)

12.3 Notfälle

12.3.1 (Pseudo-)Krupp

Die Schleimhäute schwellen im Bereich der Bronchien und der Luftröhre unterhalb des Kehldeckels als Folge einer **Virusinfektion** an. Die davon am meisten betroffene Altersgruppe sind Kinder zwischen dem **6. Lebensmonat und dem 5. Lebensjahr**. In der Regel entwickelt sich die Entzündung langsam und die Kinder zeigen trotz starker Atemgeräusche meist keinen schlechten Allgemeinzustand.

Symptome:

- Heiserkeit
- **bellender Husten**
- Einatemgeräusche
- Atemnot
- Weichteileinziehungen im Halsbereich beim Einatmen
- hohe Pulsfrequenz
- kein bis geringes Fieber
- langsames Auftreten der Erkrankung

Maßnahmen:

- beruhigen und Ruhe bewahren
- das Kind nicht von den Eltern trennen
- ausreichende Flüssigkeitszufuhr (kalte Getränke)
- feuchte Luft (feuchte Handtücher aufhängen, das Kind vor eine laufende, kalte Dusche setzen)
- ärztliche Untersuchung

12.3.2 Epiglottitis

Die Epiglottitis ist eine **bakteriell** bedingte Kehldeckelentzündung. Die am häufigsten betroffene Altersgruppe sind **Kinder zwischen 4 bis 6 Jahren**. Aber auch bei Erwachsenen kann diese Erkrankung auftreten. Leitsymptome sind Schluckbeschwerden mit hohem Fieber und ein schlechter Allgemeinzustand. Oft ist ein Speichelfluss aus den Mundwinkeln festzustellen, da das Schlucken vermieden wird.

Symptome:

- schlechter Allgemeinzustand
- Speichelfluss aus dem Mund
- leise, kloßige Sprache (wie mit einer heißen Kartoffel im Mund)
- hohes Fieber
- schnelle Krankheitsentwicklung
- Ein- und Ausatemgeräusche

Maßnahmen:

- Notarztruf absetzen (lassen)
- beruhigen und Ruhe bewahren
- Kind nicht von den Eltern trennen
- **keine Racheninspektion, um weitere Schwellungen zu vermeiden** !
- nie zum Liegen zwingen
- Sauerstoffinhalation

12.3.3 Asthma bronchiale

Durch eine Verengung der Bronchien in Verbindung mit vermehrter Schleimbildung tritt starke Atemnot auf. Bei Kindern ist ein bronchialer Asthmaanfall jedoch aufgrund des geringeren Atemwegsdurchmessers bedrohlicher als beim Erwachsenen (➔ Abschnitt 5.2.1 „Verlegung der Atemwege").

Merkmale	**Pseudokrupp**	**Epiglottitis**	**Asthma**
Alter	6 Monate bis 4 Jahre	2 bis 6 Jahre	altersunabhängig
Krankheitsverlauf	langsam	schnell	verschieden
Fieber	niedrig	hoch	nein
Allgemeinzustand	befriedigend	schwer krank	schlecht bis schwer krank
Haltung im Bett	liegend	nach vorn gebeugt sitzend	aufgerichtet, sitzend
Speichelfluss	normal	verstärkt	normal
Atemgeräusche	Pfeifen bei Einatmung	Pfeifen bei Ein- und Ausatmung	Pfeifen bei Ausatmung
Husten	bellend (typisch)	fehlt	eventuell Reizhusten
Stimme	heiser	kloßig, leise	
Vitalgefährdung	gering	sehr hoch	gering bis sehr hoch

Tabelle 12.5: Differenzialdiagnose Pseudokrupp – Epiglottitis – Asthma

12.3.4 Fremdkörperaspiration

Die meisten *Aspirationen* von Fremdkörpern treten in den ersten Lebensjahren auf, nachdem ein Kind laufen gelernt hat. Sie können sich beispielsweise ereignen, wenn Kinder mit vollem Mund laufen oder stürzen. In seltenen Fällen kommt die Aspiration auch bei Säuglingen vor, wenn Geschwister diese mit ungeeigneten Dingen füttern.

Häufig *aspiriert* werden: Nüsse, Hülsenfrüchte, Spielzeugteile und Bonbons.

! ***Eine Diagnose erweist sich oft als schwer, da ein Verschluss der Luftröhre auch später als der eigentliche Aspirationsvorgang auftreten kann.***

Symptome:

- plötzlicher, sehr starker Husten
- eventueller Würgereiz
- Stridor (unnormale Atemgeräusche)
- Atemnot
- Weichteileinziehungen im Halsbereich beim Einatmen (bei *inverser* Atmung)

Maßnahmen:

- Notarztruf
- versuchen, den Fremdkörper zu entfernen (→ Abschnitt 5.2.1 „Verlegung der Atemwege“)
- Sauerstoffinhalation

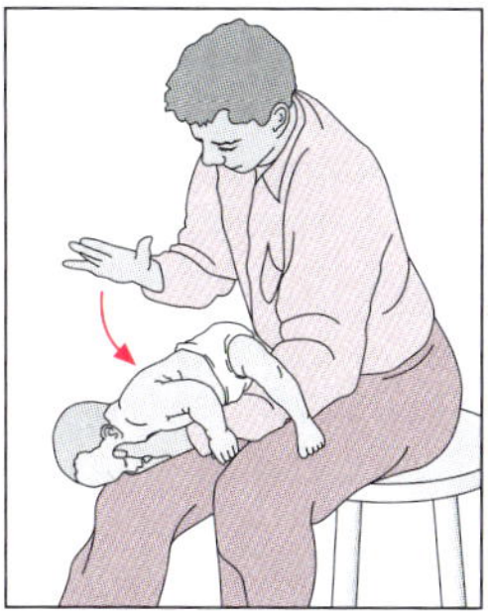

Abbildung 12.3: Lösen eines Fremdkörpers

12.3.5 Fieberkrampf

Beim Fieberkrampf handelt es sich um die häufigste Art von Krampfanfällen, die bei Kindern vorkommen: Etwa 5 % aller Kinder im Alter zwischen 6 Monaten und 5 Jahren waren schon mindestens einmal betroffen. Hierbei handelt es sich nicht um eine krankhafte Neigung zur chronischen *Epilepsie,* sondern nur um eine kurzzeitige Fehlfunktion des zentralen Nervensystems infolge Fiebers, Flüssigkeits- und Elektrolytmangels. Symptome:

- Fieberinfekt seit Stunden bis zu Tagen (>38 °C rektal)
- plötzlich auftretendes hohes Fieber (>39 °C rektal)
- teilweise schnelle und starke Muskelzuckungen
- starre Augen
- unregelmäßige, flache Atmung

Maßnahmen während des Krampfes:

- Kind nicht festhalten
- alle Gegenstände, an denen das Kind sich verletzen kann, wegräumen oder polstern
- bei erstmalig auftretendem Krampf Notruf (Notarzt) veranlassen
- bei bekannter Krampfneigung die Einnahme von Medikamenten unterstützen, Rücksprache mit dem behandelnden Arzt halten bzw. den Transport zu diesem veranlassen

Maßnahmen nach dem Krampf:

- **wärmende Kleidung zur Fiebersenkung entfernen** !
- eventuell vorsichtige Sauerstoffgabe (Achtung: bei einer genügend hohen Sauerstoffkonzentration im Blut kann der Krampf wieder einsetzen)
- **bewusstlosen Patienten in stabiler Seitenlage** (Kleinkinder in Bauchlage) **lagern**

12.3.6 Affektkrämpfe

Es handelt sich hierbei nicht um ein *zerebrales,* sondern um ein *psychisch* bedingtes Anfallsleiden. Übermäßige *Emotionen*, Schmerz oder Wut führen zu starkem Schreien. Als Folge hiervon findet keine Einatmung mehr statt, sodass es zur *Zyanose* oder einer kurzzeitigen Bewusstlosigkeit kommt. Beim Eintreffen des Helfers liegt in der Regel der Normalzustand des Kindes wieder vor.

12.3.7 Epileptischer Anfall

Bei jedem Krampf muss in Betracht gezogen werden, dass es sich auch um einen epileptischen Anfall oder eine entzündliche Erkrankung des zentralen Nervensystems handeln kann, selbst wenn alle Umstände für eine andere Art des Krampfes sprechen. Daher sollte das Kind nach einem Krampf immer durch einen Arzt untersucht werden (➔ Abschnitt 13.2.6 „Epileptischer Anfall").

12.3.8 Plötzlicher Kindstod, SIDS (Sudden Infant Death Syndrome)

Der Tod eines Kindes tritt unerwartet und ohne besondere Vorzeichen bzw. Vorerkrankungen ein. Die Todesursache kann auch durch eine Obduktion nicht festgestellt werden.

Medizinisch sind die Vorgänge, die zum plötzlichen Kindstod führen, noch nicht vollständig erforscht. Es werden Zusammenhänge mit zentralen Atemstörungen in Verbindung mit Virusinfekten vermutet. Statistische Erhebungen zeigen, dass etwa drei von 1 000 Neugeborenen innerhalb des ersten Lebensjahrs an SIDS versterben, die meisten im zweiten bis vierten Lebensmonat.

Ein erhöhtes Risiko liegt vor bei:

- häufiger Bauchlage des Kindes,
- Frühgeborenen und Mehrlingen,
- SIDS bei Geschwistern und
- Drogenabhängigkeit der Mutter.

Maßnahmen:

- Wiederbelebung (➔ Kapitel 15 „Herz-Lungen-Wiederbelebung")
- bei unklaren Anfällen von *Zyanose,* Verlust der Muskelspannung, *Bradykardie* oder Atemstillstand sofort einen Notarztruf veranlassen

12.4 Kindesmisshandlung

Unter einer Kindesmisshandlung wird die Anwendung „körperlicher u. psychischer Gewalt gegenüber Kindern durch Erwachsene, insbes. durch Eltern, Sorgeberechtigte u. Erzieher" verstanden.

[Pschyrembel Klinisches Wörterbuch, 263. Auflage, Berlin; New York: De Gruyter, 2011, Seite 1072]

Bei jeder Verletzung oder Erkrankung, deren Entstehen der Helfer nicht selbst verfolgt hat, muss eine mögliche Misshandlung mit in Betracht gezogen werden. Oft kann nur eine vage Vermutung getroffen werden, wenn folgende familiäre Umstände zutreffen:

- soziale Belastung der Familie,
- psychische Erkrankungen der Eltern,
- Alkoholismus,
- unerwünschte Geburt des Kindes,
- Erkrankung oder Behinderung des Kindes.

Eine eventuelle Kindesmisshandlung lässt sich in die in Tabelle 12.8 aufgeführten Kategorien und wahrscheinlichen Leitsymptome unterteilen:

Körperlicher Missbrauch	Sexueller Missbrauch	Seelischer Missbrauch
• Schürfwunden, Striemen, Blutergüsse • Verletzungen im Mundbereich • Mehrfachbrüche • Vergiftung, Ertrinken • innere Verletzungen • Netzhautblutungen • Schädel-Hirn-Trauma • „plötzlicher" Kindstod	• Juckreiz, Schmerzen, oder Blutungen im Genitalbereich • Schmerzen beim Laufen und Stehen • Zeichen seelischer Misshandlung, Angst	• Ess- und Entwicklungsstörungen • Schlafstörungen • Sprachstörungen • Verhaltensstörungen • Schreckhaftigkeit • Kind meidet Eltern • Bettnässen

Tabelle 12.6: Leitsymptome einer Kindesmisshandlung

Beim **begründeten** Verdacht auf eine Kindesmisshandlung sollte sich der Helfer folgendermaßen verhalten:

- Konfrontation mit den Eltern vermeiden,
- Klinikeinweisung anstreben bzw. Rettungsdienst anfordern,
- bei Verweigerung der Einweisung durch die Eltern die Polizei informieren,
- genaue Dokumentation des Kindeszustandes und des Umfeldes.

12.5 Der Umgang mit Kindern

Prinzipiell kann man sagen, dass gerade die Reaktionen von Kindern unberechenbar sind. Abhängig von ihrem Bewusstseinszustand, ihrer Erziehung und ihrem Alter kann mit mehr oder weniger Unruhe oder Abwehr gerechnet werden. Immer sollte man davon ausgehen, dass Kinder weinen, unabhängig davon, ob sie Schmerzen oder nur Angst haben. Oft können sie nicht unterscheiden zwischen einem Unwohlsein durch Schmerzen oder durch Angst. Als bewiesene Tatsache gilt es, dass die Bekleidung medizinischen Personals und eine Arztpraxis oder Krankenhausumgebung grundsätzlich Angst und Abneigung bei Kindern hervorrufen. Trifft man auf unerwartet ruhige Kinder, sollten diese umgehend auf einen Schock hin untersucht werden.

Folgende Grundregeln sind zu beachten:

- Ein Kind sollte möglichst nicht von seiner Bezugsperson (Eltern, Geschwistern, Großeltern etc.) getrennt werden.
- Sämtliche Aufregung muss ferngehalten werden.
- Bei der Untersuchung und Betreuung ist der anwesende Personenkreis so klein wie möglich zu halten. Wechsel sind zu vermeiden.
- Eine freundliche Stimme und ein Lächeln oder eine kleine Geschichte können Wunder wirken. (Nicht nur bei Kindern!)
- Wenn es der Bewusstseinszustand des Kindes erlaubt, ist ein Stofftier oder auch schon ein aufgeblasener und bemalter Einmalhandschuh ein gutes Spielzeug.
- Es ist für den baldigen Abtransport des Kindes mit dessen Bezugsperson zu sorgen.
- Medizinische Geräte wirken Furcht einflößend. Möglichst die Geräte spielerisch erklären und sie vom Kind anfassen lassen.

13 Nerven und Sinnesorgane

13.1 Anatomie und Physiologie

Damit der Mensch (über-)lebensfähig ist, verfügt er über verschiedene Sensoren, mit denen er Reize seiner Umwelt schnell erfassen und verarbeiten kann. Diese Sinnesorgane sind:

- Augen,
- Nase,
- Ohren,
- Zunge,
- Haut mit Schmerz-, Druck- und Temperaturrezeptoren (→ Abbildung 3.2).

Ein umfangreiches Nervensystem sorgt für die Weiterleitung der Impulse von den *Rezeptoren* zum Gehirn und vom Gehirn zu den Muskeln.

13.1.1 Nervensystem und Gehirn

Das Nervensystem wird in folgende Gruppen eingeteilt:

- **abhängig von der Lage der Nerven** wird zwischen *zentralem* und *peripherem* Nervensystem unterschieden,
- **abhängig von der Funktion der Nerven** wird zwischen *vegetativem (autonomem)* und somatischem Nervensystem unterschieden.

Zentrales und peripheres Nervensystem

Das zentrale Nervensystem wird vom Gehirn und dem Rückenmark gebildet. Hier liegt das eigentliche Regelzentrum des menschlichen Körpers. Fast alle Impulse werden an entsprechenden Abschnitten ausgewertet. Die peripheren Nerven zweigen vom Rückenmark oder dem Gehirn ab und führen durch den Körper an die jeweiligen Endpunkte (→ Abbildung 13.1).

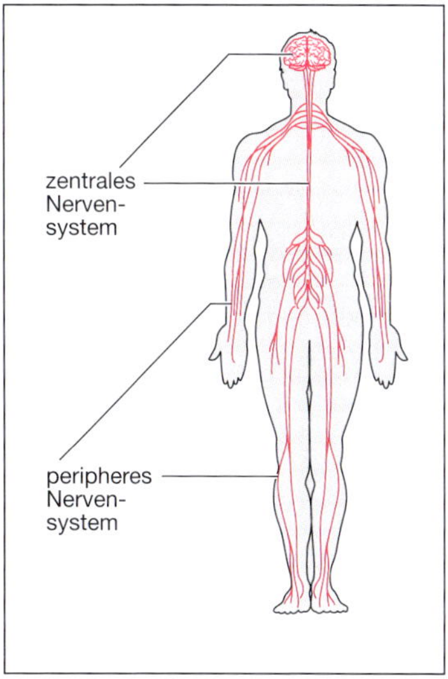

Abbildung 13.1: Nervensystem

Reflexe, d. h. Aktionen, die automatisch ausgeführt werden, ohne dass diese willentlich beeinflusst werden können, werden in der Regel vom Rückenmark ausgelöst. Wenn z. B. die Achillessehne gereizt wird, wird das reflexartige Anspannen der Wadenmuskulatur nicht durch das

Gehirn ausgelöst. In diesem Fall registriert das Rückenmark den Reiz und sendet selbst das Signal zum Anspannen der Wadenmuskulatur weiter. Durch diesen Mechanismus ist eine schnellere Reaktion möglich, als wenn eine Verarbeitung im Gehirn stattfinden würde.

Vegetatives (autonomes) Nervensystem

Im Körper müssen sehr viele Parameter zur gleichen Zeit gesteuert werden: Atemfrequenz, Adrenalinausschüttung, Nierenfunktion usw. Über diese Funktionen muss nicht nachgedacht werden, sie laufen automatisch durch das vegetative Nervensystem ab.

Das vegetative Nervensystem besteht im Wesentlichen aus zwei Teilen: dem **Nervus sympathikus** und dem **Nervus parasympathikus (Vagus)**, kurz Sympathikus und Vagus genannt. Diese beiden Stränge des vegetativen Nervensystems sind Gegenspieler, sie kehren also die Wirkung des anderen um:

- Der **Sympathikus** ist für Stresszustände im Körper verantwortlich. Er bewirkt eine Erhöhung der Herzfrequenz, Erhöhung des Blutdrucks, Senkung der Darmfunktion, schnellere Atmung usw.
- Der **Vagus** lässt sich eher als „Ruhenerv" bezeichnen. Atmung, Herzfrequenz und Blutdruck sinken, Darmtätigkeiten usw. nehmen zu.

Diese Funktionen sind *evolutionsbedingt*: Es haben sich diejenigen Urmenschen als überlebensfähiger erwiesen, die ihre Vitalfunktionen, und damit auch den Energiehaushalt, den äußeren Umständen besser anpassen konnten. In einer Jagd- oder Fluchtphase ist ein maximaler Energieeinsatz möglich, während danach die Entspannung mit Schonung und Neuaufbau der Energiereserven erfolgt.

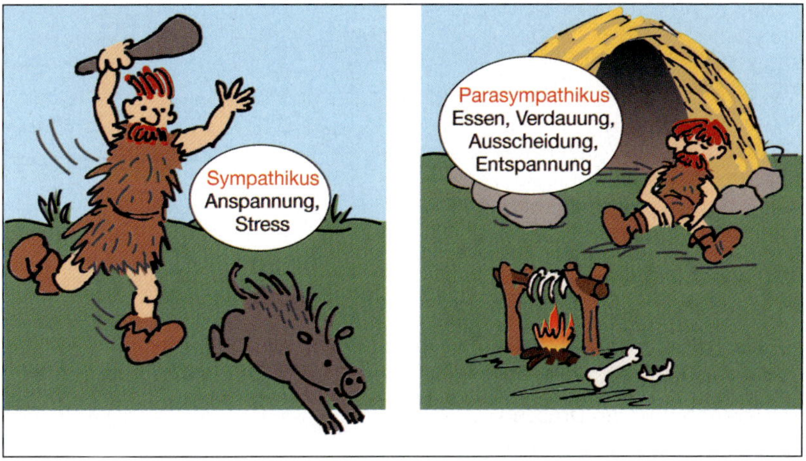

Abbildung 13.2: Aufgaben des Sympathikus/Parasympathikus

Organ	Sympathikus	Parasympathikus
Tränendrüse	keine bekannte Wirkung	Steigerung der Sekretion
Pupille	Erweiterung	Verengung
Herzmuskel	Zunahme von Pulsrate und Kontraktionskraft	mäßige Abnahme von Pulsrate und Kontraktionskraft
Hirngefäße	leichte Verengung	keine Wirkung bekannt
Muskelgefäße	Verengung	keine Wirkung bekannt
Haut-, Schleimhaut- und Eingeweidegefäße	Erweiterung	Verengung
Bronchien	Erweiterung	Verengung
Speicheldrüsen	Verminderung der Sekretion	Steigerung der Sekretion
Magen-Darm-Trakt	Verminderung von Tonus und Bewegungen	Steigerung von Tonus und Bewegungen
Verdauungsdrüsen	Verminderung der Sekretion	Steigerung der Sekretion
Sexualorgane beim Mann	Auslösung der Ejakulation	Auslösung der Erektion

Tabelle 13.1: Wichtige Funktionen von Sympathikus und Parasympathikus

Gehirn

Das Gehirn stellt die „Schaltzentrale" des Menschen dar und ist gemäß seiner Struktur und Funktion in verschiedene Bereiche und Unterbereiche eingeteilt:

Am stärksten ausgeprägt ist das **Großhirn** mit der Großhirnrinde. Diese ist für bewusste Handlungsabläufe, bewusste Empfindungen und das Erinnerungsvermögen verantwortlich. Das **Kleinhirn** überwacht die motorische Feinregelung wie aufrechter Gang, Greifen und Klettern. Der **Hirnstamm** hingegen regelt Instinkthandlungen, Atmung und Blutdruck und setzt sich aus dem Mittelhirn, der Brücke und dem verlängerten Rückenmark zusammen. Die Verbindung zwischen Hirnstamm und Großhirn wird als **Zwischenhirn** bezeichnet. Hier werden die aus dem Rückenmark eintreffenden Informationen gefiltert und in die jeweiligen Abschnitte des Großhirns weitergeleitet, um eine Reizüberflutung zu verhindern.

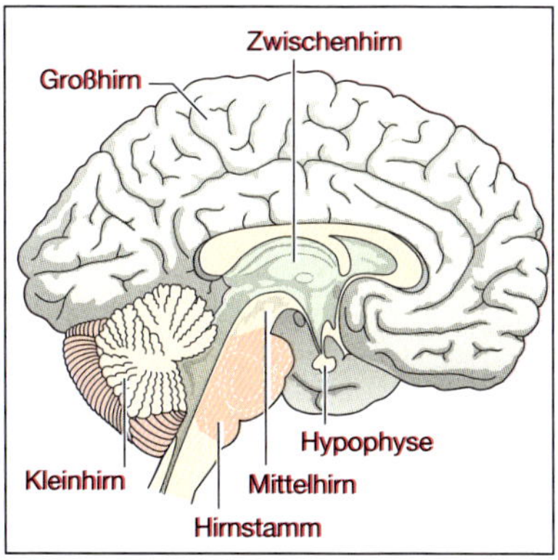

Abbildung 13.3: Gehirn

Des Weiteren ist ein Drüsensystem Bestandteil des Zwischenhirns: **Hypothalamus** und **Hypophyse** regeln z. B. Magen- und Darmfunktionen oder den Bedarf der Nahrungsaufnahme.

Zum Schutz vor Erschütterungen und äußeren Einflüssen sind Gehirn und Rückenmark in eine Flüssigkeit (*Liquor*) gelagert und von den Hirnhäuten umgeben.

13.1.2 Sinnesorgane

Auge

Ein Großteil der Umweltinformationen wird über die Augen aufgenommen, da sowohl das Organ selbst als auch die Informationsverarbeitung im Gehirn sehr ausgereift sind. Etwa ein Drittel der Großhirnrinde gehört zum *visuellen* System und befasst sich mit der Auswertung und Interpretation der Sehsignale.

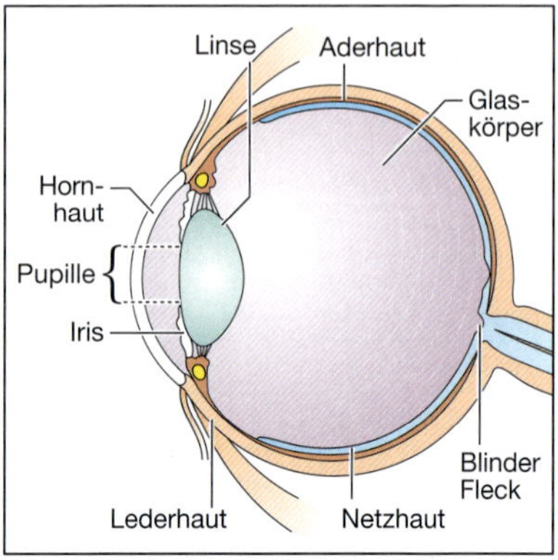

Abbildung 13.4: Aufbau des Auges

Die eigentliche Reizaufnahme erfolgt in der Netzhaut (*Retina*) im Augapfel. Hier passiert das Licht mehrere Schichten von Sehzellen: Stabförmige Zellen (Stäbchen) sammeln die Helligkeitsinformationen, zapfenförmige Zellen (Zapfen) die Farbinformationen. Der schärfste Sehpunkt liegt in der Sehgrube, die sich in der Mitte des Auges befindet. Sie weist die höchste Dichte an Zapfen auf und jede Zelle ist mit einem eigenen Nerv verbunden. Die Nerven, die von den Zellen der Netzhaut ins Gehirn führen, sammeln sich an einer Stelle im Auge und verlassen dort den Augapfel. Diese Stelle wird als „blinder Fleck" bezeichnet, da sich hier keine Sehzellen befinden.
Zur Versorgung der Netzhaut ist diese von einer gut durchbluteten Aderhaut durchzogen. Nach außen schützt eine dicke Lederhaut das Auge. Damit das Auge nicht zusammenfällt, wird es von innen durch einen sogenannten „Glaskörper" stabilisiert, in dem ein bestimmter Druck herrscht (Augendruck). Die Lichtstrahlen, die auf die Netzhaut treffen, fallen durch die Hornhaut im vorderen Teil des Auges auf die veränderbare Linse und werden dort gebündelt. Hierdurch ist es möglich, verschiedene Entfernungen scharf zu sehen.

Die *Iris*, die sich zwischen Linse und Hornhaut befindet, regelt durch Öffnungsvergrößerung und -verkleinerung die einfallende Lichtmenge und reguliert die Helligkeit so, dass der Empfindlichkeitsbereich des Auges optimal ausgenutzt wird. Eine weitere Anpassung an die Helligkeit erfolgt durch die sogenannte „Dunkeladaption" des Auges: Innerhalb von ca. 20 bis 30 Minuten erhöht sich bei Dunkelheit die Empfindlichkeit der Stäbchen, die zum Netzhautrand hin zunehmen. Dies hat zur Folge, dass nachts zwar nur ein recht unscharfes und farbloses Bild entsteht, aber noch geringste Lichtquellen wahrgenommen werden können.

Ohr

Das Ohr übernimmt zwei Aufgaben: Neben dem Hören werden auch die räumliche Lage und Bewegung (Gleichgewichtsorgan) reguliert. Deshalb müssen bei einer Erkrankung oder Verletzung des Ohrs nicht nur eine Hörschädigung, sondern auch eine Beeinträchtigung des Gleichgewichtssinnes bedacht werden.

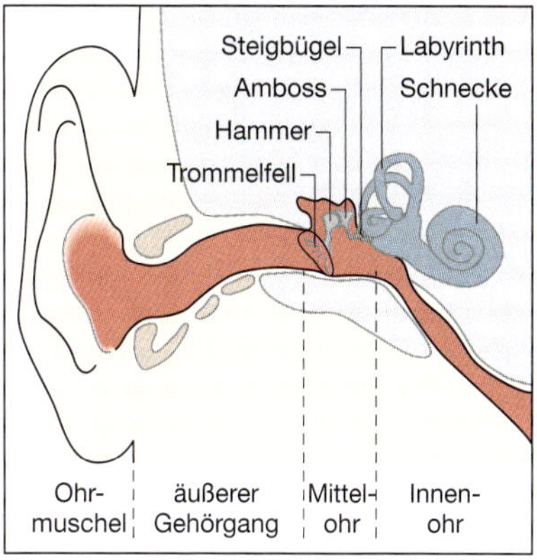

Abbildung 13.5: Aufbau des Ohres

Hören: Ein Geräusch gelangt durch die Ohrmuschel über den äußeren Gehörgang zum Trommelfell und wird wie durch ein Hörrohr verstärkt. Damit über diesen Weg keine Fremdkörper in das Ohr eindringen können, wird der Gehörgang durch Härchen geschützt und durch Talgdrüsen gereinigt.

Hinter dem Trommelfell beginnt das Mittelohr. In der sogenannten „Paukenhöhle" wird der Schall ein weiteres Mal verstärkt. Dieses System besteht aus drei kleinen Knochen (Hammer, Amboss und Steigbügel), die das Trommelfell mit dem ovalen Fenster der Schnecke verbinden. Die Schallverstärkung durch diesen Mechanismus ist ca. 50-fach. Dies ermöglicht es dem Menschen, auch äußerst leise Geräusche (z. B. das Summen einer Mücke) zu hören.

Dem Mittelohr schließt sich das Innenohr mit der Schnecke an. Die Schnecke ist eine zweieinhalbfach aufgerollte Röhre, die mit Flüssigkeit gefüllt und mit Härchen bedeckt ist. Die Schallübertragung wird durch die Flüssigkeit optimiert und die Härchen reagieren auf die Frequenz und Amplitude des Schalls, was der Tonhöhe und -lautstärke entspricht.

Gleichgewicht: Direkt an die Schnecke schließt sich das sogenannte „Labyrinth" an. Dieses Labyrinth setzt sich zusammen aus drei Bogengängen, die senkrecht zueinander stehen (für jede Raumrichtung einer). Jeder Bogengang ist mit Flüssigkeit gefüllt und innen mit Härchen in einer gallertartigen Masse besetzt. Findet eine Bewegung statt, beginnt die Flüssigkeit zu strömen und lenkt die gallertartige Masse aus. Anhand dieser Reizung kann das Gehirn bestimmen, in welcher Richtung sich der Kopf gerade bewegt und in welcher Lage er sich befindet.

Zunge und Nase

Der in der Urzeit lebende Mensch musste in der freien Natur seine Nahrung suchen. Daher war er auf ein zuverlässiges Organ angewiesen, um die Essbarkeit festzustellen. Diese Aufgabe wird von der Zunge und der Nase übernommen. Chemisch empfindliche Sinneszellen bedecken sowohl die Zunge zum Schmecken als auch die Nase zum Riechen. Die Abläufe und Funktionsweisen der Zellen von Nase und Zunge sind einander ähnlich und die Hauptunterschiede bestehen vornehmlich im Zustand der zu analysierenden Stoffe: In der Nase können gasförmige Substanzen unterschieden werden, im Mund gelöste Stoffe. Allerdings ist die Nase wesentlich empfindlicher als die Zunge. Bis zu 4 000 verschiedene Stoffe können unterschieden werden, während mit dem Mund nur süß, sauer, salzig und bitter *differenziert* werden können.

Die Geschmacksfelder auf der Zunge sind so angeordnet, dass man den einen lebenswichtigen Stoff sofort entdecken kann: Zucker. Die Zungenspitze ist sehr empfindlich für süße Geschmacksrichtungen. Der vordere Zungenrand kann salzige Substanzen erkennen. Saure und bittere Stoffe werden oft erst beim Zerkauen der Nahrung frei, sodass diese Rezeptoren im hinteren Teil der Zunge anzufinden sind.

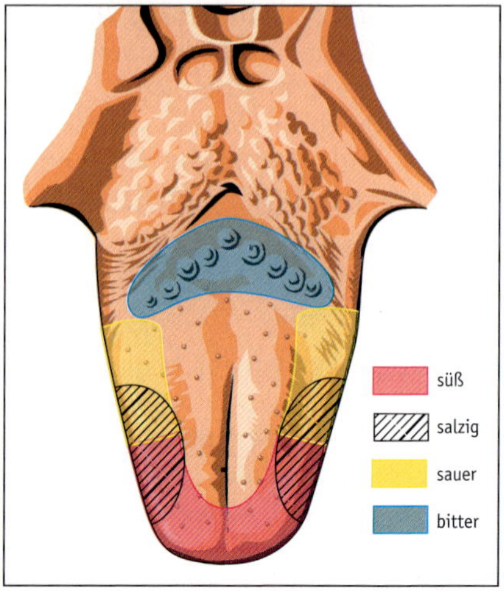

Abbildung 13.6: Geschmacksfelder der Zunge

13.1.3 Bewusstseinslagen

Entsprechend der Fähigkeit, Reize weiterzuverarbeiten und darauf zu reagieren, werden folgende Bewusstseinslagen unterschieden:

- **Bewusstseinsklar**: Ein Patient ist „ansprechbar" und kann auf Fragen adäquat antworten. „Er ist zur Person, zur Zeit, zur Situation und zum Ort orientiert." Diese oft gebrauchte Phrase bedeutet, dass er auf Fragen nach Ort, Situation, Zeit und Person richtig und schnell antwortet.
- **Benommenheit**: Der Patient denkt und handelt verlangsamt, die Orientierung ist eingeschränkt.
- **Somnolenz**: Der Patient ist schläfrig, kann aber durch äußere Reize aufgeweckt werden.
- **Sopor**: Der Patient befindet sich in einem schlafähnlichen Zustand, aus dem er nicht mehr voll durch einfache Reize zu erwecken ist. Nur noch stärkere Schmerzreize lösen Abwehrbewegungen aus.
- **Koma**: Dies ist der schwerste Grad der Bewusstseinsstörung. Der Patient befindet sich in einem schlafähnlichen Zustand, aus dem er nicht mehr zu erwecken ist. Abwehrreaktionen auf Schmerzreize sind nicht mehr vorhanden.

13.2 Verletzungen und Erkrankungen

13.2.1 Schädel-Hirn-Trauma

Unter der Bezeichnung Schädel-Hirn-Trauma *(SHT)* werden innere oder äußere, offene oder geschlossene Kopfverletzungen im Bereich des Schädelknochens und des Gehirns zusammengefasst. Diese Verletzungen treten meist als Folge von Verkehrsunfällen, Stürzen, Arbeitsunfällen oder Schlägereien auf. Häufig liegen zusätzliche Verletzungen der Kopfhaut vor.

13.2.2 Gehirnerschütterung, -prellung, -quetschung

Obwohl das Gehirn zum Schutz vor Erschütterungen in Liquor gelagert ist, kann es passieren, dass es bei einem Unfall gegen den Schädelknochen prallt. Bei der daraus folgenden Beeinträchtigung werden drei Schweregrade unterschieden:

- **Gehirnerschütterung** (*Commotio cerebri*): Es tritt eine kurze Funktionsstörung meist ohne weitere Folgen auf.
- **Gehirnprellung** (*Contusio cerebri*): Eine starke Erschütterung führt zu einem Bluterguss an der geprellten Stelle.
- **Gehirnquetschung** (*Compressio cerebri*): Teile des Gehirns werden stark beschädigt. Oft ist diese Beschädigung nicht mehr rückgängig zu machen. Einblutungen in das Gehirn sind zu erwarten.

Die Symptome unterscheiden sich nach Grad der Verletzung und dem Körperzustand des Verletzten. Oft gibt der Unfallhergang Aufschluss über die Schwere der Verletzung. Leitsymptome sind kurze Bewusstlosigkeit, Gedächtnisverlust bezüglich der Zeit vor dem Unfall (*retrograde Amnesie*), Kopfschmerzen und eventuell Übelkeit sowie Erbrechen. Aber auch eine längere Bewusstlosigkeit bis hin zum Koma ist möglich. Es besteht die Gefahr, dass sich das Gehirn aufgrund von Einblutungen ausdehnt. Da die einzige Öffnung des Hirnschädels das Hinterhauptsloch ist, wird hierdurch der Druck auf das verlängerte Rückenmark erhöht, wo der Sitz des Atemzentrums ist. Dementsprechend können Atem- und Kreislauf*depressionen* auftreten.

Die Maßnahmen richten sich nach den Symptomen und dem Grad der Verletzung:

- Sauerstoffgabe,
- **stabile Seitenlage und Notarztruf bei Bewusstlosigkeit,**
- **bewusstseinsklare Patienten: leichte Oberkörperhochlagerung von ca. 15°,**
- auf jeden Fall die schnellstmögliche Untersuchung durch einen Arzt veranlassen. Es muss sich dabei für bewusstseinsklare Patienten nicht um einen Notarzt handeln.

13.2.3 Schädelbasisbruch

Die Schädelbasis ist die Fläche im Schädel, die den geschlossenen Gehirnbereich vom offenen Atemwegsbereich trennt. Es handelt sich dabei um eine knorpelige Platte. Ein Bruch oder Riss in dieser Platte tritt oft durch Autounfälle, Stürze (Fahrrad- oder Treppensturz) sowie Gewalteinwirkung auf den Schädel ein. Eine begleitende Gehirnverletzung ist zu erwarten.

Neben den Symptomen der Gehirnerschütterung gibt es drei typische Symptome für den Schädelbasisbruch:

- durch den Riss in der Schädelbasis kann Blut oder Liquor aus Mund, Nase oder Ohren austreten,
- Lähmungen von Gesichtspartien bei der Verletzung eines Gesichtsnerven,
- Blutergüsse um ein oder beide Augen herum (*Monokelhämatom* oder *Brillenhämatom*).

Die Maßnahmen entsprechen denen der Gehirnerschütterung. Bei der stabilen Seitenlage sollte darauf geachtet werden, dass Blut und Liquor ungehindert abfließen können.

13.2.4 Offene Schädelverletzung

Bei einer offenen Schädelverletzung besteht die Gefahr, dass Gehirnmasse aus dem Schädel austritt.

! ***Die Wunde darf nicht berührt werden und ist nur steril abzudecken.***

13.2.5 Schlaganfall (*apoplektischer Insult, kurz: „Apoplex"*)

Bei einem apoplektischen Insult handelt es sich um eine Durchblutungsstörung des Gehirns. Unterschieden werden zwei Arten, die jedoch nicht ohne Hilfsmittel, wie z. B. Computertomografie (CT) oder Kernspintomografie (MRT) zu diagnostizieren sind. Sie werden an dieser Stelle aber der Vollständigkeit halber erläutert:

- **Blutiger Schlaganfall**: Ein Blutgefäß im Gehirn platzt und führt zu Einblutungen. Einerseits steigt so der Hirndruck, da mehr Flüssigkeit hinein- als herausfließen kann. Zudem werden Teile des Gehirns, die hinter dem verletzten Gefäß liegen, nur noch vermindert durchblutet. Diese Form des Schlaganfalls tritt häufig tagsüber oder abends infolge eines *Hypertonus* auf.
- **Unblutiger Schlaganfall**: Ein Blutgefäß wird durch ein Blutgerinnsel oder Ähnliches verstopft, sodass der Blutfluss behindert oder gestoppt wird. Eine ausreichende Sauerstoffzufuhr ist nicht mehr gewährleistet, und der entsprechende Teil des Gehirns stirbt ab. Das Auftreten erfolgt oft nachts oder morgens infolge eines *Hypotonus*.

Bei beiden Arten des Apoplex können folgende Symptome auftreten:

- Kopfschmerzen,
- Erbrechen,
- Sensibilitätsstörungen, Kribbeln in den Gliedmaßen,
- eventuell Schwindel, Doppelbilder,
- Sprachstörungen,

- körperliche Ausfallerscheinungen wie Lähmung von Gesichts- oder Körperteilen,
- langsame, aber kontinuierliche Eintrübung des Bewusstseins bis hin zur Bewusstlosigkeit.

Maßnahmen:

- Notruf veranlassen (Notarzt)
- Oberkörperhochlagerung von 15° bis 30° bei einem Blutdruck von mehr als 160 mmHg, Flachlagerung bei weniger als 120 mmHg; wenn notwendig, stabile Seitenlage
- Sauerstoffgabe
- Wärmeerhalt
- kontinuierliche Kontrolle des Bewusstseins und der Vitalfunktionen

13.2.6 Epileptischer Anfall

Mit einem epileptischen Anfall wird ein vom Gehirn (*zerebral*) ausgelöster Krampfanfall bezeichnet. Hierbei treten Krämpfe am ganzen Körper oder auch nur an Körperteilen in Form von Zuckungen oder Versteifungen der Muskeln auf. In der Regel ist der Patient zu dieser Zeit nicht ansprechbar und nicht in der Lage, diese Krämpfe selbst zu unterbrechen. Finden mehrere Krämpfe innerhalb von 20 Minuten statt oder dauert ein Krampf so lange, wird dies *Status epilepticus* genannt.

Nach dem Krampf findet sehr häufig aufgrund des hohen Energieverbrauchs während des Krampfes eine Nachschlafphase statt.

Maßnahmen:

- Gegenstände wegräumen, an denen sich der Krampfende verletzen könnte
- keinen Beißkeil oder Ähnliches in den Mund einführen, da hierbei die Gefahr von zusätzlichen Verletzungen steigt
- **nach dem Krampf: vorsichtige Sauerstoffgabe, den Patienten dabei beobachten, da Sauerstoff die Krampfneigung fördern kann** !
- Notruf veranlassen, bei nicht bekannter Krampfneigung oder *Status epilepticus* dieses mit angeben (Notarztindikation)
- während der Nachschlafphase den Patienten in der stabilen Seitenlage lagern

13.2.7 Ohnmacht *(Synkope)*

Eine Synkope ist ein kurzfristiger, anfallsartiger Bewusstseinsverlust infolge verschiedenster, im Nachhinein meist nicht mehr nachvollziehbarer Ursachen wie z. B.:

- durch Herzfehler, Herzrhythmusstörungen etc. (*kardiale* Synkope),
- durch plötzliches Erschrecken etc. (*vagovasale* Synkope),
- andere Synkopen beispielsweise durch langes Stehen, Schwitzen etc.

Auslöser sind die Weitstellung der peripheren Gefäße und die Erniedrigung der Herzfrequenz, sodass das Gehirn unterversorgt wird, wodurch die Bewusstlosigkeit eintritt.

Die Synkope selbst ist relativ harmlos, eine Gefahr besteht aber durch das plötzliche Umfallen des Patienten. Hierbei können *Sekundär*verletzungen wie eine Gehirnerschütterung oder ein Schädel-Hirn-Trauma *(SHT), Frakturen* oder stark blutende Kopfplatzwunden entstehen.

13.2.8 Auge

Dadurch, dass jeder Mensch sehr auf seine Sehfähigkeit angewiesen ist, muss ein Helfer damit rechnen, dass ein Verletzter große Angst vor einer möglichen Erblindung hat. Daher ist bei Augenverletzungen nicht nur ein gutes medizinisches Wissen notwendig, sondern auch ein hohes Einfühlungsvermögen. Es kommt nicht darauf an, Erkrankungen zu bagatellisieren oder hochzuspielen. Am besten wird dem Patienten sofort erklärt, dass der Grad und die Folgen der Verletzung nur von einem Arzt abgeschätzt werden können.

■ Fremdkörper im Auge

Es muss unterschieden werden, ob sich der Fremdkörper nur auf der Hornhaut des Auges befindet (kleines Insekt, Sand usw.) oder ob er in das Auge eingedrungen ist. Lässt er sich durch leichtes Wischen bewegen und verursacht dabei keine Schmerzen, so kann versucht werden, ihn wie folgt zu entfernen:

- **Fremdkörper unter dem oberen Augenlid oder zwischen beiden Augenlidern**: Das obere Augenlid wird mit Zeigefinger und Daumen an den Wimpern gefasst und vorsichtig über das untere Lid gezogen. Wird dieser Vorgang mehrere Male wiederholt, wird der Fremdkörper in den unteren Augenwimpern hängen bleiben (➔ Abbildung 13.7).
- **Fremdkörper unter dem unteren Augenlid**: Das Auge wird geschlossen und der Zeigefinger reibt auf dem Augenlid mit vorsichtig kreisenden Bewegungen zur Nase hin. Der Fremdkörper bewegt sich so aus dem Augenbereich heraus.

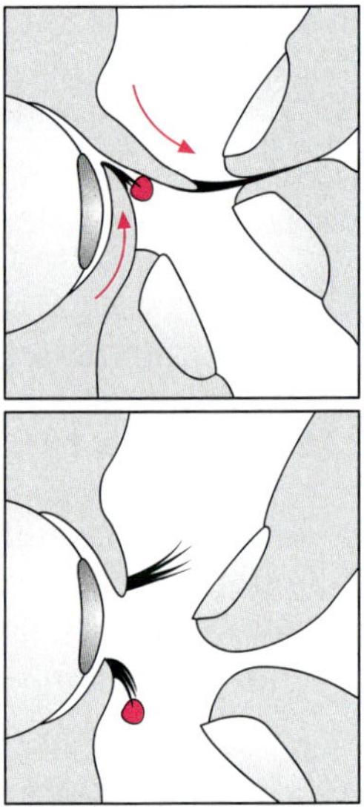

Abbildung 13.7: Fremdkörper unter dem oberen Augenlid entfernen

Sitzt der Fremdkörper jedoch tiefer und lässt er sich nicht oder nur mit Schmerzen bewegen, muss der Patient schnellstmöglich per Rettungsdienst einem Augenarzt vorgeführt werden. Zur Schonung wird das verletzte Auge keimfrei abgedeckt. **Anschließend werden beide Augen verbunden, um eine synchrone Bewegung des verletzten Auges mit dem gesunden Auge zu vermeiden**.

!

Verätzungen des Auges

Wenn der Verdacht auf eine Verätzung des Auges besteht, so muss das betroffene Auge sofort mit möglichst lauwarmem Wasser gespült werden. Um die Verätzung weiterer Gesichtspartien zu vermeiden, muss das Wasser von der Nasenseite zur Ohrseite hin fließen. Beim Spülen, das dem Patienten aufgrund des Wasserstroms unangenehm erscheinen wird, sollte dieser die Augen nach rechts und links bewegen, damit alle Augenbereiche gereinigt werden (siehe Abbildung → 13.8).

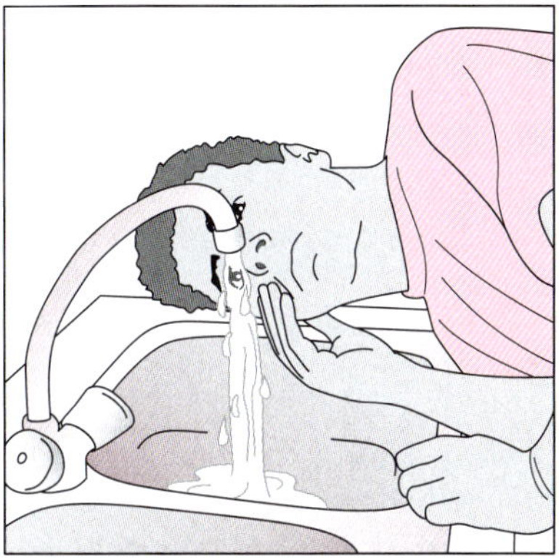

Abbildung 13.8: Augenspülung

Zum Thema „Spülen nach Verätzungen mit ungelöschtem Kalk" existieren unterschiedliche, teils widersprüchliche Lehrmeinungen. In diesem Buch schließen wir uns der häufigsten augenärztlichen Empfehlung an, dass das Auge im Zweifel massiv gespült werden soll, um weitere Schäden, wie sie beispielsweise durch Tränenfluss entstehen würden, zu minimieren.

!

13.2.9 Nase

Fremdkörper in der Nase

Bei Fremdkörpern in der Nase wird zuerst versucht, diese auszuschnauben. Dazu hält der Patient das offene Nasenloch zu und versucht, den Fremdkörper durch stoßweises Ausatmen durch das verstopfte Nasenloch herauszublasen. Hilft diese Maßnahme nicht, muss der Patient zu einem (HNO-)Arzt.

Nicht selbst versuchen, den Fremdkörper mit einer Pinzette zu entfernen, da hierbei starke Verletzungen der Nasenschleimhaut auftreten können.

!

Nasenbluten

Dieses Thema ist im Abschnitt 7.2.2 „Blutungen aus der Nase" ausführlich behandelt worden.

13.3 Psychische Erkrankungen

Neben Erkrankungen, die durch Beschädigungen, Blutverluste oder Schmerzen festgestellt werden können, gibt es auch Beeinträchtigungen aufgrund von Stoffwechselverschiebungen oder anderen, zum Teil noch ungeklärten Ursachen. Hierzu zählt die große Gruppe der psychischen Erkrankungen. Im Allgemeinen gelten diese Krankheiten als schwer therapierbar, sie sind oft nur medikamentös zu kontrollieren. Einige häufig auftretende, exemplarische Erkrankungen werden im Folgenden kurz behandelt.

13.3.1 Depressionen und Manie

Depressive Menschen leiden unter lang anhaltender Trauer und Missstimmungen in Kombination mit Schuldgefühlen, psychischen Schmerzen oder Verzweiflung. *Physisch* können bei diesen Patienten oft auch Erschöpfung, Appetitlosigkeit, Verstopfung, Kopfschmerz und Unwohlsein festgestellt werden. Neben Stresssituationen kann eine Depression durch physische Ursachen wie Stoffwechselentgleisungen begünstigt werden. Depressionen treten zum Teil im Wechsel mit manischen (übereifrigen oder besessenen) Zuständen auf, bei denen sich die Patienten aus einer enthemmten, heiteren Grundstimmung heraus in der Lage fühlen, alles zu vollbringen.
Als Beispiel für eine Manie sei hier die Sucht, etwas zu stehlen (*Kleptomanie*), angeführt, bei der die innere Auseinandersetzung zwischen dem (immer siegenden) Wunsch zum Stehlen und dem rationalen Denken der Person vorherrscht. Nach der Tat leiden diese Patienten aber oft unter schweren Schuldgefühlen.
Ausgeprägte Depressionen führen zu einer erhöhten Selbstmordgefahr.

13.3.2 Angstzustände oder Phobien

Der Patient leidet unter für Außenstehende nicht nachvollziehbaren Ängsten, die sich bis ins Unermessliche steigern können (*Phobien*). Es treten die Symptome von Unruhe, Panik, Kampf- oder Fluchtbereitschaft sowie eingebildeten körperlichen Krankheiten auf. Als klassische Beispiele für Phobien sind hier die Höhenangst (*Bathophobie*) und die Angst vor geschlossenen Räumen (*Klaustrophobie*) zu nennen.

13.3.3 Schizophrenie

Schizophrene Menschen leiden unter ständigem Misstrauen, Wahnvorstellungen (*Halluzinationen*) und der Angst „vor der sie ständig bedrohenden Umwelt". Diese Patienten leben häufig in ihrer eigenen „Scheinwelt", meiden den Kontakt mit anderen Menschen, ziehen sich zurück und haben Angst vor fremder Hilfe, weil sie sich durch diese bedroht fühlen.

13.3.4 Burn-out-Syndrom

Das Burn-out-Syndrom (engl. für „ausgebrannt sein", „völlige Erschöpfung") entwickelt sich mittlerweile zu einer gesellschaftlich verbreiteten Erkrankung.

Notfallmedizinisch hat das Burn-out-Syndrom eine eher geringe Bedeutung, da es an sich nicht unmittelbar lebensbedrohlich ist. Allerdings kann dieses Syndrom als eine Kombination vieler Symptome Notfallerkrankungen vortäuschen, die in ihrer klinischen Ausprägung dann nicht feststellbar sind. Es handelt sich nach der International Classification of Diseases (ICD 10 - Z 73) vielmehr um eine Zusatzdiagnose, die sich auf Probleme bei der Lebensbewältigung bezieht.

Neben der allgemeinen Antriebs- und Kraftlosigkeit lassen sich folgende Symptome in fast beliebigen Ausprägungen und Kombinationen feststellen:

- Ein- und Durchschlafprobleme,
- Schmerzen an Muskelansatzstellen,
- Magen-Darm-Beschwerden,
- Herz- und Brustschmerzen,
- starke, plötzliche Kopfschmerzen,
- Hörstürze,
- u. v. m.

Die Diagnose kann eigentlich nur klinisch erfolgen, da alle physiologischen Störungen ausgeschlossen werden müssen.

Eine Diagnose ist insofern sogar noch schwieriger, weil „Burn-out" in Phasen erlebt werden kann: Nachdem die Probleme zeitweilig aufgetreten sind, treten sie über eine lange Zeit in den Hintergrund und können plötzlich wieder auftreten.

Die Behandlung durch den Helfer wird automatisch richtig erfolgen: Die körperlichen Symptome müssen ernst genommen werden, auch wenn sie eventuell nicht eingeordnet oder verifiziert werden können. Eine Abklärung im Krankenhaus ist unbedingt erforderlich.

Auf jeden Fall ist zu bedenken, dass Burn-out-Patienten in weit fortgeschrittenen Erkrankungsphasen oft unter schweren Depressionen leiden und damit extrem suizidgefährdet sind.

13.3.5 Delirium

Ein Delirium oder Delir ist eine psychische Störung, die sich aber im Gegensatz zu den anderen genannten Erkrankungen zurückbilden kann. Zu der bekanntesten Erkrankung zählt das Alkoholdelir *(Delirium tremens)*, das nach chronischem Alkoholmissbrauch entsteht. Die Patienten leiden häufig unter akustischen oder optischen *Halluzinationen*, zeitlicher und örtlicher Desorientiertheit und psychomotorischer Unruhe (gesteigertem Bewegungsdrang).

Für den Helfer ist es in der Regel nicht möglich, aber auch nicht notwendig, eine eindeutige Diagnose mit der Zuordnung der entsprechenden Erkrankung zu stellen, da die jeweiligen Maßnahmen des Helfers für alle diese Störungen identisch sind.

13.3.6 Allgemeiner Umgang mit psychisch erkrankten Patienten

Neben der Behandlung von eventuell vorliegenden körperlichen Symptomen (z. B. *einer Hyperventilation* ➔ Abschnitt 5.2.6 „Hyperventilation") ist Folgendes zu beachten:

- **Ruhe bewahren**, aber sicher und bestimmt auftreten.
- **Die Patienten**, wie bei allen anderen Erkrankungen, **immer ernst nehmen**, da häufig für den Helfer auf den ersten Blick nicht zweifelsfrei feststellbar ist, ob eine psychische Erkrankung vorliegt. Es könnte beispielsweise auch eine *Hypoglykämie* (➔ Abschnitt 10.2.8 „Bauchspeicheldrüse") vorliegen.
- **Stets versuchen, die jeweilige Lage zu erfassen**. Ein bisher ruhiger Patient kann plötzlich aggressiv und unberechenbar werden und eine Gefahr für sich, den Helfer oder andere Personen darstellen. Deshalb **immer einen „Fluchtweg" im Auge behalten.**
- **Den Patienten nie bedrohen** und weder körperlich noch verbal zu Maßnahmen zwingen (z. B. festhalten oder drohen: „Wenn Sie jetzt nicht sofort, dann ...").
- **Nicht versuchen, den Patienten zu überzeugen**, auch wenn er offensichtlich irreal denkt. Wenn z. B. für den Patienten 2 + 2 = 5 oder der Himmel grün ist, dann ist dies zu akzeptieren.
- **Eine Freiheitsberaubung** (einsperren, fesseln usw.) **ist grundsätzlich verboten**. Bei dem Verdacht auf das Vorliegen einer schweren psychischen Störung sollten schnellstmöglich der Rettungsdienst und die Polizei unter Angabe der momentanen Situation angefordert werden.
- **Praxistipp:** Bei der Untersuchung und Betreuung von psychisch kranken Patienten ist die Anzahl der anwesenden Personen so klein wie möglich zu halten. Ein Wechsel der Helfer ist zu vermeiden. Sind Bezugspersonen anwesend, die vom Patienten akzeptiert oder gewünscht werden, diese nicht vom Patienten trennen.

14 Vergiftungen

Es werden zwei Arten von Vergiftungen unterschieden: im Körper entstehende (*endogene*) und von außen in den Körper gelangte (*exogene*). Die exogene Vergiftung, die Thema dieses Kapitels ist, beruht auf den schädigenden Einflüssen von chemischen, tierischen, pflanzlichen oder sonstigen Giften. Grundsätzlich gilt: Die Dosis macht das Gift. Das heißt, dass prinzipiell jeder Stoff giftig ist, wenn er nur in ausreichender Menge dem Körper zugeführt wird.

Die meisten Stoffe wirken allerdings nur als Gift, wenn sie auf die jeweils typische Weise in bzw. an den Körper gelangen. Giftstoffe können durch den Mund (*oral*), durch Einatmung *(Inhalation)*, über die Haut und durch Injektionen in den Körper gelangen. Im Falle einer unklaren Vergiftung oder eines unklaren Vergiftungsweges muss der Helfer immer die Eigensicherung beachten: Er könnte sich dem Giftstoff ebenfalls aussetzen.

Bei einer unklaren Erkrankung oder Koma sollte immer an die Möglichkeit einer Vergiftung gedacht werden. !

Es ist erforderlich, dass gezielte Fragen gestellt werden, um eine Verdachtsdiagnose zu erhärten. Folgende Fragen sind üblich:

1. **Wer?**
2. **Wo?**
3. **Was?**
4. **Wie viel?**
5. **Wann?**
6. **Womit?**
7. **Welche Symptome?**

Die Diagnose wird durch das klinische Bild und den Giftnachweis gesichert. Aus diesen Gründen ist eine Aufbewahrung *(Asservierung)* von Erbrochenem, Medikamentenresten, -schachteln o. Ä. unbedingt erforderlich.

Die häufigsten Symptome bei Vergiftungen sind:

- Störungen des zentralen Nervensystems (Bewusstseinseintrübungen, Bewusstlosigkeit, Krämpfe, Lähmungen sowie Veränderungen der Pupillenreaktion oder Pupillengröße)
- psychische Störungen,
- Atem- und Kreislaufstörungen,
- Störungen des Verdauungssystems,
- äußere Verletzung (Ätzspuren).

14.1 Allgemeine Maßnahmen

Unabhängig von der Art der Vergiftung hat die Sicherung der Vitalfunktionen Vorrang:

- **Eigenschutz,**
- falls erforderlich, Rettung aus dem Gefahrenbereich,
- Atemwege freilegen und -halten,
- Lagerung entsprechend dem Bewusstseinszustand,
- Sauerstoffgabe bzw. Beatmung,
- venösen Zugang vorbereiten (➔ Abschnitt 20.3 „Infusionsvorbereitung"),
- ggf. Reanimation.

Dekontamination:

Unter einer Dekontamination wird die Unterbrechung des Kontakts zwischen dem Patienten und dem Gift verstanden mit dem Ziel, eine weitere Giftaufnahme zu verhindern.

Provoziertes Erbrechen bei *oral* aufgenommenen Giften:

Bei einem bewusstseinsklaren und kreislaufstabilen Patienten kann das Erbrechen provoziert werden, z. B. durch mechanische Reizung der Rachenwand, durch Salzwassertrinken (einen Esslöffel Salz auf ein Glas warmes Wasser) oder Ipecacuanha-Sirup.

! ***Auf keinen Fall darf ein Patient mit Bewusstseinsstörungen, Kreislaufstörungen, Vergiftungen mit ätzenden Substanzen, Schaumbildnern und organischen Lösungsmitteln zum Erbrechen gebracht werden. Hier besteht die Gefahr einer Aspiration oder einer weiteren Schädigung.***

14.2 Häufige Vergiftungen

14.2.1 Ethanol/Alkohol

Eine lebensgefährliche Alkoholvergiftung tritt bei einem durchschnittlichen, erwachsenen Menschen nach der schnellen Aufnahme ab ca. 100 g reinem Alkohol (z. B. zwei Flaschen Wein) auf. **Besonders zu beachten ist, dass diese Schwelle bei Kindern viel niedriger liegt.**

Symptome:

- schnelle Atmung bis zur *Hyperventilation*
- zuerst Erregung, dann Bewusstseinsstörungen
- Lähmungen
- Unterzuckerung *(Hypoglykämie)*
- gesunkene Körperkerntemperatur

Maßnahmen:

- Notarztruf
- Kontrolle und Erhaltung der Vitalfunktionen
- Wärmeerhalt
- wenn möglich Blutzuckerbestimmung (→ Abschnitt 17.4.1 „Diagnosemaßnahmen")
- wenn vorhanden, eine Infusion vorbereiten

14.2.2 Methanolvergiftung

Unter einer Methanolvergiftung wird eine Vergiftung durch das Trinken von Methylalkohol verstanden. Methylalkohol wird beispielsweise Reinigungs- oder Desinfektionsmitteln zugesetzt. Es ist günstiger als Ethanol („Alkohol"), weist auch kurzfristig denselben Effekt auf, wirkt aber schon in kleinen Mengen giftig. Methanol wird aufgrund der berauschenden Wirkung teilweise aus Kostengründen alkoholischen Getränken zugesetzt oder auch von alkoholabhängigen Menschen anstatt Ethylalkohol getrunken.

Symptome:

Methanol wirkt zunächst ähnlich wie Ethanol. Durch eine langsamere Verstoffwechselung treten die toxischen Wirkungen allerdings erst nach 48 bis 72 Stunden auf:

Primäre Symptome:

- Kopfschmerzen
- Schwächegefühl
- Übelkeit, Erbrechen
- Schwindel
- beschleunigte Atmung

Sekundäre Symptome:

- Schädigung der Nerven, insbesondere des Sehnervs (Nervus opticus)
- Sehstörungen
- Degeneration des Sehnervs bis zur Erblindung
- Tod kann als Folge einer Atemlähmung eintreten

Maßnahmen:

- Rettungsdienst rufen
- lebenserhaltende Sofortmaßnahmen einleiten

14.2.3 Halluzinogene

Zu den Halluzinogenen zählen u. a. folgende Chemikalien und Medikamente:

- Haschisch,
- LSD,
- PCP (Angel Dust),
- Wirkstoffe des Fliegenpilzes.

Lebensgefährliche Vergiftungen mit Halluzinogenen bei „normaler Anwendung" sind eher selten. Probleme treten nur auf, wenn Haschisch, Marihuana oder LSD unter Umgehung des Magen-Darm-Traktes (parenteral), z. B. durch Injektionen, verabreicht werden.

Symptome:

- psychische Auffälligkeit
- Pupillenweitstellung, Lichtempfindlichkeit, Tränenfluss
- Muskelzuckungen
- Tachykardie
- Hypertonie
- Atemdepression (besonders bei LSD)
- zentrale Krämpfe
- Bewusstlosigkeit

Maßnahmen:

- Sicherung der Vitalfunktionen
- Notarztruf
- Sauerstoffgabe

14.2.4 Ecstasy

Substanz

Ecstasy (MDMA) wird üblicherweise in Pillenform oder in Kapseln angeboten. Zusätzlich werden häufig auch andere psychoaktive Substanzen wie beispielsweise Amphetamin, Methamphetamin, Koffein, Ephedrin oder Ketamin verwendet.

Symptome:

- (erwünschte) Wirkung der Droge:
  - Glücksgefühle, Gefühl der Entspannung
  - stimulierende Effekte
  - gesteigertes Körperempfinden
  - optische Wahrnehmungsveränderungen
- (unerwünschte) Nebenwirkungen:
  - Schwindelgefühle, Übelkeit, Schweißausbrüche, erweiterte Pupillen Kiefermahlen und Mundtrockenheit
  - Herzrasen
  - Anstieg der Körpertemperatur und Austrocknung
  - Angstzustände
  - Depression
  - psychotische Störungen
  - Nieren- und Leberversagen
  - Kreislaufkollaps

Maßnahmen:

- Patienten in eine reizarme Umgebung bringen
- Schocklagerung
- Kleidung öffnen, damit die Körpertemperatur gesenkt wird
- bei bewusstseinsklaren Patienten: in kleinen Schlucken Wasser trinken lassen
- bei Krampfanfällen: sekundären Verletzungen vorbeugen
- Rettungsdienst alarmieren
- eingenommenes Präparat sicherstellen

14.2.5 Kokainvergiftung

Ist die konsumierte Kokaindosis zu hoch, kann es zu einer Kokainvergiftung kommen. Die charakteristische Dosis für Vergiftungserscheinungen hängt von verschiedenen Faktoren ab. Oral aufgenommen können wenige Gramm bereits giftig sein, gespritzt sogar sehr viel weniger. Bei einer bestehenden Kokainsucht hat sich der Körper des Konsumenten jedoch an die Droge gewöhnt.

Die möglichen Symptome einer Kokainvergiftung sind sehr unterschiedlich:

- gestörte Bewusstseinslage
- euphorische Erregungszustände
- Bewusstlosigkeit bis hin zum Koma
- Missempfindungen (Jucken, Kribbeln): Der Konsument hat das Gefühl, als ob kleine Tiere unter der Haut krabbeln.
- Unruhezustände
- Zittern
- erweiterte Pupillen
- Kopfschmerzen
- Übelkeit
- krampfartige Bewegungen
- Körpertemperatur, Pulsfrequenz, Blutdruck und Atmung steigen
- Herzrhythmusstörungen bis hin zum Herzinfarkt
- Halluzinationen
- Verwirrung

Kokainschock

Bei überempfindlichen Personen können bereits kleinste Mengen Kokain einen sogenannten „Kokainschock" auslösen. Ein Kokainschock zeichnet sich durch folgende Symptome aus:

- extreme Blässe,
- kalter Schweiß,
- Atemnot.

Als Folge eines Kokainschocks kann es zum Herz-Kreislauf-Versagen kommen.

Erste Hilfe bei Kokainvergiftung

Bei einer Kokainvergiftung muss sofort der Notarzt gerufen werden. Dem Betroffenen ist unter der Berücksichtigung des Eigenschutzes Erste Hilfe zu leisten. Kokainkonsumenten können sehr aggressiv sein.

Das können Sie tun, bis der Notarzt eintrifft:

- Durch das Kokain steigt die Körpertemperatur. Daher muss der Körper gekühlt werden.
- Ist der Betroffene bewusstlos, atmet aber noch, bringen Sie ihn in die stabile Seitenlage.
- Falls der Betroffene nicht mehr atmet, beginnen Sie sofort mit Wiederbelebungsmaßnahmen (Herzdruckmassage und Atemspende).

Vgl.: http://www.onmeda.de/ratgeber/drogen/kokain-risiken-kokainvergiftung-1858-8.html#kokainvergiftung, Zugriff am11.10.2011

14.2.6 Opiate (Heroin)

Vergiftungen mit Opiaten zeigen erheblich zunehmende Tendenz, vor allem die Notfälle mit den Zeichen einer Überdosierung.

Symptome:

- Pupillenengstellung, Abnahme der Reflexe
- Bewusstseinseintrübung bis zur Bewusstlosigkeit, verwaschene Sprache
- Atemdepression, Lungenödem
- Kreislauflabilität, *Hypotonie, Bradykardie*

! ***Vorsicht wegen der erhöhten Gefahr einer Infektion Drogensüchtiger mit Hepatitis und Aids! Es sollten unbedingt Schutzhandschuhe getragen werden!***

Maßnahmen:

- Sicherung der Vitalfunktionen
- Notarztruf
- Sauerstoffgabe
- Beatmung vorbereiten

14.2.7 Schlafmittel

Noch in den 1990er-Jahren waren etwa 60 % aller Vergiftungen bei Erwachsenen Schlafmittelvergiftungen durch Suizidversuche.

Mittlerweile werden allerdings deutlich seltener Schlafmittel verschrieben, weshalb die Schlafmittelvergiftungen durch Vergiftungen mit Benzodiazepinen (Beruhigungsmitteln) abgelöst wurden.

Symptome:

- Bewusstseinseintrübung
- *Atemdepression*

- mechanische Verlegung der Atemwege oder *Aspiration*
- Unterkühlung

Oft wird insbesondere bei Mischintoxikationen keine eindeutige Symptomatik vorliegen, denn Schlafmittel werden insbesondere bei suizidaler Absicht oft mit großen Mengen an Alkohol eingenommen, um die Wirkung zu verstärken.

!

Maßnahmen:

- Notarztruf
- lebensrettende Sofortmaßnahmen
- Sauerstoffgabe

14.2.8 Alkylphosphat (E 605)

Substanzen aus der Klasse der Phosphorsäureester (z. B. E 605) sind in einer Vielzahl von Pflanzenschutzmitteln und Schädlingsbekämpfungsmitteln enthalten. Die Aufnahme (*Resorption*) erfolgt über die Schleimhaut, die Haut, oral und durch die Lunge. Das Vollbild der Vergiftung entwickelt sich innerhalb von Minuten bis hin zu Stunden. Häufig sind Giftreste noch zu sehen (blaue Färbung der Lippen, im Mund etc.).

Symptome:

- Koma
- Pupillenengstellung
- stark verschleimte Lunge, Bronchospasmus
- Speichel- und Tränenfluss
- Durchfälle mit stärksten Krämpfen
- Bewusstseinseintrübung
- Zyanose bis hin zur Atemlähmung
- Kreislaufstillstand

Maßnahmen:

Eigensicherung unbedingt beachten, keinen direkten Hautkontakt.

!

- lebensrettende Sofortmaßnahmen
- Notarztruf
- Sauerstoffgabe

14.2.9 Schaumbildner

Schaumbildner kommen als Tenside in Spülmitteln, Waschmitteln und Löschschaum vor. Es handelt sich hierbei nicht um eine akut lebensbedrohliche Intoxikation. Die Gefahr besteht in der Verlegung der Atemwege, wenn Schaum eingeatmet wird.

Symptome:

- Hustenreiz
- Magenbeschwerden

Maßnahmen:

- Notarztruf
- **kein Erbrechen provozieren**
- körperliche Ruhe
- Sauerstoffgabe

14.2.10 Kohlenmonoxid

Kohlenmonoxid (CO) ist ein farb- und geruchloses Gas und leichter als Luft. Es entsteht bei der Verbrennung organischer Substanzen mit unzureichender Sauerstoffzufuhr. **In geschlossenen Räumen droht zusätzlich die Gefahr einer Explosion.** Dieses Gas bindet sich etwa 300-mal fester an die *Erythrozyten* als Sauerstoff. Im Gegensatz zur Kohlendioxid(CO_2-)Erstickung handelt es sich hier um eine Giftwirkung. Eine *Zyanose* tritt aufgrund der dem Sauerstoff ähnlichen Bindungsart des Kohlenmonoxids nicht ein. Die Patienten sehen oft rosig aus („schweinchenrosa"). Häufig werden Vergiftungen in suizidaler Absicht durchgeführt, zum Beispiel mit Autoabgasen.

Je nach prozentualem Anteil der CO-Bindung an das Gesamt*hämoglobin* ergeben sich folgende Symptome:

- 10–20 % leichte Kopfschmerzen, Belastungsatemnot, Übelkeit,
- 20–30 % deutlicher Kopfschmerz, Atemnot in Ruhe, Schwindel,
- 40–50 % Kollaps, *Somnolenz,*
- 50–70 % Bewusstlosigkeit,
- > 70 % Tod.

! ***Bei der Rettung des Patienten ist unbedingt auf den Eigenschutz zu achten; lebensrettende Maßnahmen müssen unverzüglich eingeleitet werden.***

Maßnahmen:

- Notarztruf
- **massive** Sauerstoffgabe bzw. Beatmung
- atemerleichternde Lagerung

14.2.11 Reizgas

Reizgasvergiftungen entstehen bei Bränden, z. B. durch freigesetzte Chlor- und Nitrosegase. Diese Art von Vergiftungen wird häufig unterschätzt, da die Reizerscheinungen bei der Entfernung aus dem Gefahrenbereich rasch nachlassen.

Es kann sich jedoch noch bis zu 36 Stunden nach der Inhalation ein toxisches Lungenödem entwickeln. !

Symptome:

- Anfangserscheinungen sind Reizhusten, Übelkeit, Kopfschmerz
- später: *Tachykardie*, Fieber, Husten mit blutigem Auswurf und *Hypotonie*

Maßnahmen:

- **Eigenschutz**
- Notarztruf
- **massive** Sauerstoffgabe
- Eine großzügige Behandlung mit Cortison-Spray ist neben dem Eigenschutz eine der wichtigsten Aufgaben während der Erstversorgung. Da es sich hierbei aber um ein Medikament handelt, muss die Verabreichung durch einen Arzt oder das Rettungsdienstpersonal angeordnet werden.

15 Herz-Lungen-Wiederbelebung (HLW)

In der Bundesrepublik Deutschland sterben pro Jahr ca. 100 000 Menschen an einem plötzlich auftretenden Herz-Kreislauf-Stillstand. Auslöser hierfür ist in den meisten Fällen ein akutes Herzversagen (➔ Abschnitt 6.2 „Herz-Kreislauf-Erkrankungen").

Ausgehend von Untersuchungen aus den USA kann Folgendes abgeleitet werden: Bei einer sofort begonnenen, effizient durchgeführten HLW könnten etwa 20 % aller Patienten erfolgreich wiederbelebt (*reanimiert*) werden.

Die dennoch hohe Todesrate basiert auch auf folgenden Ursachen:

- Das Wissen über die HLW ist nicht vorhanden.
- Die Notwendigkeit der HLW wird nicht oder nur verspätet erkannt.
- Die Maßnahmen werden mangelhaft (insuffizient) durchgeführt.

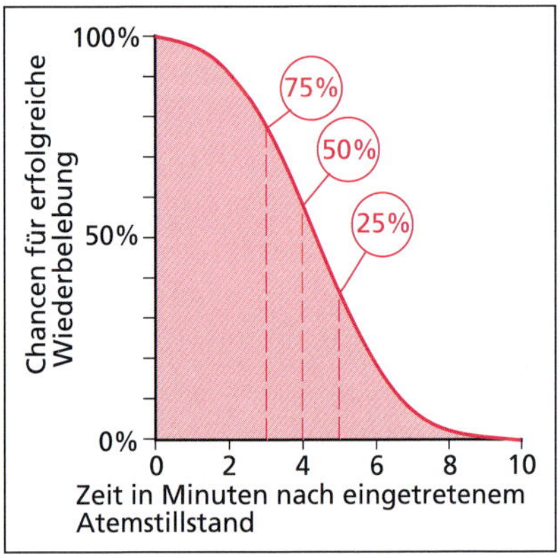

Abbildung 15.1: Chancen für eine erfolgreiche Reanimation nach einem Herzstillstand

Aufgrund zu geringer bis hin zu nicht vorhandener Breitenausbildung der Bevölkerung ergeben sich oft für den weiteren Verlauf des Kreislaufstillstandes nicht wieder gutzumachende Versäumnisse: Eine Verschiebung des Säuregehaltes (*pH-Wert*) im Blut und der Sauerstoffmangel im Gehirn bewirken bleibende körperliche Schäden und machen eine erfolgreiche Reanimation zu einem späteren Zeitpunkt unmöglich.

Durch die Kenntnis und das genaue Befolgen des Ablaufschemas der HLW soll erreicht werden, dass

- die Notwendigkeit zur Durchführung einer HLW sicher erkannt wird.
- die Zeitspanne bis zum Beginn der HLW so kurz wie möglich ist. **Die Überprüfung der Bewusstseinslage und der Atmung sollte in maximal 10 Sekunden sicher durchgeführt werden.**
- die HLW mit den entsprechend richtigen Parametern durchgeführt wird.

Da bekanntlich Sauerstoffmangel innerhalb sehr kurzer Zeit zu *irreparablen* Schäden an den Organen führt (das Gehirn beginnt nach ca. drei Minuten Sauerstoffmangel abzusterben), ist es wichtig, dass sich der Helfer so schnell wie möglich einen Eindruck über den Zustand des Patienten verschafft und bei Notwendigkeit sofort mit der HLW beginnt.

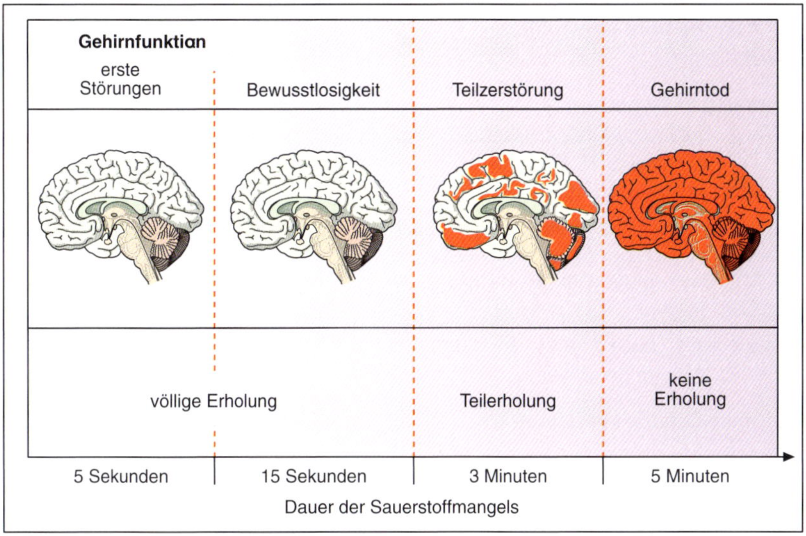

Abbildung 15.2: Gehirnschäden durch Sauerstoffmangel

15.1 Durchführung

Lebensrettende Basismaßnahmen (Basic Life Support –> BLS)
Diese beinhalten die Aufrechterhaltung freier Atemwege, die Unterstützung von Atmung und Kreislauf (hier: durch die HLW) sowie die Anwendung eines AED-Gerätes (➔ Abb. 15.9) durch den Laien-/Ersthelfer.

Wichtige Regeln zur HLW (engl. CPR: cardiopulmonary resusciation):

Mit der HLW ist bei Erkennen eines Kreislaufstillstands sofort zu beginnen! Eine einmal begonnene HLW ist so lange durchzuführen, bis

- die Ablösung des Helfers durch den Rettungsdienst oder andere mit der HLW vertraute Personen erfolgt,
- ein Arzt den Abbruch der HLW anordnet oder
- die Atmung des Patienten wieder einsetzt.

15.1.1 Kontrollmöglichkeiten

Ansehen auffällige Körperhaltung, Hautfarbe (blass, fahl, grau, blau?)

Das Bewusstsein wird kontrolliert durch:

Ansprechen antwortet der Patient (*adäquat*)?
Anfassen reagiert der Patient?
(**Schmerzreiz** reagiert der Patient?)

Die Atmung wird kontrolliert durch:

Ü

Atemwege freimachen
den Kopf überstrecken (➔ Abbildung 15.3),

Hören mit dem Ohr dicht an Mund und Nase gehen,

Sehen ob sich der Brustkorb hebt und senkt (➔ Abbildung 15.3),

Fühlen des Luftstromes an der Wange des Helfers.

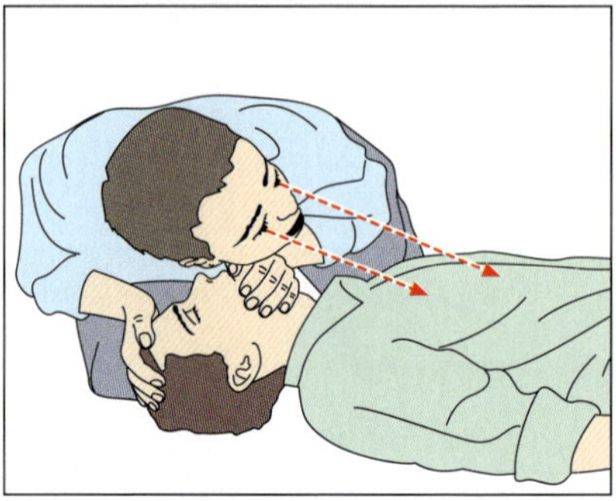

Abbildung 15.3: Atemkontrolle

Nur medizinisches Personal

Der Puls wird kontrolliert durch:

Ü

- Bei Erwachsenen: Tasten des *Carotispulses* an beiden Seiten des Kehlkopfes **abwechselnd** (➔ Abbildung 6.7). Wird dabei ein Puls an der ersten Halsschlagader festgestellt, braucht die andere Seite nicht mehr kontrolliert zu werden.
- Bei Neugeborenen und Säuglingen: Tasten des Pulses an der Innenseite des Ellenbogens oder an der Fontanelle (➔ Abbildungen 12.1 und 12.2).

Für den Ersthelfer (Laien) entfällt die Pulskontrolle.

15.1.2 Ausführung

Thoraxkompression
Der Handballen wird in der Mitte auf das Brustbein gelegt (➔ Abbildung 15.4). Der andere Handballen wird zur Unterstützung darüber gelegt, die Finger werden verschränkt.

Es ist darauf zu achten, dass sich der Druckpunkt genau auf dem Brustbein befindet. Bei einem seitlich, bauch- oder kopfwärts versetzten Druckpunkt besteht die Gefahr schwerer, innerer Verletzungen für den Patienten bzw. das Herz wird nicht ausreichend komprimiert.

Beide Hände drücken gleichzeitig unter Beibehaltung dieser Position das Brustbein bei einem Erwachsenen ca. 5 cm in Richtung Wirbelsäule. Die Arme bleiben gestreckt senkrecht über dem Brustbein. Danach vollständig entlasten, ohne die Hände zu entfernen (➔ Tabelle 15.1 „Vital- und Reanimationsparameter“).

!

Druck- und Entlastungsphase sollten gleich lang sein!

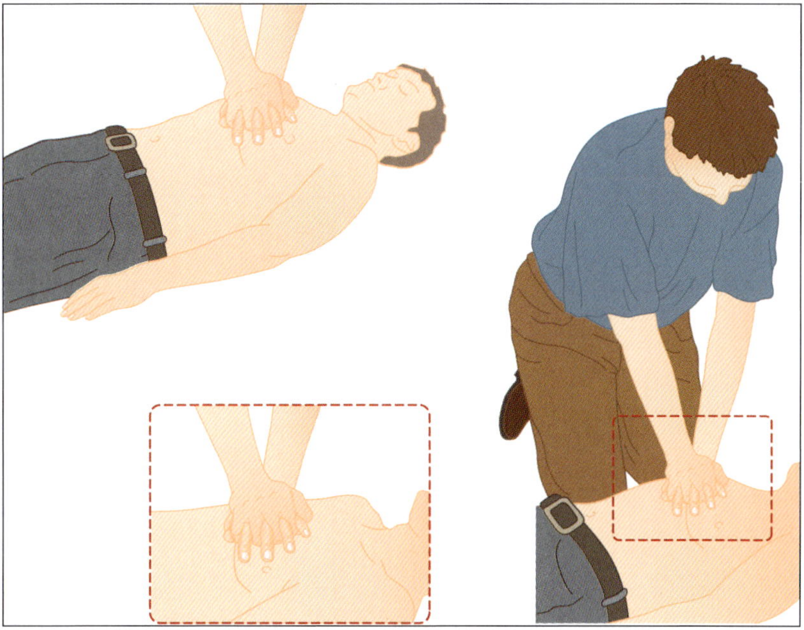

Abbildung 15.4: Handposition bei der Herzdruckmassage

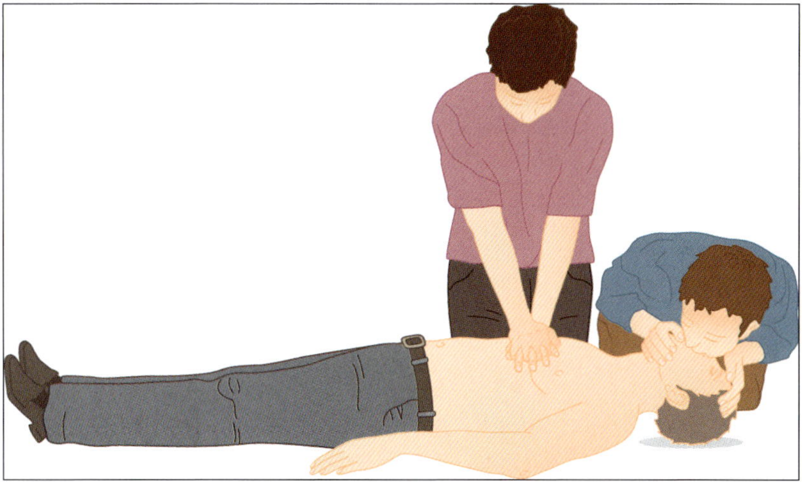

Abbildung 15.5: Reanimationstechnik. Bei der Zwei-Helfer-Methode sollten sich die Helfer alle zwei Minuten abwechseln.

Der Wechsel zwischen der Beatmung und der Herzdruckmassage bei einem Erwachsenen sowie die entsprechende Anzahl von Beatmungen und Kompressionen sind in Abbildung 15.6 beschrieben.

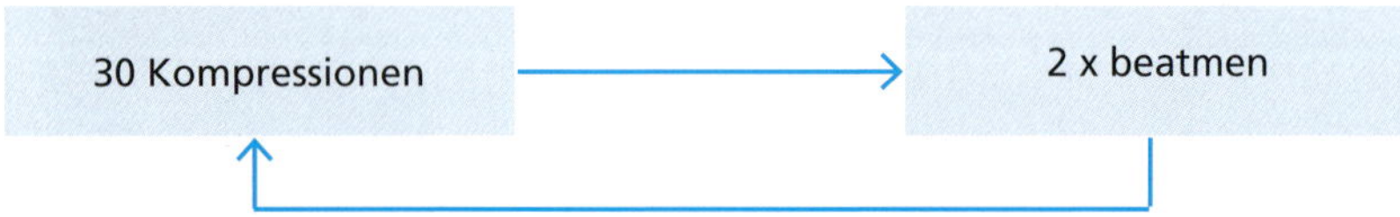

Abbildung 15.6: Kompressionsrhythmus der Reanimation

Eine Unterscheidung in Ein- oder Zwei-Helfermethode mit unterschiedlichen Beatmungs- und Kompressionsmethoden erfolgt nicht mehr, da Studien ergeben haben, dass eine HLW mit einer höheren Anzahl von Thoraxkompressionen effektiver ist.

Beatmung

- Mund-zu-Nase-Beatmung:

  Die unter dem Kinn liegende Hand drückt dieses nach oben. Der Daumen drückt die Unterlippe gegen die Oberlippe.

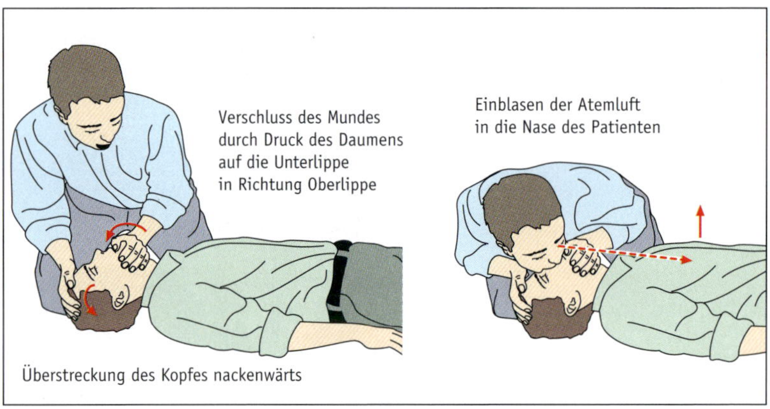

Abbildung 15.7: Beatmung eines Erwachsenen

- Mund-zu-Mund-Beatmung:

  Daumen und Zeigefinger einer Hand verschließen die Nase. Den Mund des Patienten nur einen Spalt breit öffnen. Bei zu weit geöffnetem Mund besteht die Gefahr einer erneuten Verlegung der Atemwege.

  Bei beiden Vorgehensweisen bleibt der Kopf des Patienten überstreckt. Mit dem Mund bläst der Helfer seine Ausatemluft in die Nase oder den Mund des Patienten (→ Tabelle 15.1 „Vital- und Reanimationsparameter“).

Sollte eine Beatmung nicht möglich sein, wird der Mund des Patienten kurz auf Fremdkörper überprüft (➔ Kap. 5.2.1).

Die Ausatmung des Patienten abwarten und den Brustkorb beobachten (➔ Abbildung 15.7).

Bei Kindern bis zu einem Jahr liegt hauptsächlich eine Bauchatmung vor, was bei der Beobachtung der Ausatmung zu beachten ist.

Bei **Neugeborenen** und **Säuglingen** erfolgt die Beatmung Mund-zu-Mund-**und**-Nase (➔ Abbildung 15.8), da bei ihnen Mund und Nase sehr dicht zusammenliegen.

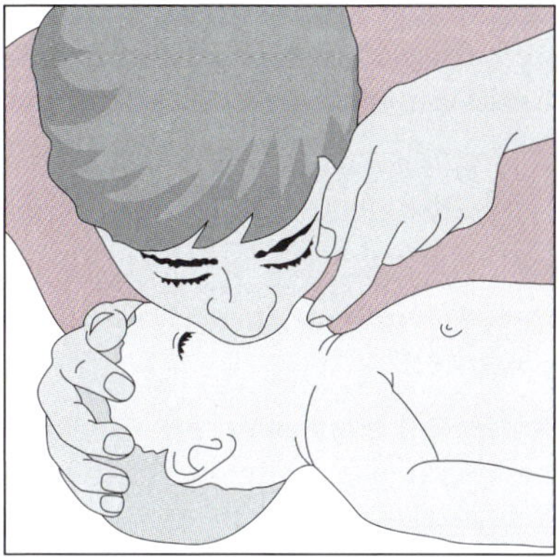

Abbildung 15.8: Mund-zu-Mund-und-Nase-Beatmung bei Säuglingen

Ü

- **Atemwege freimachen/freihalten**

- Mundhöhle inspizieren
- wenn erforderlich freiräumen und Gebiss entfernen, Kopf zur Seite drehen um Blut, Schleim und Erbrochenes herauslaufen zu lassen
- lebensrettender Handgriff (➔ Abbildung 5.7)
- wenn vorhanden, einen Guedel-Tubus einlegen (➔ Abbildungen 5.9 und 5.10)

15.1.3 AED (Automatisierter Externer Defibrillator)

Die überwiegende Mehrzahl aller Patienten mit plötzlichem Herztod weist ein Kammerflimmern auf. Bis zum Eintreffen des Rettungsdienstes ist ohne Reanimation das Kammerflimmern nicht selten in eine Asystolie übergegangen. Die einzige wirksame Behandlung im Rahmen der Reanimation stellt die Defibrillation dar. Je früher die Defibrillation erfolgt, desto größer ist die Wahrscheinlichkeit des Überlebens ohne bleibende körperliche Schäden. Jede Minute ohne wirksame Reanimation reduziert die Überlebenswahrscheinlichkeit um 10 %.

Erfahrungsberichte aus aller Welt haben gezeigt, dass

- auch medizinische Laien nach entsprechender Unterweisung im Rahmen der Reanimation die automatisierte externe Defibrillation sicher und erfolgreich durchführen können,
- die Überlebensrate dadurch erheblich gesteigert werden kann.

Aus diesem Grund werden zunehmend in Betrieben, öffentlichen Einrichtungen, Flughäfen, Bahnhöfen, Stadien oder auch bei freiwilligen Feuerwehren, Sanitätseinheiten etc. AED-Geräte eingesetzt.

Hierbei handelt es sich um einen Defibrillator mit einer sehr einfachen Bedienung, der ohne aufwendige Schulung auch von medizinischen Laien eingesetzt werden kann.

! ***Dennoch ist eine Ausbildung/Einweisung Voraussetzung für die Anwendung eines AED!***

Nach dem Einschalten des Gerätes spricht das Gerät alle weiteren Schritte laut aus, analysiert automatisch den Herzrhythmus des Patienten und entscheidet, ob eine Defibrillation sinnvoll ist oder nicht. Im ersten Fall kann der Bediener jetzt einen elektrischen Schock auslösen. (Anschließend wird durch eine erneute Analyse der Erfolg der Defibrillation überprüft und ggf. ein weiterer Schock freigegeben.) Fehlbedienungen sind praktisch ausgeschlossen.

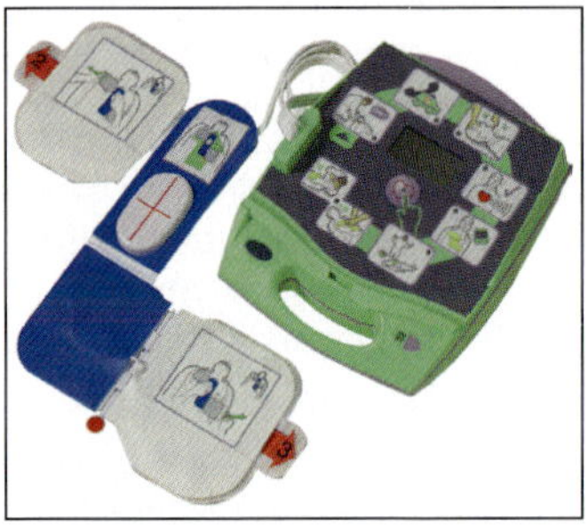

Abb. 15.9: AED-Gerät

! ***Die alleinige Defibrillation ohne parallele HLW ist nicht ausreichend!***

Die Defibrillation durch Laien ersetzt nicht die Aufgaben des Rettungsdienstes, verkürzt aber wesentlich die Zeitspanne zwischen Auftreten des Kammerflimmerns und der Defibrillation durch den Rettungsdienst und erhöht dadurch die Überlebenschancen des Patienten.

! ***Bei jedem Einsatz des AED ist zeitgleich der Rettungsdienst zu alarmieren!***

15.1.4 Reanimationsablauf

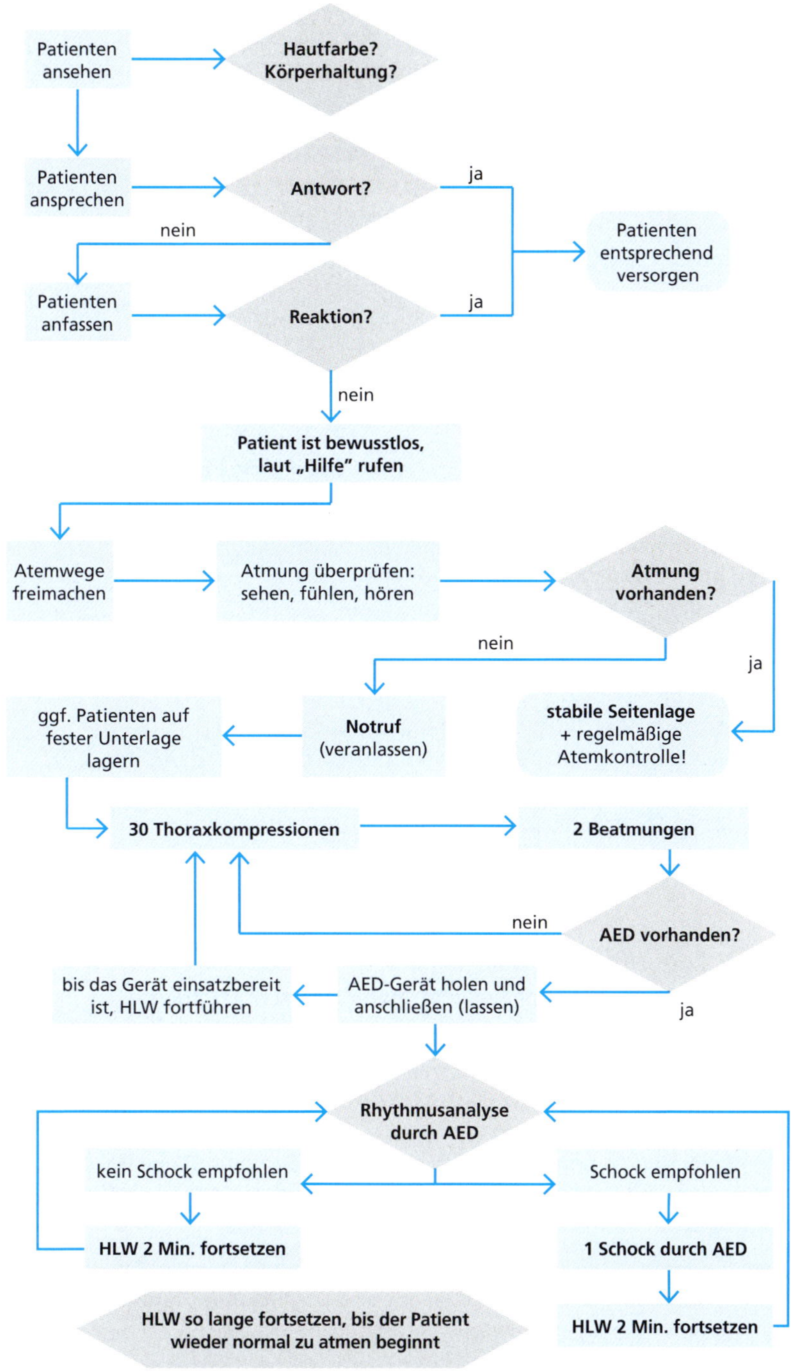

15.1.5 Besonderheiten bei der Reanimation von Kindern

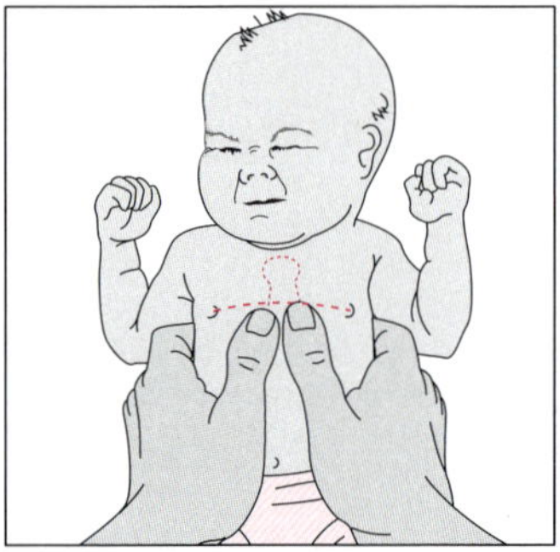

Abbildung 15.10: Druckpunkt beim Säugling

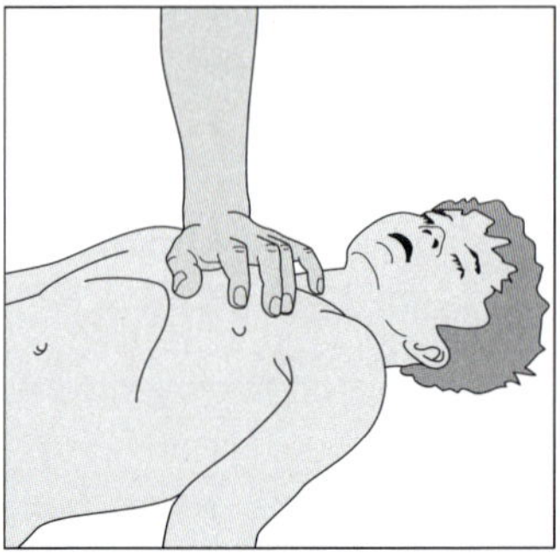

Abbildung 15.11: Druckpunkt beim Kind

Säugling:
Drucktiefe ca. 2 cm
Frequenz ca. 100/min

Kind:
Drucktiefe 2 bis 4 cm
Frequenz ca. 100/min

Für alle Patienten (vom Säugling bis zum Erwachsenen) gelten nach den aktuellen BLS-Richtlinien: ~100 Thoraxkompressionen, ~6–8 Beatmungen pro Minute und der 30:2-Zyklus!

Es wird folgende Definition des Alters zugrunde gelegt:

- Neugeborenes (ab der Geburt bis zum Verlassen der Geburtsabteilung/-klinik),
- Säugling (bis zur Vollendung des ersten Lebensjahres),
- Kind (nach dem vollendeten ersten Lebensjahr bis zur Pubertät),
- Kinder ab der Pubertät gelten als Erwachsene!

Abweichender Ablauf bei der Säuglings-HLW :

!

1. „keine Atmung vorhanden" -> 5 Beatmungen
2. „keine Lebenszeichen" -> Reanimation für 1 Minute (30:2-Zyklus)
3. erst dann erfolgt der Notruf -> die HLW wird danach umgehend fortgesetzt

Abweichender Ablauf bei der Kinder-HLW:
– einmalig 5 Beatmungen vor dem Beginn der HLW (30:2-Zyklus)

Sollte eine Beatmung nicht möglich sein (z. B. Fremdkörper ➔ Kap. 5.2.1) und gelingt es nicht, diese Ursache zu beseitigen, wird die HLW, wie auch beim Erwachsenen, durch die alleinige Thoraxkompression bis zum Eintreffen des Rettungsdienstes fortgeführt.
Die Anwendung eines AED wird bei Kindern (s. Definition) ebenfalls empfohlen, sofern das Gerät hierfür geeignet ist oder entsprechende Elektroden vorhanden sind.

!

Ist auf dem AED-Gerät die Angabe, dass dieses auch für die Anwendung an Kindern zugelassen ist, nicht vorhanden oder sind keine „Kinderelektroden" verfügbar, ist die Anwendung bei Kindern nicht zulässig!

15.2 Beatmung mit dem Beatmungsbeutel

Ist der Helfer durch fachliche Einweisung und Übung mit der Handhabung des Beatmungsbeutels vertraut, dann sollte generell damit eine assistierte oder kontrollierte Beatmung durchgeführt werden.

Vorteile gegenüber der Mund-zu-Mund-Beatmung:
- Ein Infektionsrisiko ist für den Helfer so gut wie ausgeschlossen.
- Die zuzuführende Luftmenge kann besser dosiert werden.
- Die Beatmung ist für den Helfer weniger anstrengend.
- Die Beatmungsluft kann mit Sauerstoff angereichert werden.

Nachteile:
- Der Einsatz ist nur durch geübte Helfer möglich.
- Die Handhabung erfordert ständige Übung.
- Im Rahmen der Reanimation ist der Einsatz nur bei zwei Helfern sinnvoll, da bei einer Verwendung bei einem Helfer durch die zusätzlich notwendigen Handgriffe eine effiziente Beatmung bei der Reanimation kaum durchgeführt werden kann.

Gefahren:
- Durch einen zu hohen Beatmungsdruck infolge eines zu stark oder zu schnell zusammengepressten Beutels oder durch eine zu hohe Beatmungsfrequenz kann es zu einer „Beatmung" des Magens mit der Folge eines schwallartigen Erbrechens von Mageninhalt und zu einer Aspiration (spneumonie) kommen. Auch besteht die Gefahr des Platzens von Alveolen mit der Folge einer schweren Schädigung der Lunge. !
- Bei zu klein gewählten Masken ist eine Beatmung nicht möglich, bei zu großen Masken besteht die Möglichkeit einer Vagusreizung durch den auf die Augen drückenden Gummiwulst der Maske und somit einer zusätzlichen Verschlechterung des Patientenzustandes. !

Überprüfung des Beatmungsbeutels:
Wenn die Überprüfung des Beatmungsbeutels (Funktion ➔ Kapitel 19.3.4) und der Maske nicht bei der Kontrolle des übernommenen Sanitätsmaterials erfolgt ist, findet diese spätestens **vor** deren Einsatz statt.
Viele Beatmungsmasken besitzen an ihrer Unterseite einen Gummiwulst, der mit Luft gefüllt ist, um hierdurch einen möglichst dichten Abschluss zum Gesicht des Patienten zu gewährleisten. Durch längeres Liegen oder Zusammengedrücktwerden entweicht diese Luft und eine sichere Beatmung des Patienten ist nicht möglich. In diesem Fall ist der kleine Kunststoffstöpsel (➔ Abbildung 15.13 „**A**") zu entfernen und mit dem Mund Luft in den Gummiwulst zu blasen. Danach wird die Öffnung wieder verschlossen und die richtige Füllung überprüft. Ü

Anschließend wird bei dem Beatmungsbeutel der korrekte Zusammenbau kontrolliert, also, ob Patientenventil und Einströmstutzen fest mit dem Beatmungsbeutel verbunden sind und das Patientenventil insgesamt sicher und fest zusammengesetzt ist. Dann wird überprüft, ob beide Ventile richtig arbeiten, da die Gummimembranen in den Ventilen bei längerem Nicht-Gebrauch oder falscher Lagerung und Desinfektion verkleben können und so keine richtige Funktion mehr gewährleisten. Zuerst wird der Stutzen am Patientenventil, der mit der Maske verbunden wird, mit einem Finger verschlossen und der Beutel zusammengedrückt. Hierbei darf keine Luft durch die Ausströmöffnung(en) oder den Einströmstutzen entweichen. Als Nächstes wird der Einströmstutzen mit einer Hand verschlossen und mit der anderen Hand der Beutel zusammengedrückt. Nach dem Loslassen des Beutels bei weiterhin zugehaltenem Einströmstutzen muss der Beutel von sich aus zusammengedrückt bleiben, d. h., es darf keine Luft durch das Patientenventil (in falscher Richtung) in den Beutel gelangen.

! ***Beatmungsbeutel oder Masken, die bei dieser Überprüfung Fehler aufweisen, sind nicht zu verwenden.***

Es wird aufgrund des Zeitbedarfs zur Überprüfung dringend empfohlen, Funktionskontrollen des kompletten Materials **vor** Beginn eines Einsatzes durchzuführen. Nur so ist im Falle von Defekten die Möglichkeit der Instandsetzung oder der Beschaffung von Ersatzmaterial gegeben.

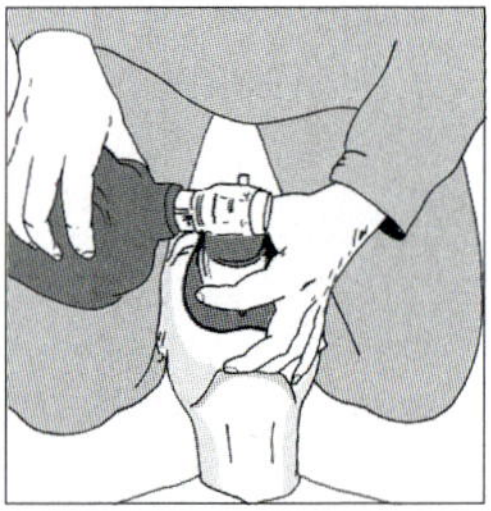

Abbildung 15.12: Beatmung mit einem Beatmungsbeutel 1

Ablauf und Handhabung:

Nach dem bereits beschriebenen Freimachen der Atemwege sollte ein Guedel-Tubus (➔ wie im Kapitel 5.2 und den Abbildungen 5.9 und 5.10 beschrieben) entsprechender Größe eingelegt werden. Dies gewährleistet aufgrund des etwas schwierigeren „Kopfüberstreckthaltens" bei der Beutelbeatmung ein sichereres Freihalten der Atemwege.

Ü Die Maskengröße wird entsprechend dem jeweiligen Patienten gewählt. In der Regel werden bei Männern die Größen vier und fünf, bei Frauen und Jugendlichen die Größen drei und vier und bei älteren Kindern die Größen zwei und drei verwendet.

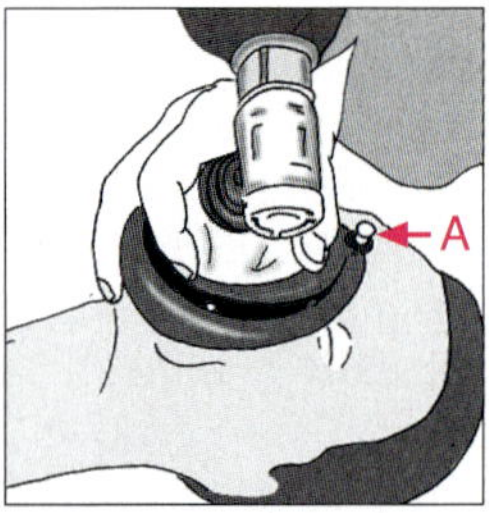

Abbildung 15.13: Beatmung mit einem Beatmungsbeutel 2

Maske und Beatmungsbeutel werden zusammengesteckt und die Maske mit ihrer „spitzen" Seite über die Nase auf das Gesicht des Patienten gesetzt. Daumen und Zeigefinger einer Hand, im sogenannten „C-Griff" (➔ Abbildung 15.12/15.13), halten die Maske mit gleichmäßigem Druck auf Maskenbasis und Spitze auf der Nase und dem Mund des Patienten aufgesetzt. Die drei anderen Finger liegen am Unterkiefer des Patienten und ziehen diesen nach oben (➔ Abbildung 15.12/15.13). Mit allen Fingern dieser Hand wird der Kopf zusätzlich **insgesamt** überstreckt gehalten.

Mit der anderen Hand wird der Beutel zusammengedrückt, sodass jetzt die Luft aus dem Beutel über Patientenventil und Maske in die Lungen des Patienten gelangt. Hierbei ist zu beachten, dass die Beatmung in Frequenz und Volumen mit den richtigen Werten durchgeführt wird (➔ Tabelle 15.1).

Wurde die entsprechende Luftmenge aus dem Beutel dem Patienten zugeführt, werden die Finger, die den Beutel zusammengedrückt haben, wieder geöffnet, um eine selbstständige Füllung des Beutels mit neuer Luft zu ermöglichen. Bei Bedarf kann hierbei an den Einströmstutzen ein Sauerstoffschlauch angeschlossen werden, der dafür sorgt, dass die Luft mit mehr Sauerstoff angereichert wird.

! ***Nach der Benutzung sind Beatmungsbeutel und Beatmungsmaske entsprechend den jeweiligen Vorgaben und Bedienungsanleitungen zu zerlegen, zu reinigen und zu desinfizieren. Nach dem Zusammensetzen des Beatmungsbeutels und der Maske findet eine Funktionskontrolle statt.***

Ü **Praxistipp:**

Die Beatmung eines auf dem Boden liegenden Patienten kann dadurch erleichtert werden, dass sich der Helfer kopfseits hinter den Patienten kniet und den überstreckten Kopf des Patienten mit seinen Oberschenkeln in dieser Position hält. Zusätzlich wird der Beatmungsbeutel auf einem Oberschenkel des Helfers gehalten und der Beutel beim Zusammendrücken mit der Hand gleichzeitig auf den Oberschenkel gepresst (➔ Abbildung 15.12). Dies erleichtert besonders Helfern mit kleineren Händen ein richtiges und ermüdungsfreies Zusammendrücken des Beatmungsbeutels.

	Säugling	**Kleinkind**	**Schulkind**	**Erwachsener**
Atemfrequenz	30–40	20–30	15–20	12–16
Atemzugvolumen (ml)	50–100	150–250	200–500	500–1 000
Herzfrequenz	110–140	100–120	80–100	60–80
Beatmungsfrequenz ca.	6–8	6–8	6–8	6–8
Beatmungsvolumen (ml) oder ca. 10 ml pro kg Körpergewicht	40–100	100–200	200–500	500–1 000
Massagefrequenz ca.	100/min	100/min	100/min	100/min
Drucktiefe (cm)	1–2	2–4	3–5	4–6
Druckmassage mit	2 Fingern	1 Hand	1–2 Händen	2 Händen
Rhythmus	5 Initialbeatmungen 30:2	5 Initialbeatmungen 30:2	5 Initialbeatmungen 30:2	30:2

Tabelle 15.1: Vital- und Reanimationsparameter

15.3 Erfahrungen aus der Praxis

Ein Kreislaufstillstand ist der klinische Tod eines Menschen. Liegt diesem ein Herzstillstand zugrunde, so folgt nach ca. 15 Sekunden die Bewusstlosigkeit, ca. eine Minute später sind die Pupillen maximal weit, und es folgt der Atemstillstand. Ist jedoch der Verlust der Atmung die *primäre* Ursache, folgt ein Kreislauf- bzw. Herzstillstand erst nach etwa 5 Minuten.

Die Zeit, in der ein Mensch erfolgreich reanimiert werden kann, hängt zusätzlich stark von der Umgebungs- und Körpertemperatur sowie anderen Faktoren ab. Es sind beispielsweise Fälle bekannt, bei denen im Eis eingebrochene und ertrunkene Personen auch über eine Stunde nach ihrem Herz-Kreislauf-Stillstand erfolgreich reanimiert werden konnten. Ziel und Zweck der HLW ist es, in kürzester Zeit einen Minimalkreislauf aufzubauen, um lebenswichtige Organe wieder mit Sauerstoff zu versorgen.

In den seltensten Fällen wird durch eine HLW ein Spontankreislauf wieder einsetzen. Die Wiederbelebung sorgt jedoch dafür, dass dem eintreffenden Rettungsdienst oder später dem Klinikpersonal die Möglichkeit gegeben wird, eine *effizientere* Therapie des Kreislaufstillstandes einzuleiten, ohne dass der Patient bis dahin organisch *irreparabel* geschädigt ist. Dieser kann im weiteren Verlauf eventuell erfolgreich reanimiert werden, bleibt aber intensivpflichtig, ohne jemals das Bewusstsein wiederzuerlangen.

Bei Herz-Kreislauf-Stillständen durch *exogene* Ereignisse wie Stromunfälle, *Betäubungsmittelvergiftungen* (Opiate) und Unterkühlungen ist eine HLW häufig erfolgreicher als bei *endogenen* Ereignissen, wie z. B. Herzinfarkten.

! ***Dessen ungeachtet ist jeder Helfer grundsätzlich zur Durchführung der HLW verpflichtet.***

Die einzigen Ausnahmen, bei denen ein Helfer eine HLW nicht durchzuführen braucht, sind bei **zweifelsfrei** erkennbarer Verwesung/Fäulnis, Zerstörung des Herzens bei offenen Thoraxverletzungen oder kompletter Durchtrennung des Körpers im Thorax-, Hals- oder Abdominalbereich.

16 Hygiene und Infektionen

Die folgenden Definitionen sind auszugsweise dem „Pschyrembel", Klinisches Fachwörterbuch, 263. Auflage, Berlin 2011, entnommen.

- Hygiene: „[...] Fachgebiet, das Wechselbeziehungen zwischen Mensch u. [...] Umwelt, insbes. Einfluss der Umwelt auf Gesundheit untersucht, [...] Ziel: [...] Verhütung und Bekämpfung von Gesundheitsstörungen u. Krankheiten [...]." (Seite 925)
- Infektion: „Übertragung, Haftenbleiben u. Eindringen von Mikroorganismen (Viren, Bakterien, Pilze, Protozoen, Würmer u. a.) in einen Makroorganismus (Pflanze, Tier, Mensch) und Vermehrung in ihm." (Seite 989)
- Infektionskrankheiten: „Krankheiten, die durch Infektionen entstehen, unabhängig davon, ob sie ansteckend sind oder nicht." (Seite 990)

Entsprechend diesen Definitionen liegt eine Infektionskrankheit dann vor, wenn ein beliebiger Mikroorganismus in den menschlichen Körper eingedrungen ist und sich vermehrt. Es muss nicht zwingend eine Ansteckungsgefahr bestehen! Durch entsprechende Hygienemaßnahmen sollen Infektionen verhindert werden.

16.1 Hygienemaßnahmen

16.1.1 Desinfektion und Sterilisation

Durch diese Maßnahmen werden Erreger durch biologische, chemische oder physikalische Maßnahmen abgetötet. Bei dem Abtötungsvorgang muss zwischen Desinfektion und Sterilisation unterschieden werden.

Bei der Desinfektion werden bestimmte Erregergruppen unschädlich gemacht, sodass diese keine Infektionen mehr auslösen können. Die Sterilisation hingegen bezeichnet das Abtöten aller lebensfähigen Mikroorganismen, unabhängig von ihrer Fähigkeit, Krankheiten auszulösen. Maßnahmen zur sicheren Sterilisation sind Temperaturen über 200 °C, hoher Druck, radioaktive Bestrahlung und Gas.

Gegenstände, die dauerhaft oder wiederholt mit Infektionserregern in Kontakt treten, sollten sterilisiert oder zumindest mit ständig wechselnden Mitteln desinfiziert werden, um Infektionen durch Krankheitserreger oder sogenannte „Hospitalkeime" (Beispiel: MRSA) zu vermeiden. Hiermit werden Mikroorganismen bezeichnet, die durch Anpassung gegen bestimmte Substanzen unempfindlich geworden sind und somit auf diesem Wege nicht mehr bekämpft werden können. Fünf von hundert Infektionen sind auf solche Keime zurückzuführen.

16.1.2 Allgemeine Maßnahmen

Jede Person, die mit infizierten Materialien in Kontakt kommt, muss wissen, wie mit diesen zu verfahren ist:

- ob das Material z. B. desinfiziert oder sterilisiert werden kann,
- wie und wo Einmalmaterial entsorgt wird,
- wo verunreinigtes Material zu lagern ist.

Um Fehler zu vermeiden, hat gemäß § 9 der Unfallverhütungsvorschrift „Gesundheitsdienst" der Unternehmer (hier: z. B. die Hilfsorganisation) oder der Verantwortliche für die Hygiene sogenannte „Hygiene- und Desinfektionspläne" festzulegen. Die dort angegebenen Wirkstoffkonzentrationen und Einwirkzeiten sind verbindlich. Bei der Einwirkzeit ist zu beachten, dass das zu desinfizierende Objekt die gesamte Zeit mit dem Desinfektionsmittel benetzt ist. Bei Desinfektionsbädern mit langen Einwirkzeiten muss auf eine ausreichende Wirkstoffmenge geachtet werden, damit der Wirkstoff nicht vor dem Ende der Desinfektion abgebaut wird.
Berechnung der Menge eines Desinfektionsmittels nach Prozentangabe:

$$\text{Desinfektionsmittel in ml} = \frac{\text{Gesamtmenge der benötigten Lösung in ml}}{100} \cdot \text{Prozentzahl}$$

Beispiel: Es sollen 1000 ml einer 3%igen Lösung hergestellt werden. Das heißt, dass 3 % des Liters aus dem Desinfektionsmittel bestehen – also 30 ml. Die übrigen 970 ml sind mit dem vorgeschriebenen Verdünnungsmittel (meist Wasser) aufzufüllen.

16.1.3 Hygiene für Fahrzeug und Material

- Material, das mit Wunden eines Patienten in Kontakt kommt, muss steril oder zumindest keimarm sein. Optimal wird es dazu durch Sterilisation vorbereitet, doch kann in Einzelfällen eine Desinfektion auch ausreichend sein.
- Die Kontaktflächen zwischen Wunde und Material dürfen nicht unnötig berührt werden, um eine erneute Kontamination zu vermeiden.
- Auch muss darauf geachtet werden, dass durch Reib- oder Schmiervorgänge, z. B. von Verbänden, keine weiteren Keime in die Wunde gelangen. Dies wird u. a. dadurch verhindert, dass die Wundumgebung (**und nur diese!**) gereinigt und mit einem Hautdesinfektionsmittel desinfiziert wird.
- Alle Gegenstände, die mit einem infizierten Patienten oder dessen infektiösen Ausscheidungen in Kontakt gekommen sind, müssen vor der nächsten Verwendung desinfiziert oder sterilisiert werden. Die Fahrzeugreinigung und die Reinigung von Trage, Laken, Decke und Kissen dürfen dabei nicht vergessen werden.

Beispiel eines Infektionsweges: Ein Helfer mit Handschuhen behandelt einen infizierten Patienten. Um besser aus dem Notfallkoffer arbeiten zu können, rückt er diesen näher zu sich heran, wodurch die Kofferaußenseite durch die infizierten Handschuhe ebenfalls infiziert wird. Nach dem Einsatz zieht der Helfer die Handschuhe aus und stellt den Koffer in den Wagen, wobei er seine eigenen Hände infiziert. Bei jedem weiteren Kontakt werden jetzt Erreger im ganzen Wagen und an der Kleidung verteilt.

16.1.4 Hygiene für Kleidung

Zu jedem Sanitätsdienst soll von vornherein spezielle Arbeitskleidung (z. B. „Weißzeug") getragen werden, die nach jedem Dienst gewaschen wird. Dementsprechend ist auch die Kleidung zu wechseln, wenn diese zwischenzeitlich verunreinigt wurde. Nach Möglichkeit ist das Betreten weiterer öffentlicher Einrichtungen oder Fahrzeuge zu vermeiden.

16.1.5 Hygiene zwischen Sanitäter und Patient

Saubere Hände mit kurzen und sauberen Fingernägeln sollten eine Selbstverständlichkeit sein. Nach jedem Patientenkontakt ist, soweit möglich, das Händewaschen des Helfers erforderlich, um eine Übertragung von Keimen auf andere Patienten zu verhindern. Nach dem Waschen sollten die Hände mit einem Handdesinfektionsmittel nach Gebrauchsanleitung desinfiziert werden. Gibt es keine Möglichkeit zum Händewaschen, ist nach jedem Patientenkontakt die Verwendung von Handdesinfektionsmitteln zwingend erforderlich.

Vor jedem Kontakt mit dem Patienten sind Schutzhandschuhe anzuziehen, da selbst beim Umlagern (Schweiß des Patienten) oder Untersuchen (Blut) Übertragungsherde auftreten können.

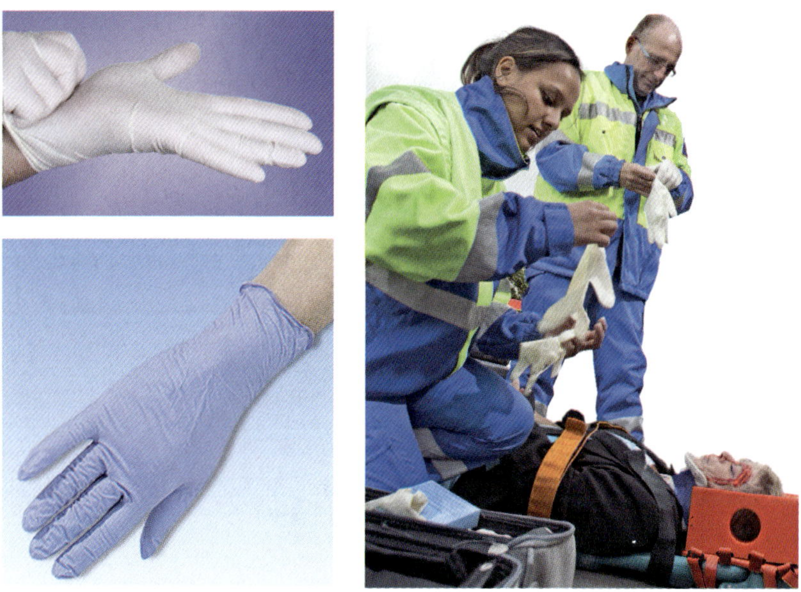

Abbildung 16.1: Schutzhandschuhe

Ist zum Beatmen kein Beatmungsbeutel vorhanden, lässt sich durch spezielle Folienmasken, die in Apotheken erhältlich sind, ein direkter Speichelkontakt vermeiden.

Es sollte auch beachtet werden, dass hochinfektiöse Krankheiten wie Diphtherie oder Hepatitis B schon durch die Speichelspritzer einer „feuchten Aussprache“ übertragen werden können. Eine Ansteckung kann vermieden werden, indem ein Mundschutz getragen und zum Patienten ein ausreichend großer Sicherheitsabstand eingehalten wird.

16.2 Infektionen

16.2.1 Infektionskrankheiten

Erkrankung	Inkubationszeit	Übertragungsweg	Symptome
Aids (HIV-Infektion)	2–6 Wochen	Tröpfcheninfektion (vor allem durch Sperma, Vaginalsekret und Blut)	• *1. Stadium:* Symptome ähnlich einer Grippeinfektion: Unwohlsein, Glieder- und Kopfschmerzen, Fieber. Abklingen der Symptome nach 1–2 Wochen für Monate bis Jahre • *2. Stadium:* Lymphdrüsenschwellungen, Vergrößerung der Milz und Leber, Gewichtsverlust, Reizhusten, Hauterkrankungen • *3. Stadium:* Kompletter Zusammenbruch des Immunsystems. Starke Anfälligkeit für alle Arten von Infektionen. Sehr häufig beobachtet: Lungenentzündung, bräunlich verfärbte Hautstellen
Hepatitis A	2–6 Wochen	Schmierinfektion, verdorbenes Essen	von Beginn an hohes Fieber, Übelkeit, Völlegefühl, Gelbfärbung von Haut und Augen, Mikroblutungen der Haut
Hepatitis B	6 Wochen bis 6 Monate	Tröpfcheninfektion (vor allem durch Sperma, Vaginalsekret, Blut und unsterile Spritzen)	zu Beginn geringes Fieber, Gelenk- und Gliederschmerzen, Übelkeit, Völlegefühl, Gelbfärbung von Haut und Augen, Mikroblutungen der Haut

Erkrankung	Inkubationszeit	Übertragungsweg	Symptome
Hirnhautentzündung *(Meningitis)*	2–5 Tage	Tröpfcheninfektion, *parenterale* Infektion	Kopfschmerzen, Fieber, Bewusstseinstrübung, Atemstörung, Nackensteife, Mikroblutungen der Haut
Lungenentzündung *(Pneumonie)*	2–14 Tage	Tröpfcheninfektion	Blaufärbung *(Zyanose)*, Atemnot, Angst, Atemschmerzen und -geräusche
Tollwut *(Rabies)*	9 Tage bis 7 Monate	Tröpfcheninfektion	Kopfschmerzen, trockene Mundhöhle, Schluckbeschwerden, Lähmungen, Fieber, erhöhte Reizbarkeit

Tabelle 16.1: Übersicht über häufig auftretende Infektionskrankheiten

16.2.2 Übertragungswege

Damit eine Infektion ausbrechen kann, muss zuerst ein Erreger in den Körper eindringen. Dies kann z. B. über folgende Wege geschehen:

- **Tröpfcheninfektion:** Niesen, Speicheltröpfchen
- **Kontaktinfektion:**
  - Schmierinfektion: Erreger werden ausgeschieden, verschmiert und dann wieder oral aufgenommen
  - sexuelle Übertragung
  - sonstige: rostige Nägel, verunreinigte Kanülen etc.

16.2.3 Ablauf einer Infektion

Zuerst erfolgt die Ansteckung: Hierbei dringt der Erreger in den Körper ein, ohne sich zu vermehren. Während der Inkubation erfolgt die Vermehrung der Erreger, ohne dass klinische Anzeichen einer Erkrankung auftreten. Die Zeit zwischen der Ansteckung und dem Ausbruch einer Krankheit wird *Inkubationszeit* genannt. Wenn die Infektion überstanden ist, wird der Krankheitserreger während der Überwindungsphase aus dem Körper entfernt. Bei einigen Krankheiten ist es jedoch nicht möglich, alle Erreger zu beseitigen. Solche Menschen gelten dann als Dauerausscheider und können andere noch über Jahre hinweg infizieren.

16.2.4 Verhalten bei Infektionen

Infektion des Patienten ist vorher bekannt

Wird eine Person versorgt, von der der Helfer weiß, dass diese an einer Infektionskrankheit leidet, ist es wichtig, keine Infektionserreger weiterzugeben oder sich selbst anzustecken. Hierzu einige Grundsätze:

- Den ungeschützten Kontakt mit dem Patienten vermeiden (Handschuhe, Mundschutz, eventuell Infektionsschutzkleidung, Infektionsschutzbrille usw.).
- Möglichst mit zwei Personen am Patienten arbeiten: Eine Person arbeitet im „sauberen" Bereich und reicht dem behandelnden Helfer das Material in den „Infektionsbereich" an. Hierdurch wird verhindert, dass Material durch Suchen des ersten Helfers verunreinigt wird.
- Darauf achten, dass möglichst wenig Material „versehentlich" verunreinigt wird.
- Desinfizierbares bzw. sterilisierbares Material gesondert sammeln (Instrumentensammelgefäß).
- Unreines Einwegmaterial sammeln und entsorgen (Abwurfbeutel und -behälter).
- Fahrzeuge, die zum Transport benutzt wurden, gründlich reinigen und ggf. durch einen staatlichen Desinfektor (z. B. Gesundheitsamt) desinfizieren lassen.
- Nach Übergabe des Patienten die Kleidung wechseln und den ganzen Körper reinigen (duschen).
- Bei einem Rettungswachenpraktikum kann es vorkommen, dass ein Infektionstransport begleitet wird. Wird hierbei vom Patientenraum in den Fahrerraum gewechselt, sind vor dem Patientenkontakt zwei Schutzanzüge anzuziehen, um beim Wechsel einen ausziehen zu können. Hierdurch wird die Verunreinigung des Fahrerraums vermieden.

Infektion des Patienten wird erst später bekannt

Es besteht die Möglichkeit, dass eine Infektionskrankheit erst bekannt wird, nachdem der Kontakt mit dem Patienten erfolgt ist. Hier gilt es, die eigene Erkrankung zu vermeiden und den Erreger nicht weiter zu übertragen. Auch hierzu einige Grundsätze:

- Betroffene Fahrzeuge und Materialien sofort außer Betrieb nehmen und gründlich reinigen.
- Kontakt zu anderen Personen meiden.
- Sich sofort mit einem Arzt oder dem Gesundheitsamt in Verbindung setzen.
- Kollegen und Bekannte, mit denen Kontakt aufgenommen wurde, über die mögliche Infektion informieren.

Eigene Infektion

Besteht die Gefahr, dass ein Hilfeleistender selbst an einer Infektionskrankheit erkrankt ist, so ist der Dienst als Sanitäter o. Ä. nicht anzutreten und die jeweilige Organisation, für die dieser tätig ist, umgehend zu informieren.

17 Pflege und Betreuung

Mit dem Begriff „Pflege“ wird die langfristige Versorgung eines Verunfallten oder Erkrankten bezeichnet. Medizinische Lexika und Fachwörterbücher sprechen in diesem Zusammenhang von fachlich ausgebildetem Personal, jedoch wird an keiner Stelle Personal mit examinierter Ausbildung gefordert. Vielmehr kann jeder Kurs, der sich mit dem medizinisch korrekten Vorgehen am Patienten befasst, zu bestimmten Teilgebieten qualifizieren, sei es auch nur in der häuslichen Krankenpflege. Hierbei dürfen folgende Grundsätze nicht außer Acht gelassen werden:

1. Es dürfen nur solche Maßnahmen durchgeführt werden:
   - die der Helfer gelernt hat und beherrscht,
   - deren Auswirkungen abgeschätzt werden können und
   - mit denen der Patient sicher nicht weiter geschädigt wird.
2. Es dürfen nur Maßnahmen durchgeführt werden, die rechtlich zugesichert sind. So steht es beispielsweise im Regelfall nur Ärzten zu, *invasive* Heilmaßnahmen wie Injektionen zur Gabe von Medikamenten durchzuführen.

Über die klassischen Gebiete der Krankenpflege hinaus geht die Forderung an jeden Menschen, gemäß seiner Ausbildung und den ihm zumutbaren Umständen zu helfen. Das heißt, sie beginnt an jedem beliebigen Unfallort mit der Verletztenbetreuung durch Ersthelfer und umfasst selbstverständlich auch die Helfer der Hilfsorganisationen im Sanitätsdienst und bei Katastropheneinsätzen wie auch den hauptamtlichen Rettungssanitäter und Notfallsanitäter.

17.1 Verletztenbetreuung am Unfallort

Der Ersthelfer wird im Normalfall nur sehr selten auf schwere Unfälle treffen, bei denen das Leben eines Patienten von seinem sofortigen Handeln abhängt. Dementsprechend gilt es, Ruhe zu bewahren. Sich etwas mehr Zeit zu nehmen, um einen Überblick über die Situation zu gewinnen, verringert das Risiko falscher Entscheidungen und somit Schädigungen des eigenen oder eines anderen Lebens. Als weiterer positiver Effekt werden sich die ausgestrahlte Ruhe und Sicherheit schnell auf den Patienten übertragen, der sich in kompetenten Händen und gut behandelt fühlt.

Beim Vorgehen am Patienten gilt es, die in der Ausbildung gelernten Schemata mit der vorliegenden Situation abzugleichen und entsprechend zu handeln. Mit regelmäßig aufgefrischtem Wissen sowie vermittelten Hintergründen verfügt der Helfer über ein ausreichendes Handwerkszeug, um den Zustand des Patienten bis zum Eintreffen des Rettungsdienstes zu bewahren oder sogar zu verbessern.

17.2 Krankenpflege im Großschadensfall

An die Helfer der Hilfsorganisationen werden weit höhere Anforderungen an krankenpflegerische Maßnahmen gestellt, wenn sie in Großschadensfällen zum Einsatz kommen. Die Bewältigung eines solchen Vorfalles kann mehrere Stunden in Anspruch nehmen. Aus der Notwendigkeit heraus, dass die am stärksten Verletzten die höchste Transportpriorität aufweisen, also als Erste in ein Krankenhaus transportiert werden müssen, ergibt sich, dass transportpflichtige Patienten mit leichten und mittleren Verletzungen lange Zeit warten müssen, bis sie in ein Krankenhaus gebracht werden können. Über diesen Zeitraum hinweg müssen grundlegende krankenpflegerische Maßnahmen erfolgen, wie z. B. Lagerung, Unterstützung beim Urinieren oder beim Stuhlgang und psychische Betreuung.

17.3 Die Psyche eines Unfallopfers

Die eigene Hilflosigkeit und die dadurch bedingte Notwendigkeit der Annahme fremder Hilfe erzeugen bei vielen Patienten das Gefühl von Unbehagen und Angst. Abgesehen davon, dass sich für Unfallopfer Fragen nach gesundheitlichen oder anderen Unfallfolgen auftun, gibt es oft großes Misstrauen in die Kompetenz eines Helfers, in dessen Hände jetzt das eigene Wohlbefinden gelegt wird. Die mit Unfällen verbundene Schocksituation verursacht zudem eine verminderte Aufnahmefähigkeit bezüglich der Umgebung und der eigenen Situation. Da der psychische Zustand einen unumstrittenen Einfluss auf Körperfunktionen wie z. B. Pulsfrequenz und Atmung hat, gilt es stets, den Patienten nicht weiter zu verunsichern.

17.3.1 Der erste Eindruck zählt

Wie auch in vielen anderen Situationen zählt gerade in der Situation einer Hilfeleistung der erste Eindruck. Der Verletzte fühlt sich unwohl und will nicht auf fremde Hilfe angewiesen sein, da diese ein Eindringen in seine Intimsphäre bedeutet. Sein Körper wird abgetastet, persönliche Fragen über die Krankheitsgeschichte werden gestellt, vielleicht muss sogar die Kleidung entfernt werden, oder es treten zusätzliche Schmerzen auf. Solche Situationen können nur dann erleichter werden, wenn der Helfer ruhig, sympathisch und kompetent auftritt.

Dabei gilt es, folgende Punkte zu beachten:

- **Den Respekt vor dem Patienten wahren durch**
  - eine angemessene Ausdrucksweise,
  - sicheres Handeln,
  - Unterlassung von Scherzen über den Zustand des Patienten,
  - eine würdige Behandlung.
- **Gepflegtes Äußeres des Helfers**: Gegenüber dem Patienten hilft die Einhaltung aller Hygienevorschriften, wie das Tragen von Schutzhandschuhen und der korrekte Umgang mit Materialien, nichts, wenn dieser nicht von der Sauberkeit des Helfers überzeugt ist. Dazu zählen nicht nur das saubere Äußere, sondern auch Verhaltensweisen wie der Verzicht auf Nikotin- oder Alkoholgenuss am Unfallort.
- **Ruhe und Sicherheit ausstrahlen**. Nur wenn sich ein Patient gut versorgt fühlt und den Eindruck gewinnt, dass der Helfer sich seiner Maßnahmen sicher ist, gewinnt er Vertrauen. Hektik und Ratlosigkeit des Helfers können hingegen nur zur weiteren Verschlechterung des Allgemeinzustandes führen.
- **Freundlichkeit**. Auch unter der Bedingung, dass Personen behandelt werden müssen, zu denen der Helfer im „Privatleben" jeden Kontakt vermeiden würde, so gilt in dieser Situation doch das Vergessen aller Vorurteile. Nur der Erhalt eines Menschenlebens steht im Vordergrund des Denkens und des Handelns.

17.3.2 Die Intimsphäre eines Menschen

Üblicherweise tritt der Kontakt zwischen Helfer und Verunfalltem in einer Hilfssituation zum ersten Mal auf, sodass hier die Notwendigkeit entsteht, ohne ein vorheriges Kennenlernen sofort alle persönlichen Schutzmauern fallen zu lassen. Diese Mauern sind durchaus in Entfernungen messbar, die Menschen zueinander wahren:

- **Der soziale Raum** (1,50 m bis 3 m): Hier werden zwar andere Menschen als sich nähernd wahrgenommen, aber nicht als bedrängend empfunden. Im Falle einer Hilfsmaßnahme sollte der Helfer sich in diesem Abstand kurz vorstellen.
- **Der persönliche Raum** (0,50 m bis 1,50 m): Dieser geringe Abstand wird nur noch von Verwandten und guten Bekannten eingenommen und ist bei Gesprächen zwischen Helfer und Patient als Mindestabstand zu wahren.
- **Der intime Raum** (weniger als 0,50 m): Hier befindet sich die Intimsphäre eines Patienten, die sonst nur Ehepartner, Kinder oder enge Familienangehörige einnehmen dürfen. Dieser Abstand sollte nur zu Untersuchungs- und Behandlungsmaßnahmen eingenommen werden, da der Patient sich sehr unwohl fühlt, wenn Fremde sich auf derart geringe Distanz nähern.

Eine weitere wichtige Regel besteht darin, einen Patienten nie von oben herab und über den Kopf hinweg anzusprechen oder ihn gar zu übersteigen. Wann immer möglich, muss sich neben den Patienten gekniet und dieser von vorne mit Blickkontakt angesprochen werden.

Der Patient wird grundsätzlich als auf einem Bett liegend gesehen, das nicht überstiegen werden kann.

17.3.3 Nonverbale Kommunikation

Der Helfer muss auch sehr auf die sogenannte nonverbale (= nicht sprachliche) Kommunikation achten. Dazu gehören neben Gestik und Mimik auch die Art, in der gesprochen wird, und welche Formulierungen verwendet werden. Das plumpeste Beispiel ist die Frage des Helfers an den Patienten: „Na, wie geht´s uns denn?" Aber auch ein Kopfschütteln, ein ekelverzogenes Gesicht oder ein nach unten geneigter Daumen wird vom Patienten sowie seinen Angehörigen stets negativ bewertet.

Am sinnvollsten ist es, klar und direkt zu sprechen, Fragen des Patienten zu beantworten und sich in zweifelhaften Situationen darauf zu berufen, dass Zustand und Folgen nur von einem Arzt beurteilt werden können.

17.4 Spezielle Maßnahmen am Patienten

17.4.1 Diagnosemaßnahmen

Neben der Bestimmung der Pulsfrequenz und des Blutdruckes bzw. der Feststellung der Atmung gibt es noch weitere Maßnahmen zur Diagnose des Gesundheitszustandes.

- **Blutzuckermessverfahren**

Ü

Zur Blutzuckermessung ist es notwendig, einen Tropfen Blut aus der Fingerkuppe oder dem Ohrläppchen des Patienten zu entnehmen. Dabei ist zu beachten, dass die Blutzuckerbestimmung eine *invasive* Maßnahme darstellt, weil der Patient durch einen kurzen, in der Regel fast schmerzlosen Stich verletzt wird. Der Patient muss daher zustimmen.

Als erster Schritt wird eine Stelle seitlich und etwas unterhalb der Fingerkuppe bzw. des Ohrläppchens desinfiziert. Hierbei sind Einwirkzeiten des jeweiligen Desinfektionsmittels zu beachten. Für den folgenden Schritt zieht der Helfer zum Eigenschutz Einmalhandschuhe an und entfernt das restliche Desinfektionsmittel mit einem Tupfer. Jetzt wird in einer schnellen Bewegung mit einer sterilen Einmallanzette in den Finger oder das Ohrläppchen des Patienten gestochen. Die Stärke der dabei entstehenden Schmerzen hängt von der Durchführungsgeschwindigkeit ab. Je langsamer der Einstich erfolgt, umso stärker sind die Schmerzen. Aus der Einstichstelle wird der erste Tropfen Blut mit einem Tupfer abgewischt, der zweite Tropfen mit dem Blutzuckermessstreifen aufgenommen. Entsprechend der Gebrauchsanleitung des jeweiligen Teststreifens dauert es einige Zeit, bis der Zuckerwert abgelesen werden kann.

Durch Alkoholreste an den Wundrändern (z. B. aufgrund des Desinfektionsmittels) oder durch Herausdrücken des Blutes und den damit verbundenen erhöhten Austritt von Gewebsflüssigkeit können die Messergebnisse verfälscht werden.

Messergebnisse:

< 80 mg/dl	80–120 mg/dl	> 120 mg/dl
Unterzuckerung *(Hypoglykämie)*	normaler Blutzuckerwert	Überzuckerung *(Hyperglykämie)*

Tabelle 17.1: Messergebnisse der Blutzuckerkontrolle

Messen der Körpertemperatur

Die normale Körperkerntemperatur liegt zwischen 36 und 37 °C, da hier die chemischen Prozesse im Körper mit der optimalen Geschwindigkeit ablaufen. Bei weniger als 36 °C reduziert sich die Geschwindigkeit, bis der Stoffwechsel bei weniger als 29 °C nahezu eingestellt wird. Bei einer Erhöhung auf mehr als 41 °C zerfallen bestimmte Eiweißmoleküle, was zum Tod führt. Wird ein Patient mit schlechtem Allgemeinbefinden über einen längeren Zeitraum überwacht, ist es sinnvoll, dessen Körpertemperatur zu bestimmen.

Im Allgemeinen wird dazu ein digitales oder ein Infrarotthermometer benutzt. **Quecksilberthermometer sollten nicht verwendet werden,** da ein relativ hohes Gefährdungspotenzial durch ein eventuelles Zerbrechen besteht.

Die Körpertemperatur wird meist an folgenden drei Körperstellen bestimmt:

- **Unter der Achselhöhle** (*axiallar*): Das Thermometer wird mit der Spitze unter die Achselhöhle geklemmt. Dieses Verfahren ist allgemein üblich, wenn ein Thermometer schnell für verschiedene Patienten verwendet werden soll und der Patient in der Lage ist, den korrekten Sitz des Thermometers zu überwachen. Die angezeigten Temperaturen sind etwa 0,2 °C niedriger als die durchschnittliche Körperkerntemperatur und bis zu 0,5 °C niedriger als die rektale Temperatur. Der Patient muss für eine korrekte Messung trockene Achselhöhlen haben.
- **Unter der Zunge** (*sublingual*): Hierzu befindet sich die Thermometerspitze unter der Zunge. Die gemessenen Temperaturen entsprechen recht genau der durchschnittlichen Körperkerntemperatur. Zusätzlich ist die sublinguale Messung die für den Sanitäts- und Rettungsdienst geeignetste.

- **Im After** (*rektal*): Die Thermometerspitze wird vorsichtig in den *After* eingeführt. Diese Methode ist bei Patienten, die den Sitz des Thermometers nicht kontrollieren können, wie Bewusstlosen oder Kindern, zu bevorzugen. Die gemessene Temperatur liegt etwa 0,3 °C über der durchschnittlichen Körpertemperatur.

Infrarotthermometer, mit denen die Körpertemperatur im Ohr gemessen wird, finden zurzeit immer häufiger Anwendung.

Zur Durchführung einer Messung wird das Thermometer zuerst ausreichend desinfiziert (Flächendesinfektionsmittel). **Ein Thermometer** sollte **nur für einen Patienten** verwendet werden. Der Wechsel von rektal auf eine sublinguale Messung mit demselben Thermometer ist zu vermeiden. Ist dies nicht möglich, so muss eine gründliche Desinfektion zwischen den Messvorgängen stattfinden. Eine weitere Möglichkeit zur Vermeidung von Infektionen bieten Einmalschutzhüllen aus Kunststoff, die vor der Messung über die Thermometerspitze gezogen werden.

Zu Beginn der Messung muss ein digitales Thermometer eingeschaltet und der Selbsttest abgewartet werden. Nach etwa drei Sekunden ist dieser beendet. Bei Quecksilberthermometern muss die Quecksilbersäule vor jeder Messung heruntergeschüttelt werden, indem das Thermometer am oberen Ende angefasst und mit kräftigen Bewegungen geschüttelt wird.

Zur eigentlichen Messung wird das Thermometer an der gewünschten Stelle beim Patienten platziert. Das Ende des Messvorganges wird beim elektrischen Thermometer akustisch angezeigt, beim Quecksilberthermometer liegt das Ergebnis nach drei bis fünf Minuten vor. Der Wert ist dann entsprechend abzulesen.

Messergebnisse:

< 29 °C	< 34 °C	< 36 °C	36 – 37 °C	> 37 °C	> 38 °C	> 40 °C	> ca 42 °C
Scheintod	kritische Unterkühlung	Unterkühlung	normale Temperatur	erhöhte Temperatur	Fieber	kritisches Fieber	Tod

Tabelle 17.2: Ergebnisse des Fiebermessens

17.4.2 Pflegerische Maßnahmen

Stuhlgang

Zum Ermöglichen des Stuhlganges für nicht gehfähige Patienten (und bei Frauen auch zum Urinieren) dient die Bettpfanne (auch: Bettschüssel oder Steckbecken genannt). Diese sieht aus wie ein normaler Topf mit einem sehr breiten, schrägen Rand, einem langen Griff und einem Deckel.
Bei Verwendung der Bettschüssel (Handschuhe tragen) hebt der Patient sein Gesäß an, wobei ihm der Helfer entsprechende Hilfe leisten kann oder muss. Danach wird die Schüssel unter das Gesäß des Patienten geschoben. Bei Frauen muss die Schüssel etwas nach vorne geschoben werden, damit der Urin, der

meist gleichzeitig gelassen wird, nicht über den Schüsselrand läuft. Mit leicht angewinkelten und gespreizten Beinen kann die Darmentleerung jetzt durchgeführt werden. Männer bekommen gleichzeitig zum Vorgang der Stuhlentleerung eine Urinflasche angelegt.

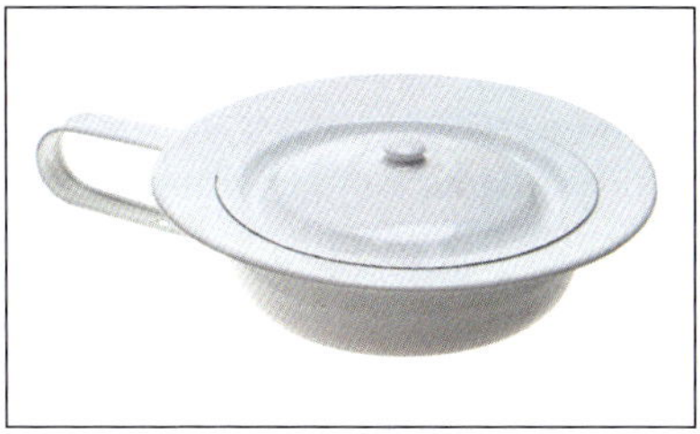

Abbildung 17.1: Bettpfanne

Zur Reinigung des Afters ist der Patient auf die Seite zu drehen.

„Wasserlassen", Urinieren

Die Urinflasche oder auch „Ente" genannt gibt es in zwei verschiedenen Ausführungen: für den Mann mit einem langen Hals zum Einführen des Penis und für die Frau mit einem breiten Hals, der an das Ende der Harnröhre angesetzt wird. Für Frauen ist das Urinieren in eine Bettpfanne jedoch einfacher. Nach dem Wasserlassen wird mit Zellstoff oder Toilettenpapier die Eichel des Mannes abgetupft bzw. die Scheide der Frau von der *Symphyse* zum *Anus* (von vorn nach hinten) abgewischt.

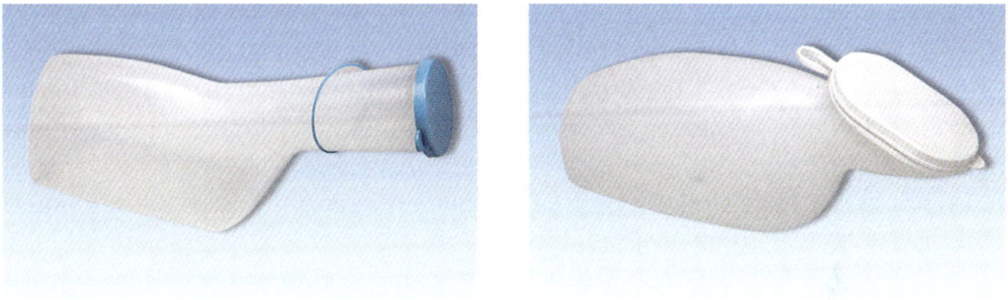

Abbildung 17.2: Urinflaschen (links für Männer, rechts für Frauen)

Erbrechen

Zum Auffangen des Erbrochenen dient die Nierenschale, die ihren Namen durch die nierenförmige Biegung erhalten hat. Verspürt der Patient den Drang, sich zu übergeben, sollte sich der Helfer rechtzeitig Handschuhe anziehen und eine solche Nierenschale bereithalten. Diese ist dem Patienten mit der nierenförmigen Biegung unter das Kinn zu halten. Die Schalen sind rechtzeitig zu wechseln und nicht erst, wenn sie voll sind. Ein liegender Patient kann sich leichter übergeben, wenn eine Oberkörperhochlagerung mit gleichzeitiger Seitenlage hergestellt wird.

Hat der Patient sich übergeben, so sollten sein Mund und das Kinn mit Einmaltüchern oder Zellstoff abgewischt werden. Bei Bedarf ist der Mund mit Flüssigkeit auszuspülen.

Über Folgendes muss ein Helfer sich von vornherein im Klaren sein:

- Aufgrund des Geruchs, der Konsistenz und der Farbe des Erbrochenen können beim Helfer selbst Übelkeitsgefühle auftreten.
- Erbrochenes kann über die Hände sowie die Kleidung des Helfers laufen.
- Patienten, denen der Kehlkopf entfernt wurde, haben nur noch eine geringe mechanische Barriere gegen diesen Brechreiz. Das Erbrochene kann hier in einem weiten Strahl ausgespien werden.

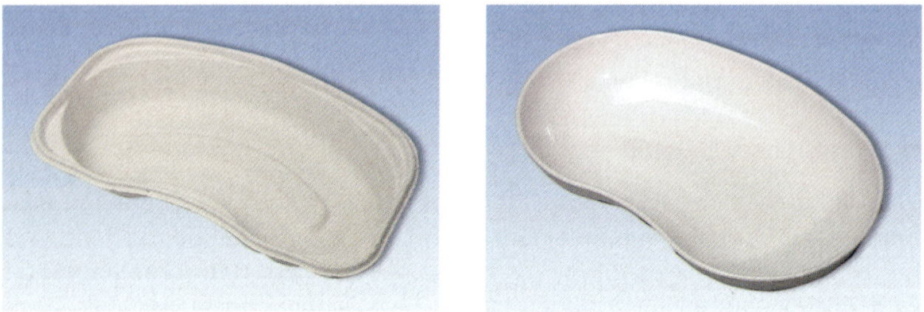

Abbildung 17.3: Nierenschalen (links aus Pappe/Einweg, rechts aus Kunststoff/Mehrweg)

17.4.3 Tod eines Patienten

Hierbei ist davon auszugehen, dass der Helfer wahrscheinlich nur bei einem Großschadensfall einen verstorbenen Patienten transportieren muss. Befindet sich der Tote innerhalb einer Gruppe bewusstseinsklarer Patienten, so ist er von dort unverzüglich zu entfernen. Dies sollte durch Helfer geschehen, die hierzu psychisch in der Lage sind. Das oftmals in Filmen gezeigte Zudecken mit einem Tuch sollte so lange unterbleiben, bis der Tote an einer separaten Sammelstelle platziert worden ist. So wird vermieden, dass der Tod für andere Menschen zu offensichtlich wird und eine Hysterie ausbricht. Immerhin kann der „Transportierte“ so auch für einen schlafenden/bewusstlosen Patienten gehalten werden.

17.4.4 Dokumentation

Die Patientendokumentation, wie sie im Rettungsdienst, Krankenhaus und in anderen medizinischen Bereichen bereits Pflicht ist, bietet auch für den Einsatz im Sanitätsdienst oder anderen Bereichen Vorteile:

- Die bei einem Patienten vorliegenden Erkrankungen und durchgeführten Maßnahmen sind auch später noch nachvollziehbar.
- Bei der Weiterbehandlung von Patienten durch den Rettungsdienst, Arzt oder das Krankenhaus wird die Patientenübergabe erleichtert.
- Wechseln die Helfer an einem Patienten, kann sich der neue Helfer schnell über seinen Patienten informieren.
- Verweigert ein Patient die Behandlung, so kann dies ebenfalls schriftlich festgehalten werden.
- Der Helfer wird bei seiner Patientenbeobachtung unterstützt.

Die hier als Beispiel gezeigte Patientendokumentation für Sanitätsdienste wurde bei mehreren großen Sanitätsdiensten bereits eingesetzt und von den Helfern als sehr sinnvoll empfunden.

Patientendokumentation für Sanitätsdienste

Datum: *12.03.12* Uhrzeit: *20:17* Helfer: *Müller*

Patient

Nachname: *Muster* Vorname: *Kurt* Geb.-Datum: *01.01.21*

RR / Puls

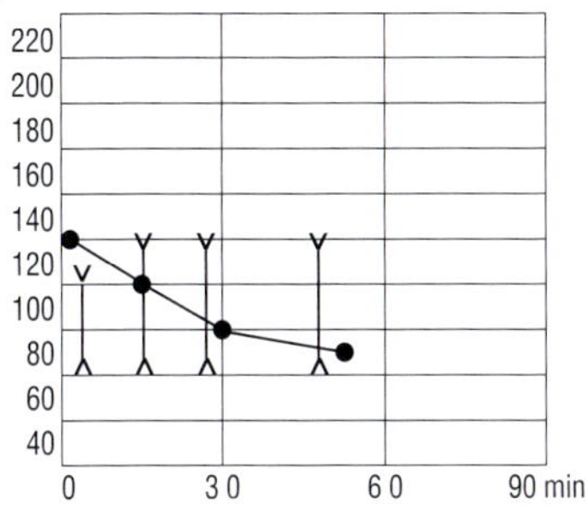

Atmung:

~~unauffällig~~	Atemnot
Verlegung	keine

Puls:

~~peripher~~	zentral
arrhythmisch	keiner

Bewusstsein:

~~orientiert~~	desorientiert
bewusstlos	

Bewegung:

normal	~~vermindert~~

Blutzucker: ______ mg/dl

Verletzungen:

Kopf	Wirbelsäule	Arme	Thorax	Abdomen	Becken	~~Beine~~

Verl. Art: *Schock und Unterschenkelfraktur – geschlossen – re.*

Pupillenreaktion:

~~normal~~	verlangsamt	different	keine (eng)	keine (weit)

Verdachtsdiagnose: *s. o.*

Beurteilung der Vitalfunktionen:

stabil	~~gefährdet~~	instabil	keine

Maßnahmen nach Erstbeurteilung:

KTW	~~RTW~~	Notarzt

angefordert um: *20:20* Uhr

Atmung:

keine	Beatmung	> assistiert	> kontrolliert

O_2-Gabe, Liter/Minute: *4*

Kreislauf:

keine	~~Überwachung~~	~~Schocklage~~	Reanimation

Sonstige: *Fixierung des rechten Unterschenkels*

Infusion vorbereitet

Patienten an:

KTW	~~RTW~~	Notarzt

übergeben um *21:00* Uhr.

Zustand gebessert. Der Patient wurde um: ________ Uhr entlassen.

Bei einer Behandlungsverweigerung des Patienten auszufüllen

Erklärung: Hiermit verweigere ich die medizinischen Maßnahmen / den Transport. Ich wurde in für mich verständlicher Form über die eventuellen Folgen meiner Entscheidung aufgeklärt.

Datum, Uhrzeit, Unterschrift Patient: ____________ / ____________ / ____________

Abbildung 17.4: Beispiel einer Patientendokumentation

Sie soll als Anregung dienen und dem Helfer den Umgang, z. B. mit den Einsatzprotokollen des Rettungsdienstes,vereinfachen.

Es wurde bewusst auf die Angabe von Wohnort oder der Krankenkasse verzichtet, da diese Daten für sanitätsdienstliche Einsätze in der Regel nicht relevant sind. Trotz allem sind bei der Verwendung dieser Dokumentationen der Datenschutz und die Schweigepflicht (➔ Abschnitt 21.2.1 „§ 203 StGB“) zu berücksichtigen und darauf zu achten, dass sämtliche Daten über Patienten vertraulich sind. Ausgefüllte Protokolle sind deshalb an geeigneter Stelle so aufzubewahren, dass diese Dritten nicht zugänglich sind.

Der Gebrauch der Dokumentation erklärt sich im Großen und Ganzen von selbst. Nur für das Eintragen von Puls und Blutdruck sei Folgendes angemerkt:

- Der Puls wird durch Punkte und Verbindungsstriche in einem Diagramm dargestellt. Die Punkte in der richtigen Höhe im Diagramm stellen die Pulsfrequenz dar, die Striche dazwischen vereinfachen es, den Verlauf zu beurteilen.
- Der Blutdruck wird mit „$\vee\!\!\!\wedge$“ eingetragen. Das Zeichen „$\vee$“ repräsentiert dabei die Systole, „$\wedge$“ die Diastole.

17.4.5 Nach der Durchführung aller Maßnahmen

Handelt es sich um einen Unfall, der eine Weiterversorgung durch den Rettungsdienst und einen Transport ins Krankenhaus notwendig macht, stellt sich für den Helfer oft das Problem, dass nach der Versorgung des Patienten noch Zeit bis zum Eintreffen des Rettungsdienstes bleibt. Wenn z. B. wie in einem Großschadensfall die Phasen bis zum Abtransport sehr lange dauern, muss darauf geachtet werden, dass sich der Patient weder überversorgt fühlt, indem weitere, unnötige Maßnahmen durchgeführt werden, noch dass der Patient sich selbst überlassen bleibt. Als Grundregel gilt, dass der Helfer die Verantwortung für eine aufgefundene oder übernommene Person so lange trägt, bis diese einem anderen Helfer übergeben wird. Zu einer korrekten Übergabe zählt auch die Bereitschaft des neuen Helfers, den Patienten übernehmen zu wollen!

Gerade für höher qualifizierte Helfer kann sich im Großschadensfall die Notwendigkeit ergeben, mehrere Patienten gleichzeitig betreuen zu müssen. Um diese Verantwortung zu tragen, sind folgende Grundregeln zu beachten:

- Im Rahmen der Individualmedizin behandelt ein Helfer nie mehrere Patienten gleichzeitig. Bei einem Massenanfall verletzter Personen wird dies aber notwendig. Muss ein Patient dann sofort nach der Behandlung verlassen werden, so ist zumindest dafür zu sorgen, dass der Gesundheitszustand kontinuierlich weiter überprüft wird. Zur Not kann auch ein Angehöriger oder Zeuge des Geschehens damit beauftragt werden.

- Wenn der Helfer meint, einen Patienten vollständig versorgt zu haben, sind noch einmal alle Maßnahmen zu überprüfen und möglichst zu protokollieren. Eine Hilfe kann hier folgende Checkliste bieten:
  - Rettungsdienst/Notarzt alarmiert?
  - Kompletter Bodycheck durchgeführt oder nur offensichtliche Verletzungen behandelt?
  - Stabile Seitenlage/Schocklage?
  - Wärmeerhalt beachtet?
  - Blutdruckmanschette entlüftet?
- Alle durchgeführten Behandlungsschemata sollten mindestens ein zweites Mal gedanklich überprüft werden.
- Der Helfer sollte sich mit dem Patienten unterhalten, soweit dieser ansprechbar ist, um dessen Bewusstseinszustand kontinuierlich zu überprüfen. Die Gesprächsthemen über den Unfall oder den Patientenzustand sind zu vermeiden, um die verunfallte Person nicht weiter aufzuregen. Der Helfer sollte aber auch nicht künstlich wirken, um nicht den Eindruck zu erwecken, dass es etwas zu verbergen gibt.
- Die Vitalparameter wie Bewusstsein, Atmung, Pulsfrequenz und Blutdruck sind in kurzen Abständen zu überprüfen. Abstände von etwa zehn Minuten sind dabei einzuhalten.

Abschließend sollte überlegt werden, welche Angaben bei der Patientenübergabe wichtig sind, diese sind kurz zu protokollieren (→ Abbildung 17.4).

18 Transportieren und Lagern

18.1 Transport ohne Hilfsmittel

18.1.1 Ein-Helfer-Transport (Rettungsgriff)

!

Der Rettungsgriff dient nur zum unmittelbaren Transport eines Patienten aus einer Gefahrensituation oder zum Zweck einer besseren medizinischen Behandlung, wenn keine anderen Transportmittel zur Verfügung stehen.

Er ist nicht zum Umlagern zu verwenden, da sehr hohe Belastungen sowohl für den Helfer als auch für den Verunfallten auftreten. Selbst die richtige Ausführung kann im schlimmsten Fall zu Bandscheibenschäden beim Helfer oder zu Knochenbrüchen beim Patienten führen.

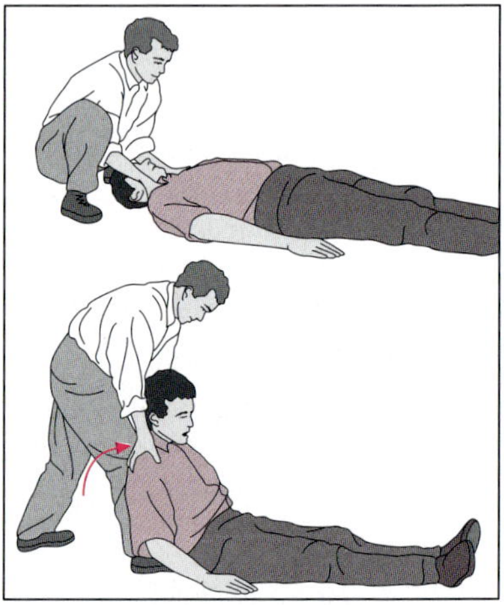

Abbildung 18.1: Aufrichten des Patienten zur Vorbereitung des Rettungsgriffes

Durchführung:

Der Helfer hockt sich hinter den auf dem Boden sitzenden Patienten und fasst diesem unter den Achselhöhlen durch. Liegt der Patient, so muss er entsprechend vorsichtig von hinten in die sitzende Position gebracht werden. Wenn der Patient sich auf dem Boden befindet, hat der Helfer im Sinne seiner eigenen Gesundheit darauf zu achten, dass er beim folgenden Anhebevorgang keine Haltung mit gekrümmter Wirbelsäule einnimmt. Eine Belastung der Wirbelsäule in dieser Stellung kann zu Bandscheibenschäden führen.

Ü

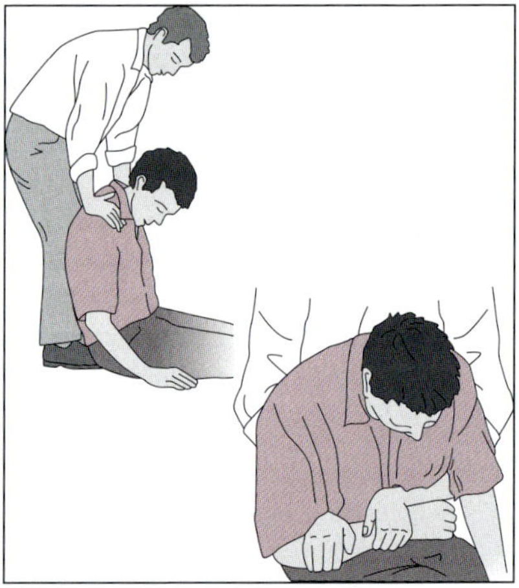

Abbildung 18.2: Fassen der Patientenextremität beim Rettungsgriff

Nachdem unter den Armen des Patienten durchgefasst wurde, greift der Helfer den Unterarm oberhalb des jeweiligen Handgelenks des

Verunfallten. **Bei der Wahl des Armes ist auf eventuelle Verletzungen des Patienten zu achten** (Arm-, Rippen- oder Schulterfrakturen).

!

Die Daumen des Helfers dürfen die Extremität des Patienten nicht wie einen Hammer umschließen, sondern sie müssen auf dieser zum Liegen kommen.

!

Jetzt wird der Patient vom Helfer mit **geradem** Rücken angehoben und rückwärtsgehend gezogen. Bei Pausen während des Anhebens oder des Transportes kann der Patient auf dem Knie des Helfers zwischengelagert werden, ohne dass ein Absetzen und erneutes Anheben notwendig werden.

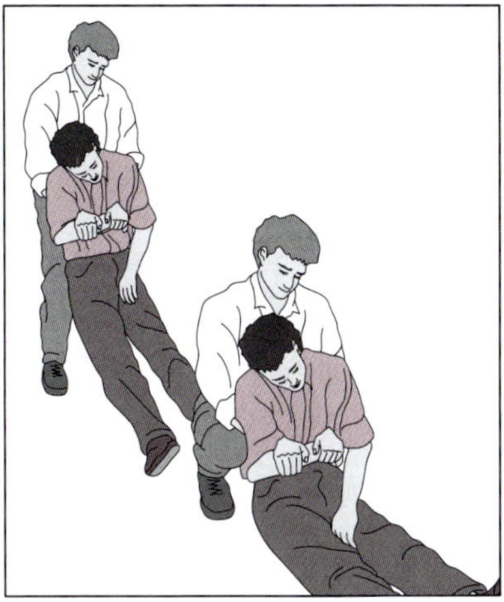

Abbildung 18.3: Transporttechnik mit dem Rettungsgriff

Obwohl diese Transporttechnik anstrengend ist, können normal gebaute Männer und Frauen auf diese Weise etwa 25 % mehr als ihr eigenes Körpergewicht bewegen.

18.1.2 Zwei-Helfer-Transport (Rettungsgriff)

!

Auch hier gilt wie bei der Ein-Helfer-Methode, dass diese Transportmethode nur dann durchgeführt werden darf, wenn es die Dringlichkeit des Gesundheitszustandes bedarf und keine andere Transporttechnik zur Verfügung steht.

Der Griff ist nicht zum einfachen Umlagern zu verwenden.

Ü

Durchführung:

Der erste Helfer fasst den Patienten in derselben Art an wie bei der Ein-Helfer-Methode. Der zweite Helfer trägt den Patienten von der Seite her an den Kniekehlen und eventuell zusätzlich an den Füßen.

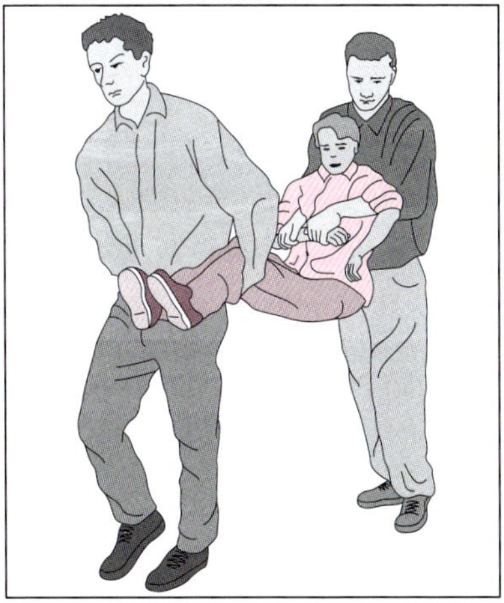

Abbildung 18.4: Zwei-Helfer-Transport mit dem Rettungsgriff

18.1.3 Zwei-Helfer-Transport (sitzend)

Wenn der Patient bei klarem Bewusstsein ist und seine Verletzungen einen sitzenden Transport zulassen, bietet sich bei Anwesenheit eines zweiten Helfers folgende Transporttechnik ohne Hilfsmittel an:

Durchführung:

Ein Helfer fasst mit seiner linken Hand das rechte Handgelenk des zweiten Helfers. Der zweite fasst mit dieser rechten Hand wiederum das linke Handgelenk des ersten. Die Helfer stellen sich nun so nebeneinander, dass derjenige, der den linken Arm gereicht hat, links und der andere rechts steht. Die freien Arme legen sie sich einander über die Schulter. In dieser Form wird ein „Stuhl" gebildet, bei dem sich der Patient auf die gefassten Hände setzen kann und gegen die Arme der Helfer lehnt. Zur eigenen Sicherung kann sich der Patient zusätzlich noch selbst festhalten.

Ü

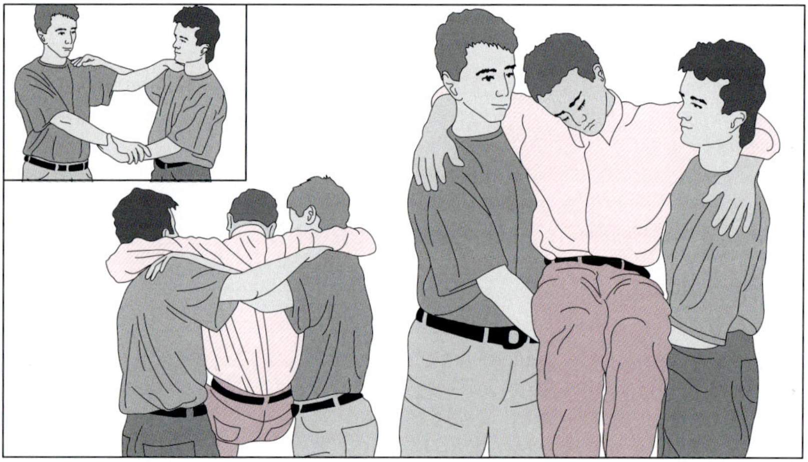

Abbildung 18.5: Tragen eines sitzenden Patienten mit zwei Helfern

18.2 Transport mit Hilfsmitteln

Beim Tragen mit Hilfsmitteln gilt es, einige allgemeine Regeln zu beachten, um den Vorgang zu erleichtern, sicherer zu gestalten und den Patienten zu schonen:

- Soweit es sein Gesundheitszustand erlaubt, sollen die Füße des Patienten das Niveau seines Kopfes nicht übersteigen.
- Ein Patient wird außer beim Heraufsteigen einer Treppe immer in dessen Blickrichtung getragen oder gefahren.
- So weit möglich schauen alle Träger immer in Gehrichtung.

- Ein Gleichschritt ist zu vermeiden, da dies zum Auf- und Abschwingen der Trage mit dem Patienten führt.
- Ein seitliches Kippen der Trage mit Patienten, z. B. für den Transport um Ecken in engen Hausfluren, ist nicht zulässig, nötigenfalls darf das Kopfteil angehoben werden.

18.2.1 Tragering

Ü

Der Tragering besteht aus einem Dreiecktuch, das zu einer Krawatte gefaltet worden ist (➔ Abbildung 3.11 und Abschnitt 3.3.3 „Dreiecktuchverbände"). Die Enden werden zuerst mit einem einfachen halben Knoten miteinander verbunden und danach um den so entstandenen Ring gewickelt. Dieser Ring erleichtert das Tragen nach der Zwei-Helfer-Tragetechnik eines sitzenden Patienten, da die beiden Helfer sich nun nicht mehr die Hand reichen und festhalten, sondern nur noch in den Ring greifen müssen.

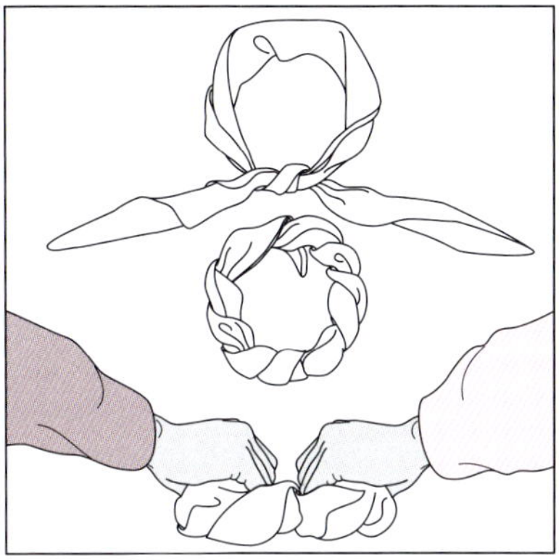

Abbildung 18.6: Tragering

18.2.2 Tragetuch

Ü

Als Tragetuch wird ein rechteckiges, stabiles Kunststoff- oder Stofftuch bezeichnet, das an den langen Seiten je zwei oder drei Eingriffe aufweist. Jede stabile Decke erfüllt notfalls aber denselben Zweck.

Der Patient wird auf das Tuch gelegt und kann nun von zwei bis sechs Personen getragen werden. Der Vorteil eines solchen Tuches liegt in seiner Flexibilität und im geringen Gewicht im Gegensatz zur Trage, wodurch auch in engen Häusern und unwegsamem Gelände transportiert werden kann. Ein weiterer Vorteil besteht in der hohen Stabilität eines solchen Tuches, die bei mehreren Tüchern übereinander weit über die herkömmlicher Tragen hinausgehen kann. So wird es möglich, auch schwergewichtige Patienten bedenkenlos zu transportieren.

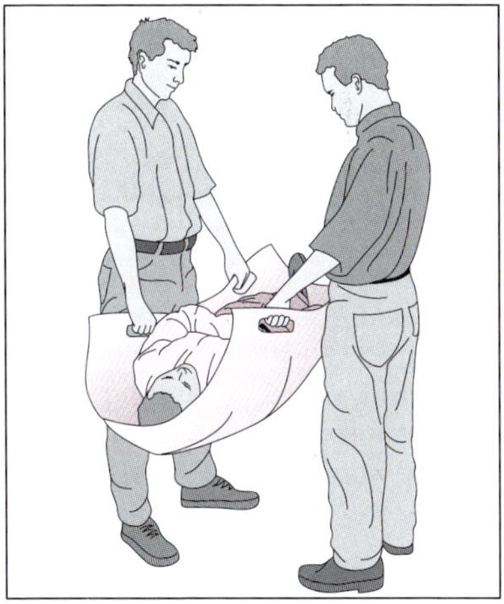

Abbildung 18.7: Benutzung des Tragetuches

Durchführung:

Je nach Beschaffenheit des Tuches und Anzahl der zur Verfügung stehenden Helfer fassen ein oder zwei Helfer an den gegenüberliegenden Seiten des Kopfteiles an. Fuß- und Mittelteil werden zusammengefaltet, sodass diese von einem weiteren Helfer getragen werden können.

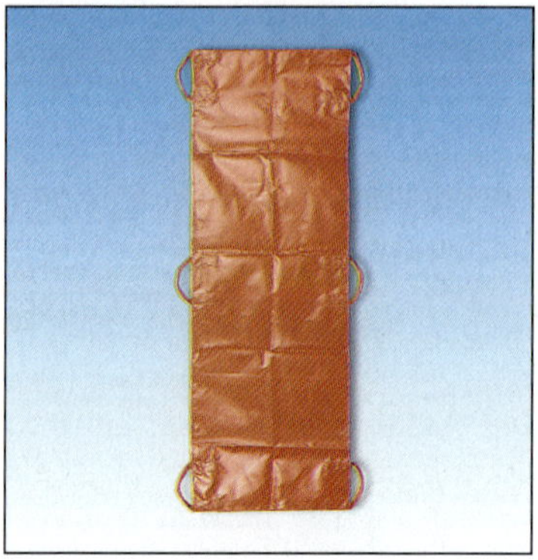

Abbildung 18.8: Tragetuch

18.2.3 „Normale Trage", DIN-Trage

Eine Trage besteht aus einem stabilen Tragegestell, das je nach Hersteller mit zahlreichen Sonderfunktionen versehen sein kann. An den Enden dieses Gestells können Tragegriffe angebracht sein und die Längsseiten werden von einem stabilen Tuch überspannt, auf das der Patient gelegt wird.

Durchführung:

Der auf der Trage liegende Patient wird von mindestens einem Helfer an jedem Ende der Trage transportiert.

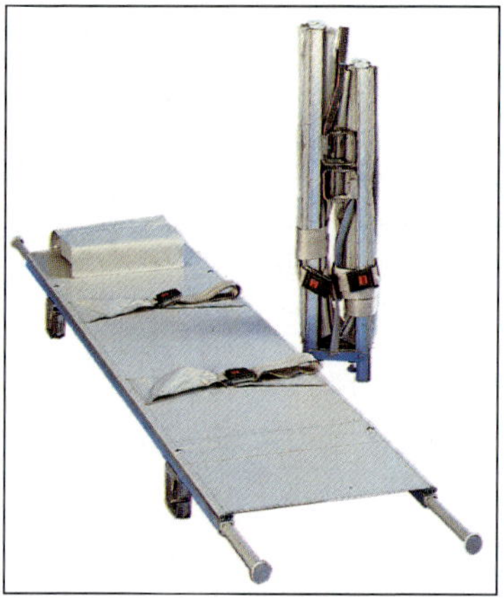

Abbildung 18.9: DIN-Trage

18.2.4 „Roll-in"-Tragen

Im Bereich des Sanitätsdienstes kommen vermehrt die „Roll in"-Tragen zum Einsatz. Auf deren Funktion und Handhabung wird nicht weiter eingegangen, da der Umgang mit den Tragen in der Ausbildung erfolgt. Zusätzlich ist dem Helfer ein Gebrauch der Tragen nur nach einer Einweisung durch einen hierfür qualifizierten Ausbilder erlaubt.

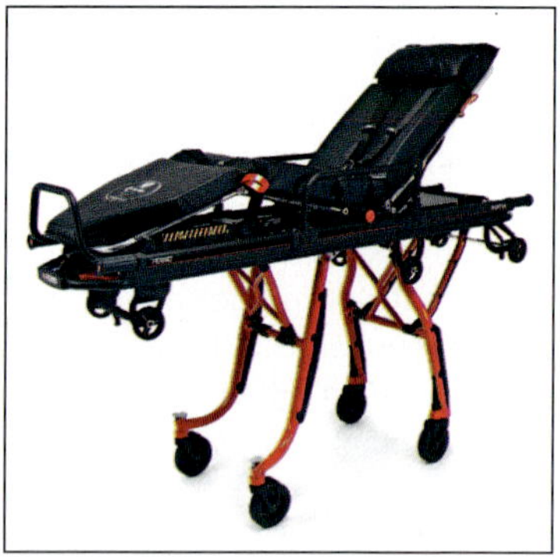

Abbildung 18.10: „Roll-in"-Trage

18.3 Umlagern ohne Hilfsmittel

Mit „Umlagern" wird der Vorgang bezeichnet, bei dem ein Patient auf oder von einer Trage bzw. von einer Trage auf eine andere gehoben wird. Hierzu werden immer mindestens zwei Helfer benötigt.

18.3.1 Umlagern von der Seite

Die Helfer knien sich nebeneinander an eine Seite des Patienten und fassen unter dessen Kopf, Oberkörper, Becken und Unterschenkel. Der Rücken des Helfers bleibt gerade und mindestens ein Fuß ist auf dem Boden aufgestellt, um Bandscheibenschäden zu vermeiden. Auf diese Weise heben die Helfer den Patienten zugleich an und legen ihn auf eine vorbereitete Trage. Schwere Patienten können auch zwischenzeitlich auf den Knien der Helfer abgelegt werden. Der Einsatz von mindestens drei Helfern ist zwar von Vorteil, zwei Helfer sind jedoch auch möglich.

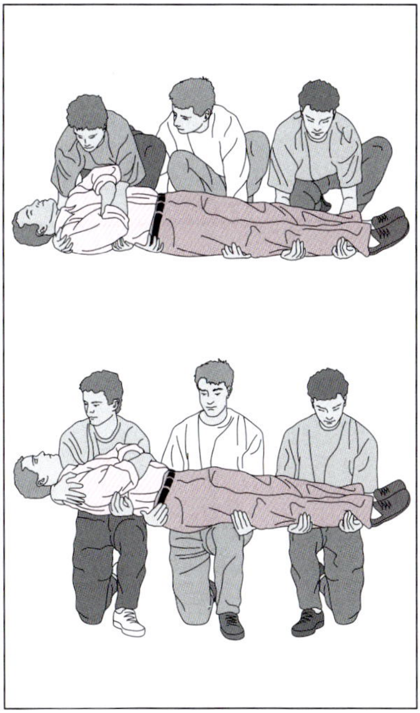

Abbildung 18.11: Umlagern eines Patienten von der Seite

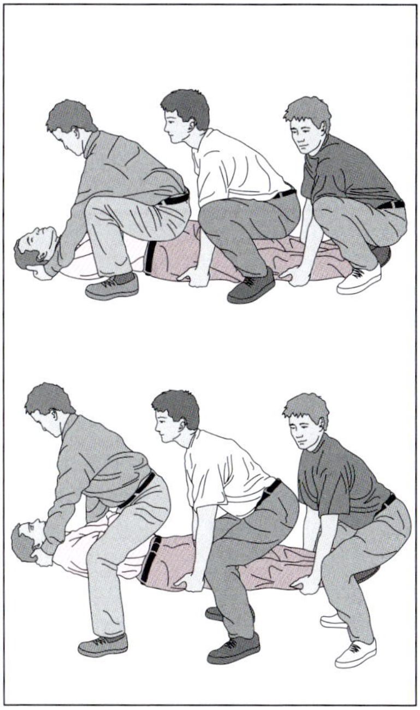

Abbildung 18.12: Umlagern eines Patienten im Grätschstand

Ü

18.3.2 Umlagern im Grätschstand

Diese Methode ist bei schweren Patienten der oben beschriebenen Methode vorzuziehen, da sie aufgrund der geraden Haltung für die Helfer wesentlich rückenschonender ist. Allerdings sind mindestens vier Helfer zur Durchführung nötig.

Zusätzlich ist diese Art der Umlagerung ein „Muss" bei Patienten mit dem Verdacht auf eine Wirbelsäulenverletzung, wenn andere Umlagerungsmöglichkeiten mit Hilfsmitteln (z. B. durch eine Schaufeltrage) nicht zur Verfügung stehen.

Durchführung:

Alle Helfer bis auf einen stellen sich im Grätschstand über den Patienten, wobei sie mit der Blickrichtung zu dessen Kopf stehen. Die Helfer begeben sich nun in die Hockposition, umfassen mindestens Kopf, Thorax und Becken des Patienten und heben ihn so an. Der noch verbleibende freie Helfer schiebt die Trage unter den Patienten, auf die dieser dann gelegt wird.

18.4 Umlagern mit Hilfsmitteln

18.4.1 Tragetuch

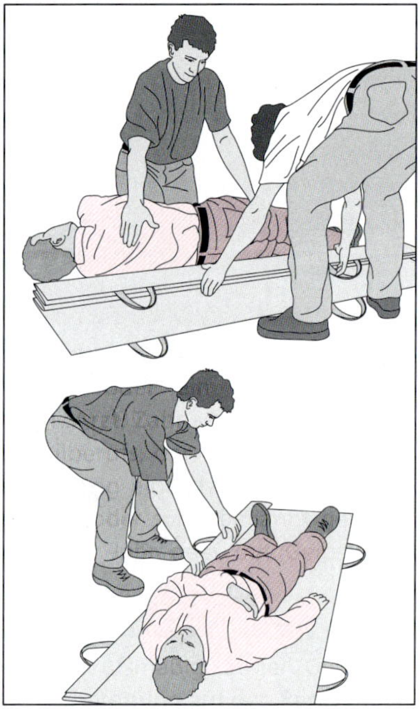

Abbildung 18.13: Patienten auf ein Tragetuch legen

Beim Umlagern mit einem Tragetuch stellt sich weniger die Frage nach dem konkreten Umlagerungsvorgang, sondern vielmehr, wie das Tragetuch unter den liegenden Patienten befördert werden kann. An dieser Stelle sei darauf hingewiesen, dass es sinnvoll ist, auf jede Trage unter den Patienten immer ein Tragetuch zu legen, da dann der Umlagerungsvorgang auf andere Tragen, z. B. im Krankenhaus, in der Regel leichter fällt.

Ü

Durchführung:

Um ein Tragetuch unter einen Patienten zu legen, reicht ein Helfer aus, mit zwei Helfern fällt der Ablauf jedoch leichter. Zur Vorbereitung wird das Tragetuch halb zusammengerollt. Ein Helfer dreht den Patienten seitlich leicht zu sich herüber, während der zweite die Tragetuchrolle eng an den Patienten heranlegt, sodass die nicht eingerollte Hälfte vom Patienten weg zeigt. Jetzt wird der Patient vom zweiten Helfer auf die andere Seite gerollt, sodass der erste Helfer den eingerollten Teil des Tragetuches wieder entfalten kann. Wird der Patient jetzt auf den Rücken gelegt, so befindet er sich auf dem Tragetuch. Mit dem umgekehrten Vorgang wird das Tuch wieder unter dem Patienten entfernt.

Ü

18.4.2 Schaufeltrage

Die Schaufeltrage ist eine Trage, die sich in der Längsachse halbieren lässt, wodurch die einzelnen Teile von rechts und links wie eine Schaufel unter den Patienten geschoben werden können.

Die Schaufeltrage wird bei diesem Vorgang genauso wie ein Tragetuch unter den Patienten gebracht: Der Patient wird in seiner Körperachse vorsichtig jeweils leicht auf eine Seite gedreht, sodass die Tragehälfte unter die jeweils andere Seite geschoben werden kann. Danach werden die beiden Hälften der Trage wieder zu einem Teil zusammengefügt.

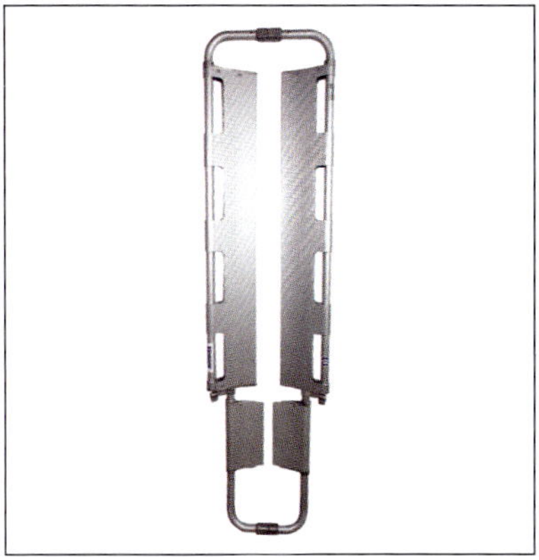

Abbildung 18.14: Schaufeltrage

18.5 Lagerungstechniken

18.5.1 Schocklage bei einem Volumenmangelschock

Um die Blutmenge in den Beinen dem übrigen Körper, insbesondere dem Gehirn zur Verfügung zu stellen, sind die Beine in einen 30°-Winkel gegenüber dem Rumpf zu bringen bzw. der ganze Körper um 15° zu neigen. Dieser Winkel kann durch einen Stuhl oder die Knie eines zweiten Helfers unter den Füßen des Patienten erreicht werden.

Befindet sich ein Patient auf der Trage, so können weitere Positionen wie die stabile Seitenlage oder die Linksseitenlage hiermit verbunden werden.

Der Wärmeerhalt darf bei Schockpatienten nicht vergessen werden!

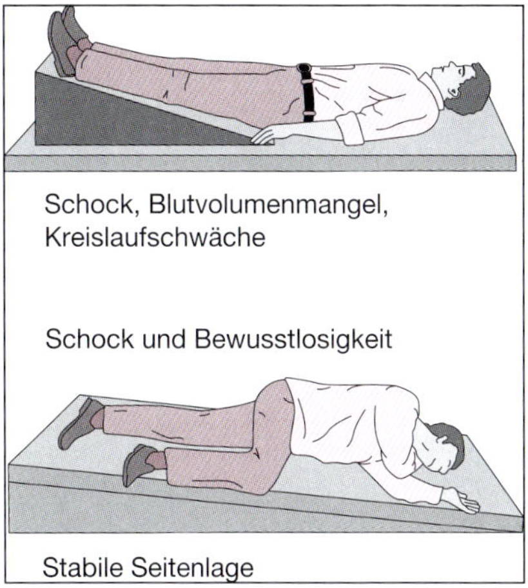

Abbildung 18.15: Lagerung eines Schockpatienten

18.5.2 Lagerung bei Atemnot und kardiogenem Schock

Beim kardiogenen Schock ist eine leichte Hochlagerung des Oberkörpers, bei geringem Blutdruck eine Flachlagerung und bei Atemnot eine sitzende Haltung anzustreben.
Im Falle des kardiogenen Schocks wird dadurch die Belastung des Herzens reduziert und im Falle der Atemnot die Belastung der Lunge durch das Eigengewicht des Thorax vermindert. Zusätzlich kann die Atemhilfsmuskulatur mit eingesetzt werden, indem sich der Patient mit den Armen aufstützt.

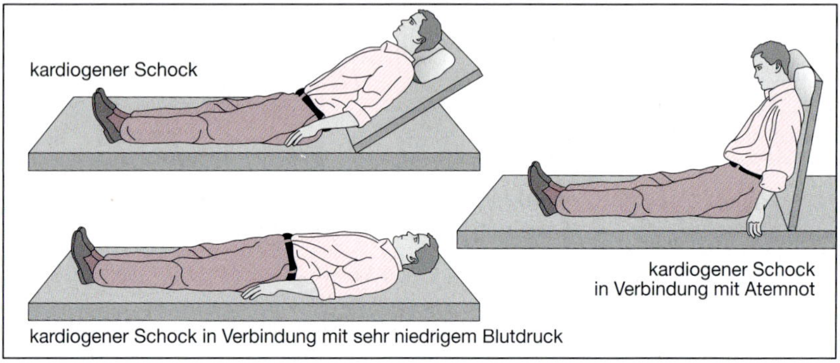

Abbildung 18.16: Lagerung bei kardiogenem Schock

18.5.3 Lagerung bei einem kardialen Lungenödem

Ein kardiales Lungenödem tritt bei ungenügender Leistung der linken Herzkammer auf. Hierbei pumpt die rechte Kammer mehr Blut in die Lunge als die linke Kammer aus der Lunge in den Körper, wodurch sich das Blut in der Lunge staut und Flüssigkeit durch die Wände der Lungenbläschen tritt. Diese Fehlfunktion kann vermindert werden, indem der Patient auf einer Trage möglichst aufrecht sitzt und alle Gliedmaßen herabhängen lässt.

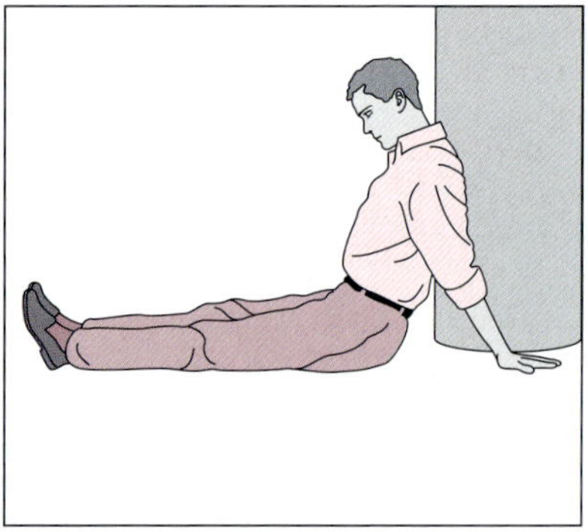

Abbildung 18.17: Einsatz der Atemhilfsmuskulatur

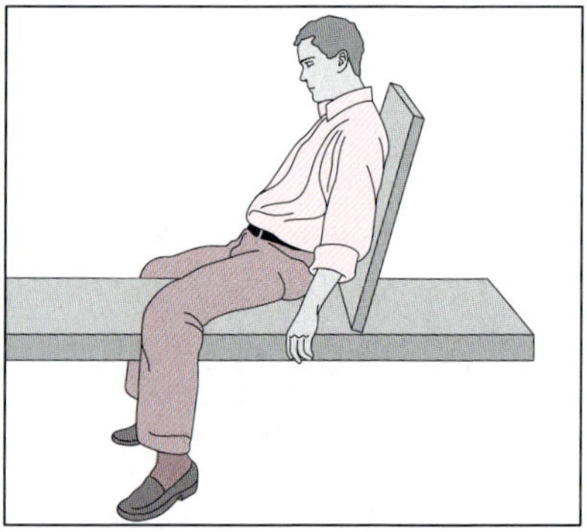

Abbildung 18.18: Lagerung bei einem kardialen Lungenödem

18.5.4 Stabile Seitenlage bei Bewusstlosigkeit

Die stabile Seitenlage wird bei bewusstlosen Patienten mit vorhandener Atmung und Puls angewandt. Ziel ist die Überstreckung des Halses und damit die Freihaltung der Atemwege sowie die Verminderung der *Aspirationsgefahr* durch Erbrochenes. Die Linksseitenlage ist der Rechtsseitenlage vorzuziehen, da hier der Magen niedriger liegt und damit die Gefahr des auslaufenden Mageninhaltes vermindert wird. Prinzipiell sind jedoch die Verletzungen des Patienten für die Wahl der Lagerungsseite ausschlaggebend.

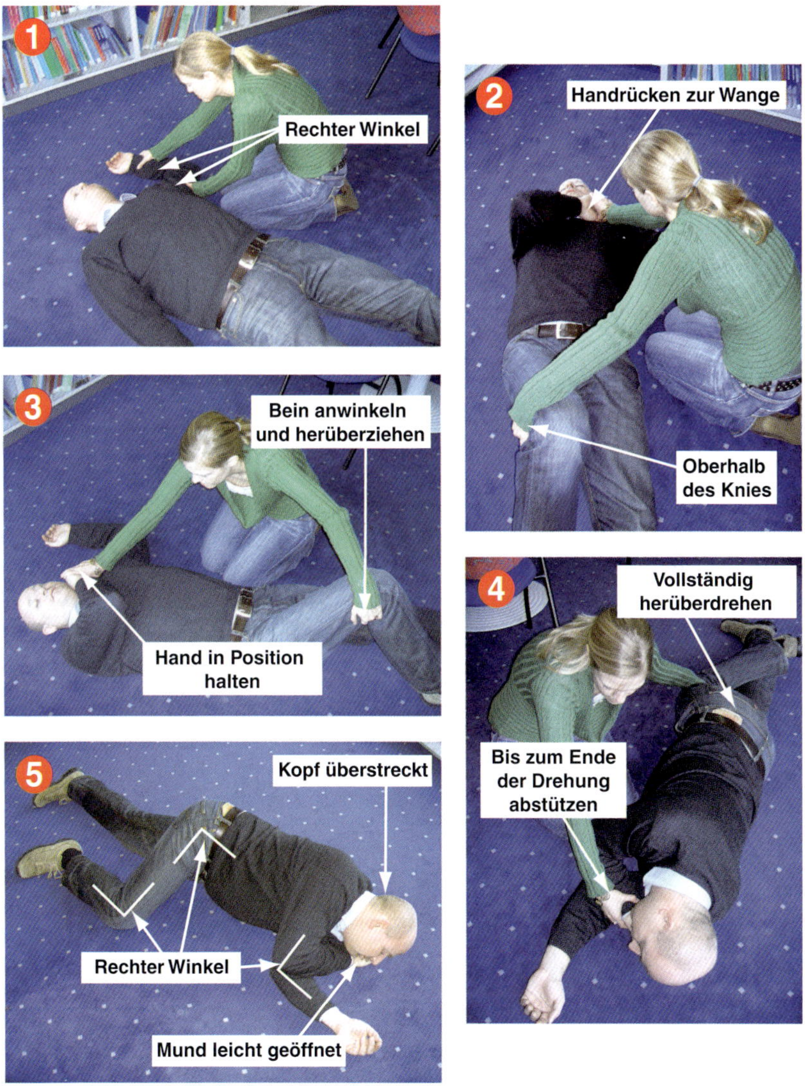

Ü

Abbildung 18.19: Durchführung der stabilen Seitenlage (Patient in Rückenlage)

■ **Die (vereinfachte) stabile Seitenlage**

Seit Mitte 2006 wird von der Bundesarbeitsgemeinschaft Erste Hilfe (BAGEH) eine vereinfachte stabile Seitenlage empfohlen und in den Erste-Hilfe-Lehrgängen für Laien (LSM/EHL) gelehrt. Aufgrund der Zielgruppe dieses Buches wird auf diese nur kurz eingegangen, da die Kenntnis des Vorgehens vorausgesetzt wird.

Der dem Helfer nahe Arm des auf dem Rücken liegenden Patienten wird mit nach oben zeigender Handfläche neben den Kopf des Patienten gelegt.

! **Bei Patienten, die eine Brille tragen, wird diese vorher entfernt!**

Der entfernte Arm wird am Unterarm/Handgelenk gegriffen, Richtung zugewandter Wange gelegt und dort festgehalten. Im nächsten Schritt wird das dem Helfer „abgewandte" Bein etwa in Kniehöhe gegriffen und mit einer gleichzeitigen Zugbewegung an Arm und Bein der gesamte Körper des Patienten in Richtung Helfer gedreht. Das Freihalten der Atemwege (durch Überstrecken des Kopfes) erfolgt wie bisher.

18.5.5 Linksseitenlagerung einer bewusstlosen Hochschwangeren

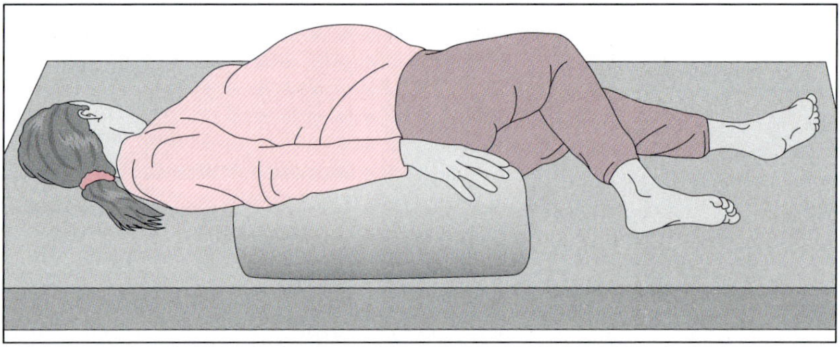

Abbildung 18.20: Linksseitenlage einer bewusstlosen Hochschwangeren

Das „Vena cava-Kompressionssyndrom" (→ Kapitel 11.4.2) kann bei Schwangeren in Rückenlage auftreten, wenn der *Fötus* die große Hohlvene *(Vena cava)* durch sein Gewicht zusammendrückt. Da diese Vene etwas rechts von der Körpermitte vor der Wirbelsäule liegt, schafft eine Linksseitenlage oft Abhilfe.

18.5.6 Lagerung bei Schmerzen im Bauchbereich

Die Bauchdecke ist möglichst zu entlasten, um den Druck von den inneren Organen zu nehmen. Dies wird erreicht, indem dem entspannt liegenden Patienten eine Stoffrolle, z. B. aus einer Decke, unter die Knie geschoben wird.

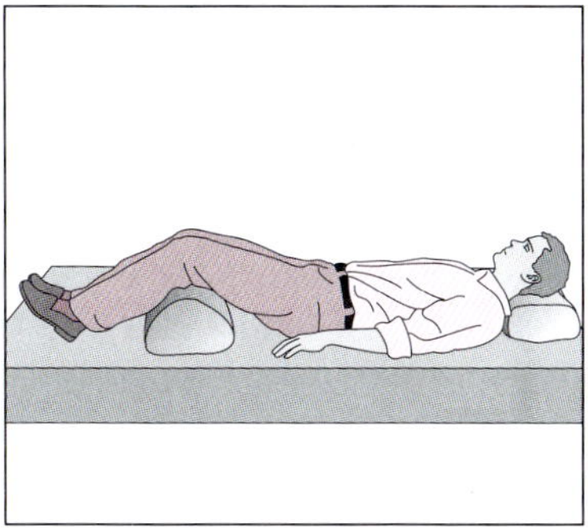

Abbildung 18.21: Lagerung bei Schmerzen im Bauchbereich

18.5.7 Lagerung bei arteriellen Gefäßverschlüssen

Bei arteriellen Gefäßverschlüssen ist die Blutzufuhr zur betroffenen Extremität gestört. Die Durchblutung kann dadurch gesteigert werden, dass der Patient die betroffenen Extremitäten herabhängen lässt.

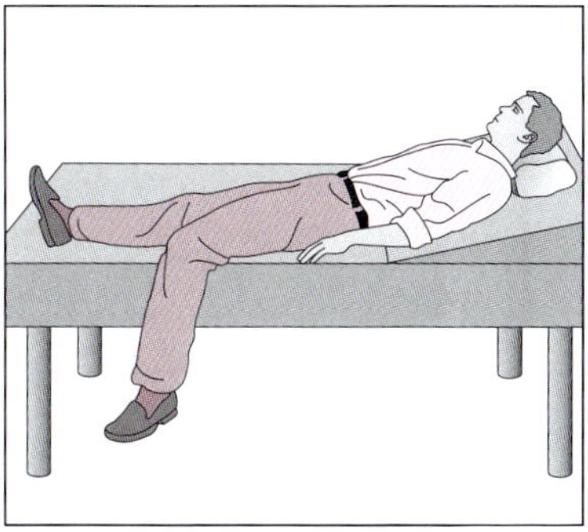

Abbildung 18.22: Lagerung bei einem arteriellen Gefäßverschluss am Bein

18.5.8 Lagerung bei venösen Gefäßverschlüssen

Bei venösen Verschlüssen ist im Gegensatz zu arteriellen Verschlüssen der „Ablauf" des Blutes gestört. Die betroffene Extremität wird hochgelagert. **Hier ist es wichtig, dass der Patient so wenig und behutsam wie möglich bewegt wird,** um das Losreißen des Thrombus und eine daraus eventuell resultierende Lungenembolie, d. h. einen arteriellen Verschluss in der Lunge, zu verhindern.

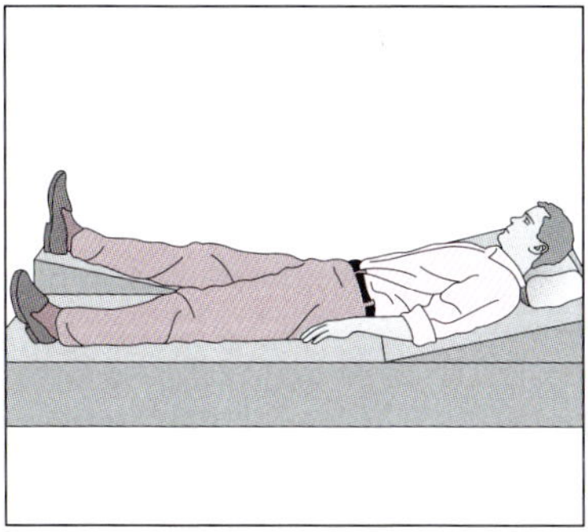

Abbildung 18.23: Lagerung bei venösen Gefäßverschlüssen

Eine Lungenembolie bedeutet unmittelbare Lebensgefahr für den Patienten und ist durch einen Ersthelfer nicht zu beherrschen. !

18.6 Ruhigstellung von Körperteilen/des ganzen Körpers

Die im Folgenden aufgeführten Materialien sind nicht zur Schienung von Frakturen geeignet, sondern dienen nur der Ruhigstellung. Der Unterschied besteht darin, dass für eine Schienung die Reposition (d. h. Herstellung der ursprünglichen Position) der gebrochenen Knochenstücke vorgenommen werden muss, was in der Regel nur von einem Arzt durchgeführt werden kann. Die Ruhigstellung dient dagegen lediglich der Verminderung der Schmerzen eines Patienten, die durch die Bewegung der Knochenfragmente und die Reizung der Knochenhaut hervorgerufen werden. Diese Maßnahme sollte möglichst nur durch den Rettungsdienst durchgeführt werden, da dem Patienten durch falsche Handhabung zusätzliche Schmerzen zugefügt werden können. Trotzdem ist die Kenntnis über den Umgang mit den Materialien wichtig, um diese korrekt vorbereiten und anreichen oder im Notfall selbst anlegen zu können.

Grundsätzlich ist bei der Auswahl zwischen verschiedenen zur Verfügung stehenden Materialien und deren Größen zu beachten, dass bei der Festlegung eines Bruches über die angrenzenden Gelenke hinaus fixiert werden muss.

18.6.1 Vakuumkissen/-matratze

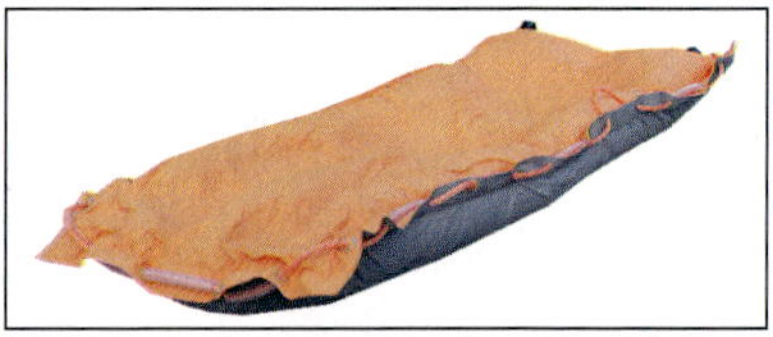

Abbildung 18.24: Vakuummatratze

Das Vakuumkissen bzw. die -matratze bestehen aus einer elastischen Kunststoffhülle, die mit Kügelchen gefüllt ist. Wird die Luft aus dieser Hülle gesaugt, so wird die Matratze hart und steif, ähnlich wie vakuumverpackter Kaffee. Die sich darin befindenden Kügelchen erlauben ein recht genaues Anmodellieren an Körperabschnitte oder bei der Vakuummatratze an den ganzen Körper. Selbst Wirbelsäulen-, Becken-, Schulter- und Oberschenkelfrakturen können mit einer Vakuummatratze gut fixiert werden.

Folgende Grundsätze sind bei der Verwendung einer Vakuummatratze zu beachten:

- Es dürfen sich keine spitzen oder festen Gegenstände im Druckbereich von Vakuummatratze und -kissen befinden. Die Hosentaschen des Patienten sind auszuräumen und Uhren, Ringe u. Ä. abzunehmen.
- Während des gesamten Absaugvorganges der Luft muss mindestens ein Helfer die Matratze oder das Kissen weiter an den Patienten anformen.
- Das Ventil sollte immer so platziert werden, dass der Patient während des Absaugens oder Belüftens beobachtet werden kann.

18.6.2 Luftkammerschiene

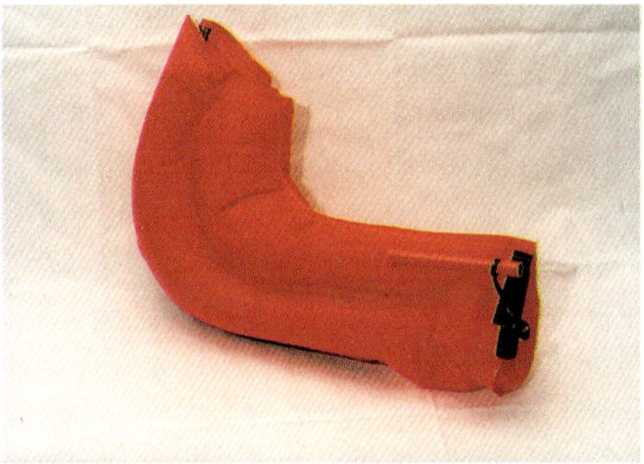

Abbildung 18.25: Luftkammerschiene

Luftkammerschienen gibt es in verschiedenen Größen für Arme, Beine, Erwachsene und Kinder. Sie funktionieren nach dem gegenteiligen Prinzip des Vakuumkissens: Sie werden aufgeblasen. Der Einsatzbereich ist jedoch auf den Unterarm bzw. Unterschenkel beschränkt, da nur hier die zwei anliegenden Gelenke mit stillgelegt werden können. Der durch das Aufblasen entstehende Druck auf die Fraktur bedingt, dass die Knochenenden vorher extendiert, d. h. auseinandergezogen werden müssen. Dies kann sehr leicht falsch ausgeführt werden und darf deshalb nur von ausgebildetem Rettungsdienstpersonal durchgeführt werden.

Das Anlegen dieser Schienen geschieht folgendermaßen: Der erste, ausgebildete Helfer (Rettungssanitäter, Notfallsanitäter, Notarzt) zieht sich die Schiene mit offenem Reißverschluss über den eigenen Arm, sodass er einerseits die gebrochene Extremität des Patienten anfassen und auseinanderziehen *(extendieren)*, andererseits aber auch der zweite Helfer die Schiene darüberziehen kann. Dieser schließt danach den Reißverschluss und bläst die Luftkammerschiene auf. Der erste Helfer gibt an, wann die Schiene eine ausreichende Füllung erreicht hat. Dabei ist zu beachten, dass in der betroffenen Extremität auf jeden Fall noch immer ein Puls fühlbar ist und der Patient keine Verstärkung der Schmerzen angibt. **Die Schiene darf keine Stauung oder gar eine Abbindung verursachen.**

18.6.3 SAM-Splint

Ein Sam-Splint ist eine durch Metalleinlagen im Inneren versteifte, weiche Kunststoffschiene. Sie erhält ihre Steifigkeit durch entsprechende Verformung und kann dadurch den zu schienenden Extremitäten angepasst werden. Das Anformen erfolgt meist an der gesunden Extremität.

18.6.4 „Halskrause" (Zervikal-Kopfstütze)

Hierbei handelt es sich um eine Kunststoffschiene, die bei Verdacht auf Halswirbelsäulenfrakturen, Schleudertraumen etc. zum Einsatz kommt und zur Ruhigstellung der Halswirbelsäule verwendet wird (➔ Abbildung 18.26). Sie liegt herstellerabhängig in verschiedenen Größen vor.

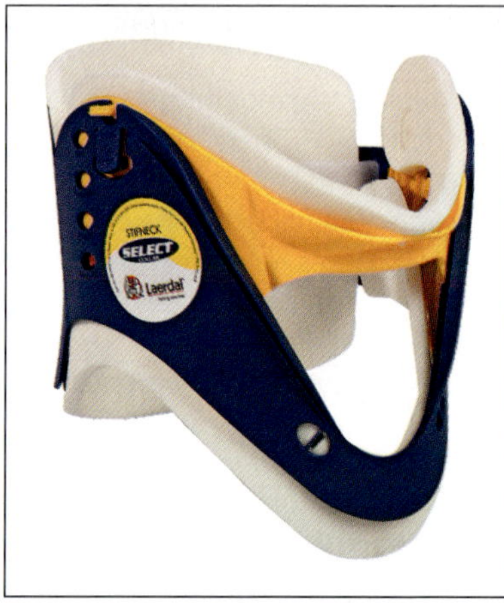

Abbildung 18.26: Halskrause

Vorgehen:

- Die für den Patienten passende Größe der Manschette wird ausgewählt.
- Einige Fabrikate müssen jetzt entsprechend der Herstellerangabe zusammengesteckt werden.
- Danach wird die Manschette von vorn vorsichtig um den Hals des Patienten gelegt, wobei ein zweiter Helfer den Kopf des Patienten ruhig hält (➔ Abbildung 18.27).
- Das nach hinten weisende „freie" Ende wird um den Nacken des Patienten geführt und am Vorderteil meist mit einem Klettverschluss befestigt.
- Die Manschette ist dann richtig angelegt, wenn der Patient seinen Kopf nicht mehr bewegen kann und der Patient sich trotzdem nicht „eingeengt" fühlt.

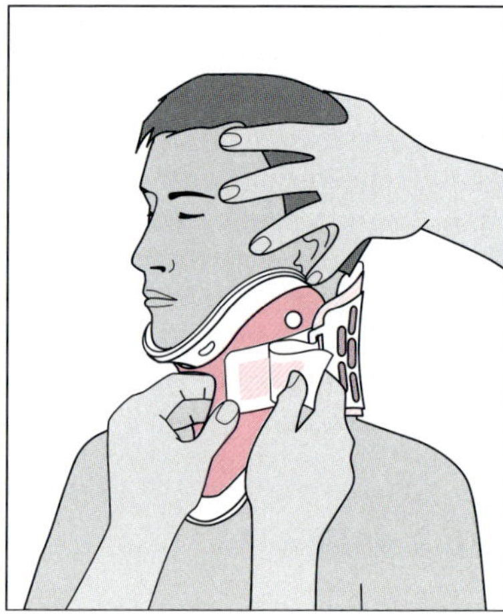

Abbildung 18.27: Anlegen einer Halskrause

Die Halskrause darf nicht zu fest zusammengezogen werden, sonst kann es zu Atemproblemen oder Durchblutungsstörungen kommen.

18.6.5 Sonstige Materialien

Im Rettungs-/Sanitätsdienst wird eine Vielzahl von Materialien zur Ruhigstellung verwendet. Es bestehen regional große Unterschiede bezüglich der Ausrüstung von sanitätsdienstlichen Einheiten. Zudem erfordert der Umgang mit diesem Material eine besondere Einweisung und eine praktische Übung zum Erlernen des Gebrauches.

19 Gerätekunde

Dieses Kapitel dient nur als kurze Einführung in die Gerätekunde, denn im Rahmen der Ausbildung zum Sanitäter müssen eine praktische Einweisung und Übung mit den vorhanden Geräten erfolgen, um in Notfallsituationen sicher in deren Umgang zu sein. Bei den abgebildeten Geräten handelt es sich nicht um Empfehlungen, sondern lediglich um Demonstrationsobjekte, anhand derer der Umgang kurz erläutert wird.

19.1 Fahrzeuge

Das wohl am weitesten bekannte „Material" des Rettungsdienstes sind dessen Fahrzeuge. In der Regel sind sie weiß, rot oder elfenbeinfarben, beklebt mit Organisationssymbolen und leuchtend roten oder reflektierenden Streifen. Da es sich jedoch nicht bei allen Fahrzeugen nur um „Krankenwagen" handelt, wird im Folgenden auf die Unterschiede und Einsatzzwecke der einzelnen Fahrzeugtypen eingegangen.

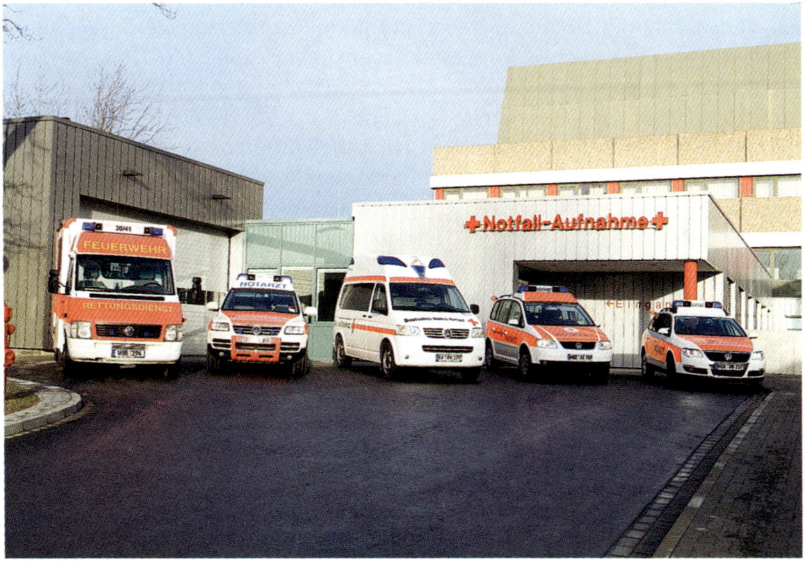

Abbildung 19.1: Unterschiedliche Fahrzeuge im Rettungsdienst

Der **Rettungswagen (RTW)** zählt bei den Rettungsdienstfahrzeugen zu den auffälligsten und wird am häufigsten zur Kenntnis genommen. Er wird bei Rettungseinsätzen sowie Notfalltransporten eingesetzt und unterliegt in der Mindestausstattung und den Abmessungen der DIN 75080, Teil 2. Hierin wird u. a. festgelegt, dass der Patient von drei Seiten erreichbar sein muss: vom Kopf her und den beiden Seiten. Des Weiteren müssen Geräte zur Erhaltung der Vitalfunktionen wie Beatmungsgerät und EKG/Defibrillator sowie diverse Notfallausstattungen für Erwachsene und Kinder vorhanden sein. Die mitgeführten Medikamente werden in der Regel auf Rettungsbezirksebene festgelegt, wobei eine Mindestbestückung auch durch Normen bestimmt wird. Durch die Rettungsdienstgesetze der Länder ist das Fahrzeug mit „geeignetem Personal" zu besetzen, wobei einige Bundesländer auch genauere Angaben machen. Aufgrund der

Qualitätsmaßstäbe der Hilfsorganisationen und der Berufsfeuerwehren hat sich mindestens die Kombination „Rettungssanitäter (RS)/Notfallsanitäter (NotSan) in der Regel aber „Notfallsanitäter/Notfallsanitäter" durchgesetzt.

Bezogen auf die Notfallausstattung handelt es sich bei dem nächstkleineren Fahrzeug um den **Krankentransportwagen (KTW)**. Die Ausrüstung ist nicht so umfassend und das Platzangebot oftmals wesentlich geringer als das des RTW. Gemäß des Einsatzzweckes für nicht-kritische Krankentransporte ist dieser nach DIN 75080 Teil 1 nur mit pflegerischen Materialien wie Sauerstoffinhalation, Bettpfanne, Tragestuhl und Ähnlichem ausgestattet. Der Patient muss nur von einer Seite betreubar sein, eine vollständige Begehbarkeit ist nicht vorgeschrieben. Die Besatzung muss auch hier wieder nur „geeignet" sein. Aufgrund regionaler Absprachen begleitet jedoch mindestens ein Rettungssanitäter den Transport.

Für den Einsatz des Notarztes stehen drei Möglichkeiten zur Verfügung: Bundesweit sind in einem ca. 60-km-Raster **Rettungshubschrauber (RTH)** stationiert, die dem schnellen Transport eines Notarztes (NA) und eines Notfallsanitäters zum Notfallort dienen. Behandelte Notfallpatienten werden im Normalfall nicht mit dem RTH befördert, da ein Flug eine hohe körperliche Belastung darstellt und der Platz im Hubschrauber auch meist zu gering für eine weitere Behandlung ist. Der Einsatz in Kombination mit einem RTW ist daher üblich. Des Weiteren war noch vor wenigen Jahren das sogenannte **Notarztwagen**-System **(NAW)** weit verbreitet. Dieses besteht aus einem Rettungswagen mit geringfügiger Zusatzausstattung besetzt mit Rettungssanitäter, Notfallsanitäter und Notarzt. Mittlerweile werden aber in Verbindung mit RTWs **Notarzteinsatzfahrzeuge (NEF)** eingesetzt. Das sind entsprechend lackierte Pkws mit einem großen Kofferraum, in dem alle notärztlich notwendigen Geräte untergebracht sind. Die Besatzung besteht aus Notarzt und Notfallsanitäter. Der Vorteil des NEF ist seine mögliche hohe Geschwindigkeit und seine große Flexibilität. Das „T" in der Abkürzung „RTW" oder „RTH" dient lediglich zur Abgrenzung gegenüber anderen Abkürzungen, z. B. dem Rüstwagen (RW) der Feuerwehr.

19.2 Funk

Das Funkgerät stellt im Rettungs- und Sanitätsdienst das übliche Kommunikationsmittel dar. Aufgrund der Wichtigkeit und der Vertraulichkeit des gesprochenen Wortes sind besondere Frequenzen zugeteilt, die nur von speziell eingewiesenem Personal benutzt werden dürfen. Hierbei handelt es sich um die sogenannten BOS-Frequenzen, wobei BOS für „Behörden und Organisationen mit Sicherheitsaufgaben" steht. Die Geräte, die solche Frequenzbänder schalten können, dürfen nur nach strengen Vorschriften verkauft, gelagert und ausgehändigt werden.

In diesem Kapitel werden lediglich die wichtigsten Aspekte in Bezug auf Funkverkehr und Funkgeräte erläutert. Eine zusätzliche praktische und theoretische Einweisung ist für den reibungslosen Funkverkehr unumgänglich.

19.2.1 Funkregeln

Gemäß Fernmeldeanlagengesetz (FAG) und Strafgesetzbuch (StGB) gelten folgende Regeln beim Gebrauch des Gerätes:

- Vertraulichkeit des gesprochenen Wortes,
- keine persönliche Vorteilnahme (z. B. durch Benachrichtigung eines bestimmten Bestattungsunternehmens und daraus resultierende Gewinnbeteiligung),
- Schweigepflicht.

Des Weiteren sind unter dem Begriff „Funkdisziplin" einige Regeln zusammengefasst, die den Funkverkehr auf das Wesentliche beschränken sollen:

- kurz fassen und deutlich sprechen,
- Wiederholungen vermeiden,
- Daten, Namen und Telefonnummern nur nach Aufforderung nennen,
- keine Höflichkeitsformen, keine emotionalen Ausdrücke,
- keine privaten Gespräche,
- Teilnehmer mit „Sie" ansprechen.

Ü

Um trotz des sogenannten „verkürzten Sprechfunkverkehrs" eine Eindeutigkeit in den Nachrichten zu erhalten, sind u. a. die folgenden festgelegten Phrasen zu benutzen:

- Der Anruf eines Teilnehmer besteht aus dem Funkrufnamen des Ansprechpartners, gefolgt von dem Wort „von", dem eigenen Namen und abgeschlossen mit „kommen". Beispiel: Mit „61-41 von Leitstelle kommen" fordert die Rettungsleitstelle den RTW 61-41 auf, sich zu melden.
- Die Sprechaufforderung an den jeweils anderen Funkteilnehmer wird am Ende einer Nachricht mit „kommen" erteilt. Beispiel: „Haben Einsatzort erreicht und erbitten weitere Anweisungen. Kommen."
- Berichtigungen falsch gesprochener Worte erfolgt durch „ich berichtige", wonach die komplette Nachricht vom letzten richtigen Wort an wiederholt wird. Beispiel: „Sie fahren zum Einsatzort Helenenstraße 16, ich berichtige, Einsatzort Heinrichstraße 16."
- Fragen werden mit dem Wort „Frage" eingeleitet. Beispiel: „Frage Name."
- Das Gespräch und damit der Funkkontakt wird beendet durch das Wort „Ende", sollte aber durch die Gegenstelle noch einmal bestätigt werden. Beispiel: „Melden uns aus Ihrem Funkverkehrskreis ab. Ende." „Verstanden. Ende."

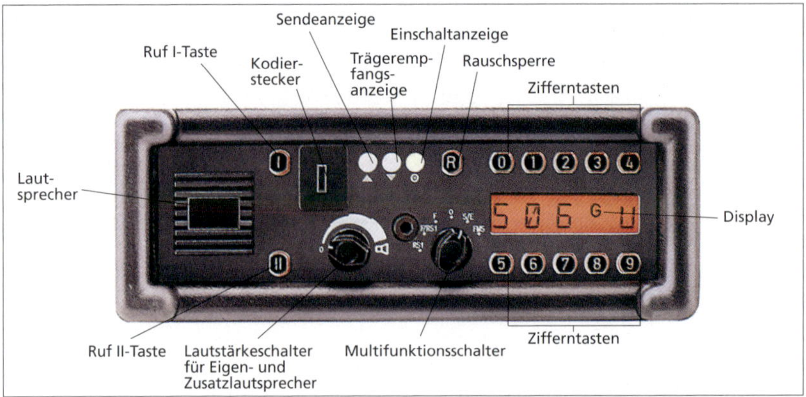

Abbildung 19.2: Fahrzeugfunkgerät

19.2.2 Funkgeräte

Die hier dargestellten Geräte haben lediglich einen exemplarischen Charakter.

Auch erfolgt derzeit die Umstellung auf Digitalfunk, auf welchen hier zum jetzigen Zeitpunkt noch nicht näher eingegangen wird.

Trotz der Vielzahl gebräuchlicher Gerätetypen zeichnen sich alle durch eine Mindestausstattung aus. Bei Handsprechfunkgeräten sind zusätzlich ein Akku zur Spannungsversorgung und eine kurze, meist schraubbare, Antenne am Gerät angebracht. Die Sprechtaste, mit der das Mikrofon aktiviert wird, befindet sich bei Fahrzeuggeräten an einer separaten, telefonhörerähnlichen Mikrofon-Lautsprecher-Kombination.

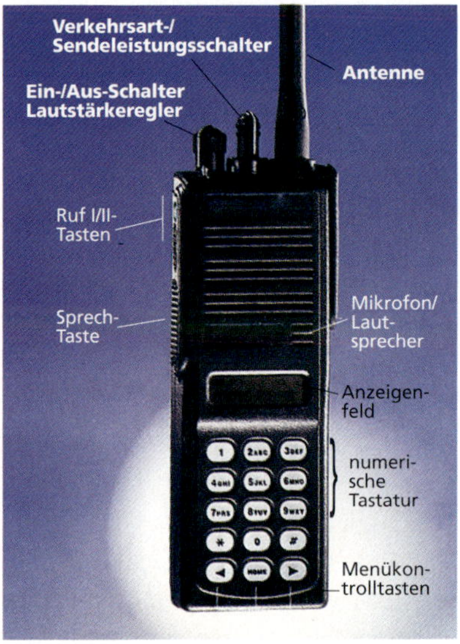

Abbildung 19.3: Handfunkgerät

19.3 Medizingeräte

19.3.1 Das Medizinproduktegesetz (MPG) und die Medizingeräteverordnung (MedGV)

Der Umgang mit medizinischen Geräten muss sehr verantwortungsvoll erfolgen, da jede Fehlbedienung eine Schädigung des Patienten zur Folge haben kann. Um diesbezüglich eine größtmögliche Sicherheit zu erzielen, existieren Gesetze, die die Herstellung, den Vertrieb und den Betrieb medizinischer Geräte regeln.

Seit dem **13.06.1998** dürfen **nur noch Geräte nach Medizinproduktegesetz (MPG) ausgeliefert** werden.

Hauptsächlicher Grund der Einführung des MPG war es, Vorschriften umzusetzen, die als europäische Richtlinien das Ziel haben, den Aufwand für einen europaweiten Betrieb/Vertrieb von Medizinprodukten zu reduzieren und zu harmonisieren.
Obwohl das MPG ein eigenständiges Gesetz ist, wird auch durch den Laien im täglichen Sprachgebrauch eine Vielzahl von unterschiedlichen Regelungen damit zusammengefasst.
Dazu gehören u. a.:

- das Medizinproduktegesetz (MPG),
- die Medizinproduktebetreiber-Verordnung (MPBetreibV),
- die Medizinprodukte-Verordnung.

Das MPG (hier in der derzeit gültigen Form von 2002, ergänzt 2010) selbst ist eher als ein Herstellergesetz zu verstehen, da sich die meisten Vorschriften auf die Herstellung und das Inverkehrbringen der Erzeugnisse beziehen.

Die für den Betreiber wichtigsten Paragrafen sind:

- § 4, MPG: Verbote zum Schutz von Patienten, Anwendern und Dritten,
- § 14 MPG: Errichten, Betreiben, Anwenden und Bestandhalten von Medizinprodukten,
- § 40 ff. MPG: Straf- und Bußgeldvorschriften.

Nach § 4 MPG sind u. a. der Betrieb und die Anwendung von Geräten verboten, wenn diese selbst bei sachgemäßer Anwendung den Patienten über ein wissenschaftlich vertretbares Maß hinaus schädigen können, das Verfallsdatum abgelaufen bzw. das Prüf-, oder Wartungsintervall überschritten ist. Es ist dabei besonders wichtig, den Unterschied zwischen Betrieb und Anwendung zu verstehen: **„Betreiben" bedeutet in diesem Sinne schon das Herstellen der Anwendungsbereitschaft!**
Beispiel: Wenn in einem Rettungswagen ein defektes Beatmungsgerät oder ein defekter Defibrillator mitgeführt werden und diese nicht **eindeutig** als defekt gekennzeichnet sind, stellt dies ein Verstoß gegen § 4 MPG dar.
Gemäß § 40 ff. MPG kann dies zu hohen Strafen führen (Geldstrafen oder Freiheitsstrafen von bis zu 3 Jahren), da schon nach § 40 Absatz 2 MPG der Versuch strafbar ist.
Aus diesem Grund ist es erforderlich, nur intakte und nicht „abgelaufene" Medizinprodukte mitzuführen. Vor jeder Inbetriebnahme muss daher eine Sichtkontrolle auf offensichtliche Beschädigungen des Gerätes oder des damit verbundenen Zubehörs vorgenommen werden. Weiterhin müssen Testabläufe durchgeführt werden, wie sie vom Hersteller in der Betriebsanleitung vorgeschrieben sind.
Deutlich wichtiger für den täglichen Umgang mit Medizinprodukten ist die Medizinprodukt-Betreiber-Verordnung (MPBetreibV). Hier wird festgelegt, wer welches Gerät unter welchen Voraussetzungen betreiben darf.
Grundsätzlich gilt nach § 2 Absatz 2 (MPBetreibV), dass jedes Medizinprodukt nur von Personen mit einer entsprechenden Ausbildung (Einweisung) und

Erfahrung betrieben werden darf. Weiterhin muss vor der Anwendung die Funktionsfähigkeit nach Handbuch geprüft werden. Diese Gebrauchsanweisung muss jederzeit für den Anwender zugänglich sein, sie sollte also am besten mit dem Gerät mitgeführt werden. Zusätzlich muss für alle Medizinprodukte (außer Fieberthermometer und Blutdruckmessgeräte) ein Medizinproduktebuch angelegt sein. Darin sind u. a. einzutragen:

- eindeutige Identifikationen,
- Einweisungs- und Prüfbelege,
- Fristen (Wartung ...),
- Funktionsstörungen,
- häufige Bedienfehler
- usw.

Das Medizinproduktebuch muss zur Arbeits- bzw. Dienstzeit für den Geräteanwender zugänglich sein.

Das „Medizinprodukt" selbst umfasst nicht nur das technische Gerät an sich, sondern auch die Betriebssoftware oder Stoffe zur Untersuchung, Ersetzung oder Veränderung eines anatomischen Aufbaus oder eines physiologischen Vorganges bis hin zur Empfängnisregelung. Alle Produkte werden zunächst in 12 Klassen aufgeteilt, von denen nur wenige für den Sanitäter von Interesse sind. Dazu gehören die Gruppen

2 – Technische Hilfen für Menschen mit Behinderung (Rollstühle)
3 – Anästhesie- und Atemgeräte (Beatmungsbeutel, Inhalationsgerät)
5 – Elektromedizinische Geräte
7 – In-vitro-Diagnosegeräte (Blutzuckerteststreifen)
10 – Wegwerfartikel

Dann erfolgt die Einteilung in 1, 2a, 2b und 3, wobei der Gefährdungsgrad mit zunehmender Ziffer steigt. Die **Klassifizierung** erfolgt nicht nach der Funktion des Gerätes, **sondern nach dessen Einsatzzweck.** Eine Mullkompresse, die auf die Haut gelegt wird, hat dementsprechend eine andere Klassifizierung als dieselbe Mullkompresse, die in die Nase eingeführt wird.

Um diesen Abschnitt nicht unnötig komplex zu gestalten, sollte sich ein Helfer folgender Richtlinien bewusst sein:

- Alle Medizinprodukte ohne Energiequelle, die nicht in den Körper eingeführt werden, sind in der Regel als ungefährlich anzusehen (Handschuhe, Mullbinden, Wundschnellverband).
- Alle Medizinprodukte mit Energiequelle, bei der die Energie jedoch nicht zur Beeinflussung von Vorgängen im Körper eingesetzt wird, sind ebenfalls in der Regel nicht kritisch (digitale Thermometer, Pulsoximeter).
- Bei allen anderen Medizinprodukten sollte der Helfer sich beim Fachpersonal (dem Gerätebeauftragten) darüber erkundigen, ob besondere Schulungen oder Ausbildungen für deren Anwendung notwendig sind.

Insbesondere diese Produkte erfordern eine Einweisung durch eine speziell hierfür vom Hersteller geschulte und beauftragte Person.

Ohne diese Einweisung darf das Gerät nicht in Betrieb genommen werden!

Gemäß MPG ist der Helfer für den zweckgemäß korrekten Einsatz eines Medizinproduktes verantwortlich und haftbar. **Beim MPG ist es nicht von Belang, ob ein Patient durch den Einsatz eines Produktes wirklich zu Schaden kommt, sondern ob er zu Schaden hätte kommen können!**

Der Helfer muss folgende Aspekte für die Anwendung eines Gerätes sicherstellen, damit es nicht zu einer Schädigung des Patienten kommt:

- überprüfen, ob das Produkt bestimmungsgemäß eingesetzt wird,
- Einhalten der Unfallverhütungsvorschriften,
- Einhalten der Anwendungsregeln gemäß Gebrauchsanleitung,
- Einweisung für den Helfer über den Betrieb des Gerätes,
- Funktionsprüfung vor dem Einsatz des Gerätes,
- Vorliegen einer entsprechenden Ausbildung,
- Aufbewahrung der Geräteanleitung an einer zugänglichen Stelle.

Viele dieser umfassenden Vorschriften des MPG, die an dieser Stelle nur vereinfacht und stark verkürzt wiedergegeben wurden, ergeben sich allerdings von selbst, wenn der Helfer verantwortungsvoll mit einem Medizinprodukt umgeht.

19.3.2 Absauggeräte

Absauggeräte dienen zum Absaugen von flüssigen Stoffen aus dem Mund-Rachen-Bereich, können durch geschultes Personal aber auch im Bereich der Luftröhre (Bronchial-Toilette) eingesetzt werden.

Der Unterdruck wird elektrisch, mechanisch oder auch durch Gas (Sauerstoff) erzeugt.

Nicht mechanische Geräte verfügen in der Regel über ein Druckmessgerät zur Kontrolle des Absaugdruckes. Das Absaugen selbst erfolgt mithilfe von flexiblen Absaugkathetern, die in verschiedenen Stärken vorliegen. Sie werden über einen „Fingertipp", ein mit einem Finger verschließbares Ventil, mit dem Schlauch zur Absaugung verbunden.

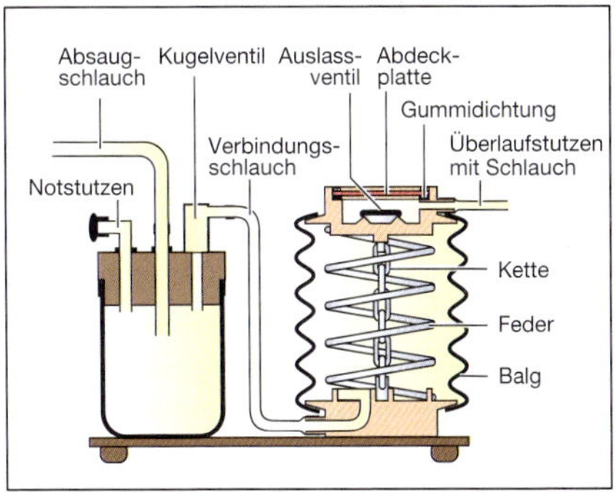

Abbildung 19.4: Fußpumpe zur Absaugung

Durchführung:

Der Katheter wird vom Helfer (bei diesen Tätigkeiten müssen grundsätzlich Einmalhandschuhe getragen werden) in den gewünschten Bereich eingeführt. Es ist darauf zu achten, dass der Katheter sich nicht an Schleimhäuten oder sonstigen Weichteilen festsaugt und so zu Verletzungen führt. Erfolgt dies, so ist sofort der Finger vom „Fingertipp" zu nehmen, um Luft nachströmen zu lassen, damit sich der Katheter löst.

Ü

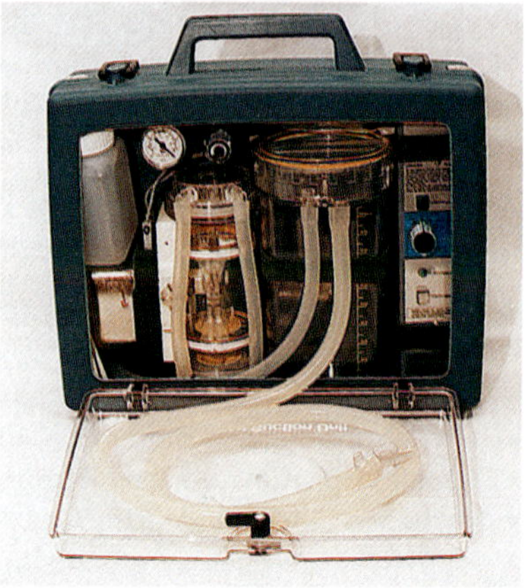

Abbildung 19.5: Elektrische Absaugeinheit

Der Auffangbehälter des Gerätes ist nur gut zur Hälfte mit dem abgesaugten Sekret zu füllen, um ein Überlaufen und damit eine Verunreinigung der Pumpe zu vermeiden. Nach dem Absaugen sollte sofort eine Vorreinigung durch Ansaugen von Desinfektionsmittel erfolgen, damit ein Antrocknen des angesaugten Sekrets vermieden wird.

19.3.3 Sauerstoffinhalationsgeräte

Reine Sauerstoffinhalationsgeräte bestehen aus einer Sauerstoffflasche und einem Reduzierventil mit Druckminderer, meist kann der Sauerstoffdurchfluss pro Minute eingestellt werden. Die Sauerstoffgabe erfolgt entweder über eine Maske, eine Nasensonde oder über eine Sauerstoffbrille.

Bei der Gabe von medizinischem Sauerstoff muss beachtet werden, dass er als Medikament gilt und nur auf ärztliche Verordnung gegeben werden darf. Ist kein Arzt anwesend und ein Helfer muss eigenverantwortlich Sauerstoff verabreichen, so sollte ein Durchfluss von 4 Litern pro Minute nicht überschritten werden (➔ Abschnitt 5.2 „Atemstörungen und Erkrankungen").

Die Füllmenge einer Sauerstoffflasche berechnet sich aus deren Volumen, multipliziert mit dem Druck. So enthält eine 2-Liter-Flasche mit 120 bar Druck eine Sauerstoffmenge von 240 Liter. Bei einer Inhalation von 4 Litern pro Minute reicht der Inhalt demnach für 60 Minuten. Es muss beachtet werden, dass immer ein Restdruck von ca. 5 bis 10 bar in der Flasche enthalten bleibt, damit keine Außenluft eindringt und die Flasche aufgrund der Feuchtigkeit zerstört wird.

19.3.4 Beatmungsgerät/Beatmungsbeutel

Mechanisch oder elektrisch betriebene Beatmungsgeräte werden zur kontrollierten Beatmung eingesetzt. Diese darf außer mit einem Beatmungsbeutel nie von einem Helfer durchgeführt werden, da Fehler zu schwersten

Verletzungen des Patienten führen. Wohl kann der Helfer aber mit der Einstellung bestimmter Parameter beauftragt werden, wozu er den Aufbau eines solchen Gerätes kennen muss. Den nachfolgenden Bildern sind die exemplarischen Funktionsgruppen zu entnehmen:

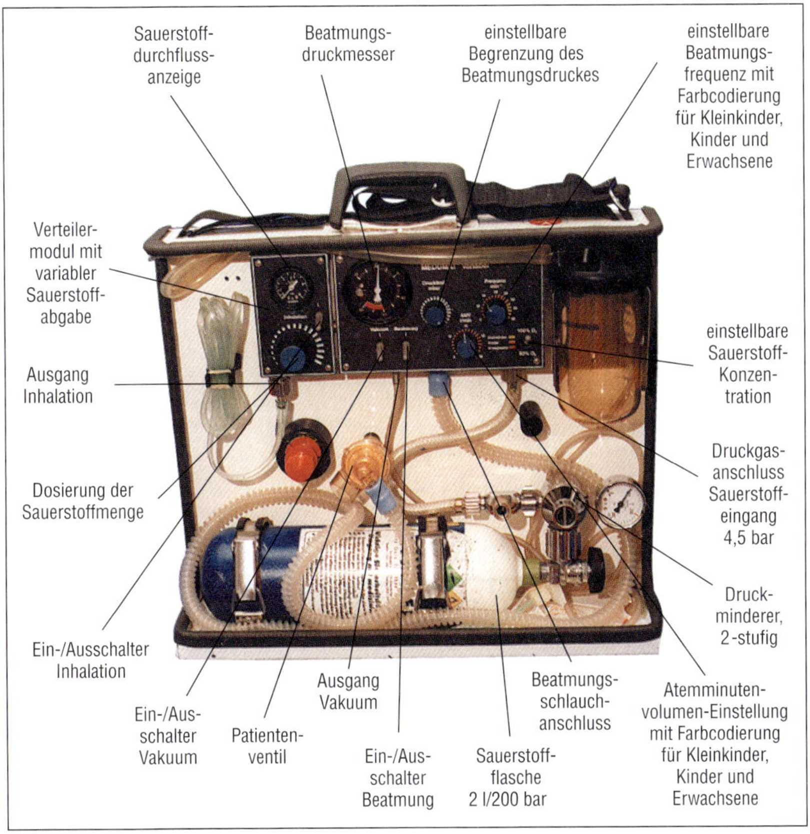

Abbildung 19.6: Mechanisches Beatmungsgerät

Ein Beatmungsbeutel kann von Personen mit entsprechender Ausbildung eingesetzt werden. Daher darf der Helfer mit einem Beutel sowohl assistiert (d. h. zur Unterstützung noch vorhandener Atmung) als auch kontrolliert (bei ausbleibender Atmung eines Patienten) beatmen (➔ Abschnitt 15.2 „Beatmung mit dem Beatmungsbeutel"). Ein Mehrventilsystem stellt hierbei einen Luftstrom in nur eine Richtung sicher: Beim Zusammendrücken des Beutels

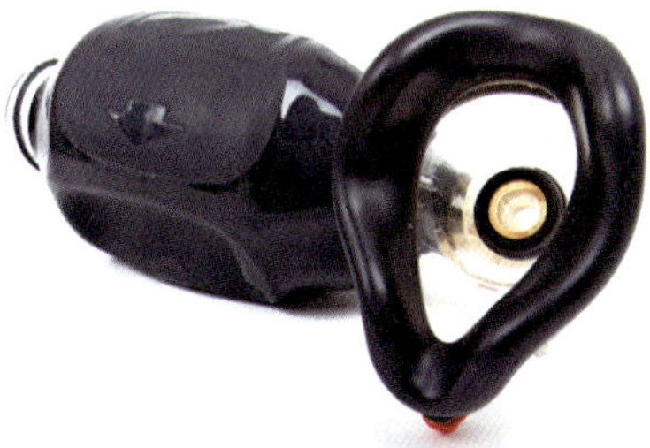

Abbildung 19.7: Beatmungsbeutel

schließt sich durch den auftretenden Überdruck eine Membran, durch die vorher Luft in den Beutel geströmt ist. Ein weiteres Ventil am T-Stück, an dem die Beatmungsmaske angebracht ist, öffnet sich und ermöglicht das Beatmen des Patienten. Atmet der Patient aus oder wird der Beutel entspannt und füllt sich erneut mit Luft, schließt sich dieses Ventil wieder, sodass ein Rückatmen in den Beutel verhindert wird. Stattdessen entweicht die Ausatemluft durch eine weitere, frei werdende Öffnung. Bei der darauf folgenden Desinfektion ist es daher ausreichend, die Maske, das T-Stück mit seiner Gummimembran zu reinigen.

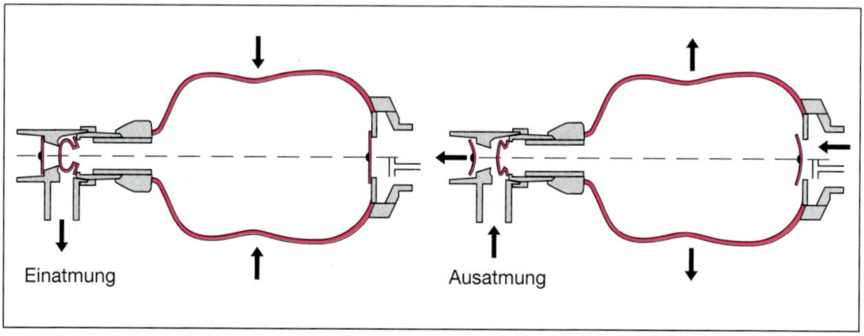

Abbildung 19.8: Funktion eines Beatmungsbeutels

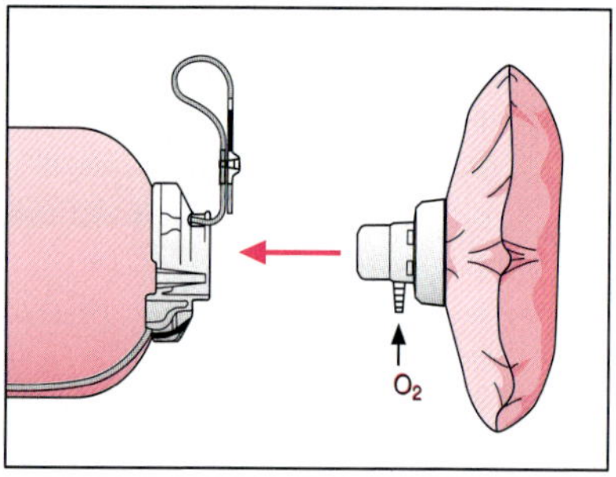

Abbildung 19.9: Sauerstoffreservoir

Als Zubehör kann am Einströmstutzen des Beutels der Sauerstoffschlauch eines Inhalationssystems oder ein Sauerstoffreservoir angeschlossen werden. Beim Anschluss eines Inhalationssystems an den Beutel kann während der Beatmungsphase aufgrund des geschlossenen Einströmventils kein Sauerstoff in den Beutel dringen. In Kombination mit einem Reservoir wird dieses gefüllt, und der sich darin befindende Sauerstoff kann bei der nächsten Entlastung des Beutels angesaugt werden.

19.3.5 Elektrokardiogramm (EKG)

Das EKG ist ein Gerät, mit dem der Helfer nach erfolgter Einweisung arbeiten kann. Der damit üblicherweise kombinierte Defibrillator oder Schrittmacher dagegen darf **nicht** vom Sanitäter bedient werden.

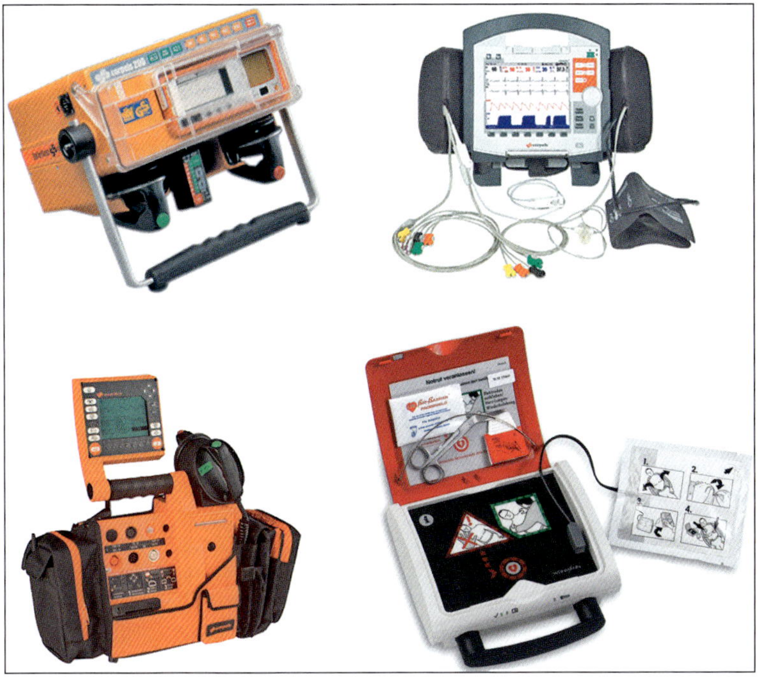

Abbildung 19.10: EKG-Geräte und AED

19.3.6 Pulsoximeter

Das Pulsoximeter zeigt die Sauerstoffkonzentration im Blut an, indem es misst, wie „rot" die roten Blutkörperchen sind. Wie schon im Abschnitt 6.1.3 „Blutkreislauf und Gefäße" erwähnt, ist der Rotton umso heller, je mehr Sauerstoff aufgenommen wurde. Zu beachten sind jedoch Patientinnen mit angemalten Fingernägeln oder auch Kohlenmonoxidvergiftete (rosige Hautfarbe, Bindung des Kohlenmonoxids an die roten Blutkörperchen), bei denen das Gerät einen falschen Wert anzeigen wird. Hier wird entweder der Farbton durch äußere Einflüsse wie Nagellack verfälscht oder die Blutkörperchen sind „beladen", jedoch mit Kohlenmonoxid statt mit Sauerstoff. Zusätzlich kann es aus ähnlichen Gründen zu nicht korrekten Werten bei Patienten mit einem Volumenmangelschock, Sauerstoffmangel *(Zyanose)* und kalten Händen o. Ä. kommen.

Die Bedienung ist sehr einfach: Die Geräte verfügen üblicherweise nur über einen Ein-Ausschalter, einen Sensor und eine Anzeige. Nachdem der Sensor dem Patienten an einen Finger gesteckt wurde, wird das Gerät eingeschaltet. Die Pulsfrequenz und die Sauerstoffkonzentration sind direkt ablesbar. An manchen Geräten wird durch ein blinkendes Herz oder eine Balkenanzeige auch der Rhythmus des Pulses angezeigt.

19.3.7 Sanitätstasche/Sanitätskoffer

Seit vielen Jahrzehnten wird von Helfern auf Sanitätsdiensten die sogenannte Sanitätstasche nach DIN 13160 mitgeführt. Die Bestückung (➔ Tabelle 19.1) wurde in den Jahren immer wieder etwas modifiziert. In der letzten Änderung wurde z. B. der Inhalt um eine Rettungsdecke ergänzt. Festzustellen ist aber, dass diese Tasche zwar den Anforderungen der DIN 13160 genügt, jedoch überwiegend Verbandmaterial enthält und deshalb u. a. für internistische Notfälle nicht geeignet ist.

Aufgrund der immer besseren Qualifikation der Helfer und unter Berücksichtigung des breiten Spektrums von Notfällen werden seit Längerem auf Sanitätsdiensten vermehrt Notfallkoffer aus dem Krankentransport-/Rettungsdienstbereich eingesetzt. Hierbei ist aber zu berücksichtigen, dass die Ausstattung dieser Koffer auf den Rettungsdienstbereich abgestimmt und damit für den „normalen" Sanitätsdienst viel zu umfangreich ist. Viele Helfer können bzw. dürfen aufgrund ihrer fehlenden Qualifikation diese Materialien nicht nutzen.

Um hier Abhilfe zu schaffen, wurde vom Deutschen Institut für Normung die DIN 13155 – Sanitätskoffer – entwickelt. In der Praxis handelt es sich jedoch in den wenigsten Fällen um einen Koffer, sondern es werden hier vielmehr Taschen oder auch Rucksäcke eingesetzt, da diese im Vergleich zum Koffer einen wesentlich besseren Tragekomfort bieten.

Der wesentliche Unterschied zur Sanitätstasche nach DIN 13160 besteht in der erweiterten Ausstattung (➔ Tabelle 19.2), wobei besonders der Bereich Atmung berücksichtigt wurde. Viele häufig in der Praxis auftretenden Fälle im Bereich Kreislauf oder Diagnostik wurden nicht in die Bestückung mit einbezogen, so z. B. die Tatsache, dass vermehrt auch Rettungshelfer, -sanitäter oder Notfallsanitäter zu Sanitätsdiensten eingesetzt werden.

Dessen ungeachtet sollte die DIN 13155 auf jeden Fall als Mindeststandard angesehen werden. Es ist aus oben genannten Gründen aber empfehlenswert, diese Mindestausstattung orientiert an Praxis, Einsatz oder Personal in Abstimmung mit den entsprechenden Stellen (Bereitschaftsführung, Verbandsarzt usw.) zu ergänzen.

Eine solche aus der Praxis entstandene und ärztlich abgestimmte zusätzliche Bestückung ist hier als Vorschlag aufgeführt (➔ Tabelle 19.3).

Anzahl	Bezeichnung	Format	Bemerkung
1	Diagnostikleuchte		„Pupillenleuchte"
4	Einmalhandschuhe (Paar)	Größe L/G	PVC, nahtlos
1	(Kleider-)Schere		
2	Dreiecktuch		staubgeschützt verpackt
2	Fixierbinde	6 cm/4 m	staubgeschützt verpackt
2	Fixierbinde	8 cm/4 m	staubgeschützt verpackt
1	Heftpflaster	2,5 cm/5 m	Spule mit Schutzring
3	Kompressen à 2 Stück	10 cm/10 cm	steril verpackt
2	Verbandpäckchen groß		steril verpackt
1	Verbandpäckchen klein		steril verpackt
2	Verbandpäckchen mittel		steril verpackt
1	Verbandtuch	60 cm/80 cm	steril verpackt
2	Verbandtuch Brandwunden	40 cm/60 cm	steril verpackt
8	Wundschnellverband	6 cm/10 cm	staubgeschützt verpackt
1	Rettungsdecke	2,1 m/1,6 m	Dicke >=12μ, staubgesch. verp.
1	Inhaltsverzeichnis		
5	Anhängekarte für Verletzte		lt. EH-Organisationen

Tabelle 19.1: Sanitätstasche DIN 13160

Anzahl	Bezeichnung	Format	Bemerkung
1	Absauggerät		manuelle Absaugpumpe
6	Absaugkatheter (Einweg)	versch. Größen	steril verpackt
1	Beatmungsbeutel	Erwachsene	
3	Beatmungsmasken	versch. Größen	
3	Guedeltuben	versch. Größen	
1	Blutdruckmessgerät	Erwachsene	
1	Diagnostikleuchte		„Pupillenleuchte"
1	Stethoskop		Erwachsene
4	Einmalhandschuhe (Paar)	Größe L/G	PVC, nahtlos
2	Folienbeutel	30 cm/40 cm	
1	Händedesinfektionsmittel	100 ml	
10	Vliesstofftücher		
2	Augenkompressen		steril verpackt
2	Dreiecktuch		staubgeschützt verpackt
5	Fingerkuppenverbände		staubgeschützt verpackt
3	Fixierbinde	6 cm/4	staubgeschützt verpackt
3	Fixierbinde	8 cm/4 cm	staubgeschützt verpackt
1	Heftpflaster	2,5 cm/5 m	Spule mit Schutzring
3	Kompressen à 2 Stück	10 cm/10 cm	steril verpackt
1	Netzverband	Extremitäten	
10	Pflasterstrips	versch. Größen	staubgeschützt verpackt
1	(Kleider-)Schere		
2	Schienenmaterial	universal	
2	Verbandpäckchen groß		steril verpackt
2	Verbandpäckchen klein		steril verpackt
4	Verbandpäckchen mittel		steril verpackt
1	Verbandtuch	60 cm/80 cm	steril verpackt
2	Verbandtuch Brandwunden	40 cm/60 cm	steril verpackt
16	Wundschnellverband	6 cm/10 cm	staubgeschützt verpackt
5	Wundschnellverband	8 cm/10 cm	staubgeschützt verpackt
1	Rettungsdecke	2,1 m/1,6 m	Dicke >=12 μ, staubgesch. verp.
5	Anhängekarte für Verletzte		lt. EH-Organisationen

Tabelle 19.2: Sanitätskoffer DIN 13155

Anzahl	Bezeichnung	Format	Bemerkung
2	Fingertip für Absaugpumpe		steril verpackt
5	BZ-Teststreifen Hämo	20-800 R	keimarm verpackt
oder	BZ-Messgerät (inkl. 5 Teststreifen)		
10	Lanzetten		steril verpackt
1	Hautdesinfektionsmittel	250 ml	
1	Kanülenabwurfbehälter klein		„Kontamedchen"
25	Zellstofftupfer		staubgeschützt verpackt
8	Venenverweilkanüle	versch. Größen	steril verpackt
5	Pflaster für Venenverweilkanülen		staubgeschützt verpackt
2	Pflaster für Venenverweilkanülen		steril verpackt
1	Dreiwegehahn		steril verpackt
1	Infusion NaCl	500 ml	
2	Infusion Vollelektrolyt	500 ml	
1	Infusion Glukose 10 %	500 ml	
2	Infusionssystem		steril verpackt
1	Stauschlauch		
2	Saugkompresse	10 cm / 20 cm	steril verpackt
1	Listerschere		14,5 cm
2	Kältekompresse		Einweg
1	Pinzette anatomisch	14 cm	
1	Splitterpinzette		
1	Inhaltsverzeichnis (Checkliste)		
1	Klarsichthülle für Protokolle		
1	Klarsichthülle für Inhaltsverzeichnis		
2	Kugelschreiber/Faserschreiber		
10	Sanitätsdienst-Protokolle		
1	Zeckenpinzette		
1	**Behältnis für:**		
2	Gehörschutz (Paar)		„Ohrstöpsel"
5	Sicherheitsnadeln		
1	Kopfschmerztabletten N1		
1	Salbe gegen Juckreiz, kl. Tube		
10	Traubenzucker „Kautabletten"		

Tabelle 19.3: Empfohlene zusätzliche Bestückung

20 Medikamente, Injektionen, Infusionen

20.1 Medikamente

Das Wort „Medikament" ist ein Synonym für „Arzneimittel":

Arzneimittel sind „zu diagnostischen, therapeutischen und prophylaktischen Zwecken verwendete, aus natürlichen Grundstoffen oder synthetisch hergestellte und gegebenenfalls speziell zubereitete Wirksubstanzen; Herstellung und Umfang sind geregelt im Arzneimittelgesetz und in Apothekenbetriebsordnung." [Pschyrembel, Klinisches Wörterbuch, 263. Auflage, Berlin; New York: De Gruyter, 2011, Seite 177].

In § 2 des Arzneimittelgesetzes (AMG) wird festgelegt, welche Mittel als echte, fiktive oder auch nicht als Arzneimittel gelten. Die Abgabe verschreibungspflichtiger Medikamente darf in der Regel nur durch Apotheken auf Anordnung eines Arztes (Rezept) erfolgen. Auf jeden Fall sollte der Helfer davon Abstand nehmen, Medikamente, von deren Wirkung er gehört hat oder deren Wirkung er z. B. aufgrund eigener Erfahrungen kennt, zu verabreichen. Andererseits ist es aber zulässig, dem Patienten bei der Einnahme bereits verordneter Medikamente behilflich zu sein, soweit der Helfer über das Medikament aufgeklärt wurde oder er z. B. durch Lesen der Packungsbeilage über das Medikament informiert ist. Um diesbezüglich Fehler zu vermeiden, wird im Folgenden auf die gängigsten Darreichungsformen und Applikationsarten (wo und wie wird verabreicht) eingegangen.

20.1.1 Darreichungsformen

Tabletten, Brausetabletten, Kapseln, Dragees: Tabletten beinhalten den Wirkstoff in fester Form und sind teilweise mit Überzügen versehen, die deren Auflösungsverhalten bestimmen. Bei Tabletten ist darauf zu achten, dass sie weder zerkleinert noch in Wasser aufgelöst werden, da so die Wirkung entscheidend verändert werden kann; es sei denn, es ist im Beipackzettel anders vermerkt (z. B. bei Kautabletten). Allgemein gilt, dass Tabletten nicht im Liegen geschluckt werden sollten. Zur Auflösung in Flüssigkeiten (am besten in Wasser) sind Brausetabletten bestimmt. Kapseln gliedern sich in zwei Kategorien:

1. Zerbeißkapseln, die entsprechend dem Namen zerbissen werden müssen und deren Inhalt möglichst lange im Mundraum (unter der Zunge) gehalten werden soll.
2. Sonstige Kapseln, die in der Regel einen Wirkstoff in Pulverform enthalten. Solche Kapseln dürfen weder zerbissen noch geöffnet werden.

Zäpfchen (Suppositorien), Klistiere (Rektiolen): Zäpfchen sehen aus wie längliche, torpedoförmige Tabletten, sind jedoch glatter als diese und z. T. mit Gleitmittel versehen. Sie sind zum Einführen durch den After bestimmt. Klistiere sind kleine Tuben mit einem langen, dünnen vorderen Ende. Auch diese werden in den After eingeführt, dann ausgedrückt, zusammengedrückt gehalten und wieder herausgezogen. Auf absolute Einhaltung der Hygiene und kühle Lagerung des Medikamentes ist zu achten.

Tropfen: Nasentropfen sind meist nur etwa drei Monate nach Anbruch haltbar und werden über eine Pipette in die Nase geträufelt. Bei starkem Schnupfen ist die Nase vor der Applikation zu schnäuzen, einige Minuten danach wieder zu schnäuzen und das Medikament nochmals zu verabreichen. Ohrentropfen dürfen nicht kalt in den Gehörgang geträufelt werden und sind nur bis zu sechs Monate nach Anbruch zu verwenden.
Bei Augentropfen ist unbedingt auf die Sterilität der Tropfen zu achten. Diese sind als konservierte Form sechs Wochen, als nicht konservierte Form nur 24 Stunden nach Anbruch haltbar.

Oralspray: Das Abpassen der Einatmung des Patienten ist hier von Wichtigkeit. Wenn der Patient dazu in der Lage ist, sollte er sich das Spray selbst verabreichen. Nach dem Einatmen des Sprays muss der Patient für ca. zehn Sekunden die Luft anhalten und den Mund geschlossen halten, um eine bestmögliche Verteilung des Wirkstoffes zu erzielen. Danach muss das Mundstück gründlich gereinigt werden, um eine Übertragung und Ausbreitung von Krankheitserregern zu verhindern.

Salben, Cremes, Gele: Da diese Darreichungsformen durch die Haut wirken, ist es angebracht, beim Auftragen Handschuhe zu tragen, um sich selbst zu schützen. Meist werden Handschuhe von Patienten als unangenehm empfunden, weshalb bei Verzicht auf Handschuhe nach der Verabreichung die Hände gründlich gewaschen werden müssen.

! **Alle Arten von Injektionen dürfen durch den Ersthelfer keinesfalls durchgeführt werden.** Sie sind auch nicht nach Aufforderung einzusetzen, da die korrekte Durchführung einer Injektion Übung erfordert.

20.1.2 Applikationsarten

- **oral:** durch den Mund (Tabletten, Säfte)
- **sublingual:** unter die Zunge (Zerbeißkapseln, Sprays)
- **rektal:** durch den After eingeführt (Suppositorien, Klistiere)
- **vaginal:** in die Scheide eingeführt (Vaginal-Suppositorien)
- **nasal:** in die Nase (Tropfen)
- **pulmonal:** in die Lunge (Spray)
- **intramuskulär:** in den Muskel (Injektionen)
- **intravenös:** in die Vene (Injektionen)
- **epikutan:** auf die Haut (Salben)
- **subkutan:** unter die Oberhaut (Injektionen)

20.2 Injektionsvorbereitung

20.2.1 Zweck

Eine Injektion stellt einen Eingriff in den Körper des Patienten dar (*invasive* Maßnahme) **und darf somit selbst bei genauer Kenntnis nicht von einem Ersthelfer oder Sanitäter durchgeführt werden.** Der Sinn und gleichzeitig die Gefahr einer Injektion liegen in der sofortigen Aufnahme des oftmals hoch dosierten Medikamentes durch den Körper. Bei einem Notfall kann einem Patienten hierdurch sehr schnell geholfen werden. Im Falle einer Fehldosierung oder unerwarteter Nebenwirkungen wie allergische Reaktionen sind ein frühes Erkennen und sofortiges Handeln notwendig. Es müssen Indikationen, Kontraindikationen, Wirkungen, Nebenwirkungen bekannt sowie Gegenmittel für den applizierten Wirkstoff vorhanden sein. Dieses umfangreiche Wissen ist Ärzten und erfahrenem Rettungsdienstpersonal (im Rahmen der Notkompetenz) vorbehalten.

Nach der Ausbildung sollte ein Helfer oder Sanitäter allerdings in der Lage sein, Rettungsdienstpersonal oder Ärzten bei Großschadensfällen zu *assistieren* und Injektionen vorzubereiten. Es ist darauf zu achten, dass bei jedem Arbeitsschritt die absolute Sterilität der Materialien gewahrt wird.

20.2.2 Material

- Hautdesinfektionsmittel
- Stauschlauch oder Blutdruckmanschette (bei intravenösen Injektionen)
- Spritze
- Kanüle zum Aufziehen des Medikamentes
- Abwurfbehälter
- Kanüle mit entsprechend der Anweisung gewählter Länge und Stärke
- Blindstopfen, wenn das Medikament nicht sofort verabreicht wird
- Medikament vor dem Aufziehen und bei der Übergabe an den Verabreichenden nochmals vorzeigen. Am besten mit wasserfestem Stift Medikamentennamen, Wirkstoffmenge und Uhrzeit auf der Spritze notieren (Haltbarkeit beachten!).
- eventuell Ampullensäge
- zwei Paar Handschuhe
- Pflasterstreifen und Tupfer oder Wundschnellverband

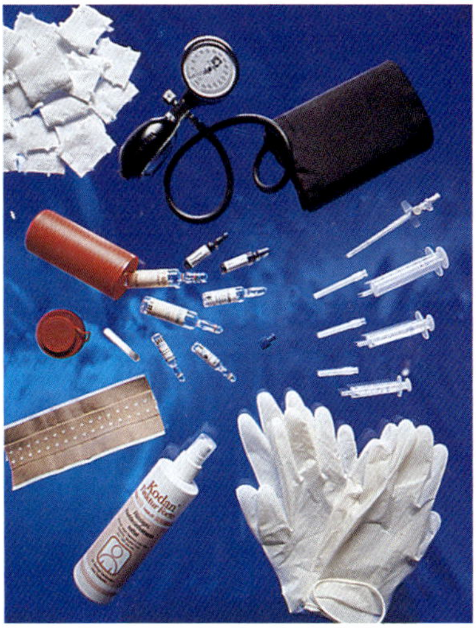

Abbildung 20.1: Material zur Injektionsvorbereitung

20.2.3 Ablauf

Ü Der Helfer übergibt dem Verabreichenden ein paar Schutzhandschuhe, Stauschlauch (oder Blutdruckmanschette) und das Hautdesinfektionsmittel. Dieses wird vorschriftsgemäß aufgesprüht und muss sich während der gesamten Einwirkzeit immer im feuchten Zustand auf der Haut befinden. Gegebenenfalls ist nachzusprühen.

In dieser Zeit zieht sich der Helfer Schutzhandschuhe an und entnimmt die sterile Spritze der Verpackung. Dabei ist darauf zu achten, dass der Konus der Spritze steril bleibt. Das obere Ende einer Kanüle wird aus der Verpackung entnommen und auf den Konus der Spritze geschoben. Jetzt kann die Spritze abgelegt werden.

Im nächsten Schritt wird das Medikament vor dem Öffnen der Ampulle dem Verabreichenden gezeigt. Anschließend wird die Ampulle aufgebrochen (**Verletzungsgefahr**):

- Bei vorgesägten Ampullen befindet sich ein Punkt auf dem Ampullenkopf oder ein farbiger Ring am Ampullenhals. Ein Tupfer wird zwischen Daumen und Zeigefinger genommen und der Ampullenkopf mit diesen beiden Fingern so angefasst, dass sich der Daumen auf dem Punkt und der Zeigefinger auf der gegenüberliegenden Seite des Ampullenkopfes befindet. Bei einem Ring ist keine Richtung zum Abbrechen vorgegeben. Der Ampullenkörper wird mit der anderen Hand festgehalten und der Ampullenkopf vom Körper des Helfers weg abgebrochen.
- Bei nicht gesägten Ampullen wird mit einer Ampullensäge der Ampullenhals (Verengung zwischen Ampullenkopf und Ampullenkörper) an einer Stelle zweimal angesägt. Die Ampulle wird dann so gehalten, dass die angesägte Stelle zum Körper des Helfers zeigt. Der Kopf wird wie bei den vorgesägten Ampullen vom Körper des Helfers weg abgebrochen.

Jetzt wird die Kunststoffhülle von der Spitze der Kanüle entfernt und in die offene Ampulle eingeführt, ohne den Rand der Ampulle zu berühren. Das Medikament wird restlos durch Anheben des Spritzenstempels aufgesaugt.

Eine Entlüftung der Spritze muss durchgeführt werden, damit sich in dieser keine Luftblasen befinden. Dazu wird die Spritze mit dem Konus nach oben gedreht und leicht mit einem Finger gegen die Spritzenwand geklopft, sodass sich möglichst alle Luftblasen direkt unterhalb des Konus sammeln. Durch vorsichtiges Hereindrücken des Stempels kann die Luft herausgepresst werden, bis der erste Tropfen des Medikamentes aus dem Konus austritt.

Wird das Medikament nicht sofort benötigt, so ist der Konus mit einem Blindstopfen zu versehen und die Spritze wie oben beschrieben zu beschriften. Andernfalls wird folgendermaßen weiterverfahren:

Wird das Medikament direkt in eine Venenverweilkanüle gespritzt, ist die Spritze ohne Blindstopfen dem Verabreichenden so in die Hand zu geben, dass er zum *Applizieren* nicht umgreifen muss. Ansonsten ist eine neue Kanüle auf die Spritze zu setzen und mit Plastikhülle zu überreichen. Grundsätzlich hat der Helfer bei der Übergabe die Medikamentenampulle mit vorzuzeigen.

Die Kanüle wird anschließend im Kanülenabwurf entsorgt (**Verletzungsgefahr**).

20.3 Infusionsvorbereitung

20.3.1 Zweck

Die Infusion ist genau wie die oben beschriebene Injektion eine Maßnahme mit dem Ziel, ein Medikament direkt in die Blutbahn des Patienten zu bringen. **Sie darf nicht von einem Helfer, sondern nur durch ärztliches oder rettungsdienstliches Personal verabreicht werden.** Die Infusionsvorbereitung sollte allerdings von jedem Helfer unter Aufsicht erlernt und beherrscht werden.

20.3.2 Material

- Hautdesinfektionsmittel
- Stauschlauch oder Blutdruckmanschette
- Venenverweilkanüle gemäß Anweisung. Diese Anweisung kann sich auf die Kanülengröße oder -farbe beziehen:
  - blau (0,9 mm)
  - rosa (1,1 mm)
  - grün (1,3 mm)
  - weiß (1,5 mm)
  - grau (1,8 mm)
  - orange, rot (2,1 mm)
- Infusionslösung laut Anweisung
- Infusionssystem
- zwei Paar Handschuhe
- zwei Pflasterstreifen
- Lochpflaster bzw. Kanülenpflaster

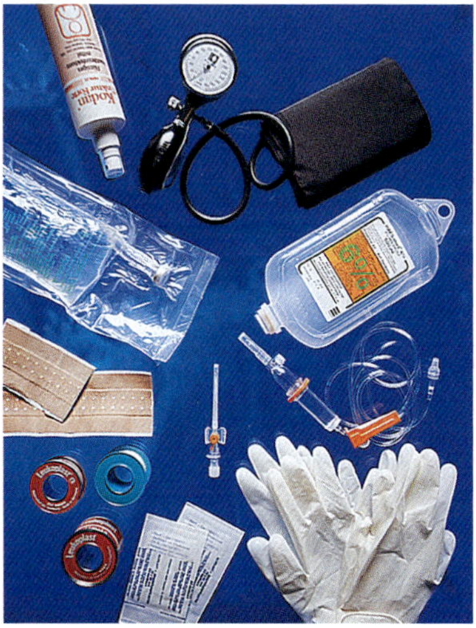

Abbildung 20.2: Material zur Infusionsvorbereitung

20.3.3 Ablauf

Der Helfer zieht sich Schutzhandschuhe an und entfernt die eventuell vorhandene Verpackung der Infusionslösung. Die Infusionslösung wird auf Verwendbarkeitsdatum und Klarheit der Lösung überprüft. Angebrochene Infusionslösungen dürfen nicht wiederverwendet werden. Des Weiteren wird das sterile Infusionssystem der Verpackung entnommen.

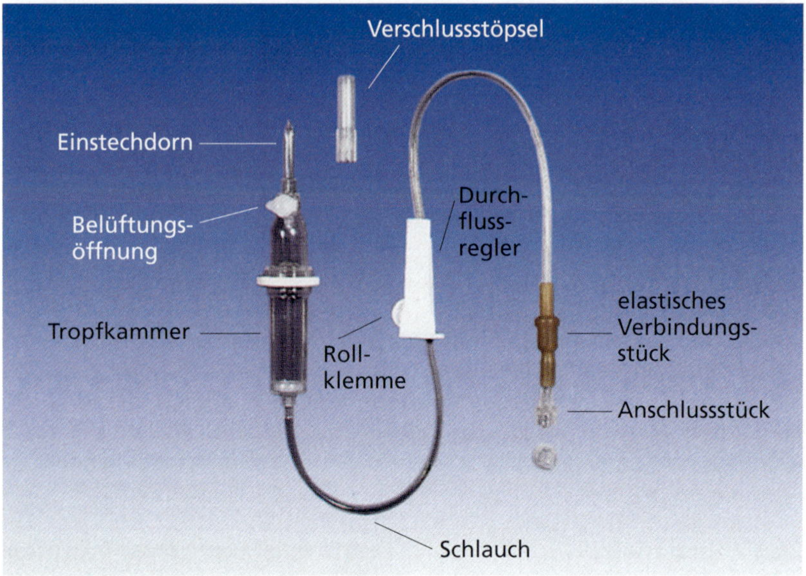

Abbildung 20.3: Infusionssystem

Im nächsten Schritt wird die Schutzkappe vom Verschlussstopfen der Infusionslösung gezogen. Der Verschluss wird mit einem Desinfektionsmittel besprüht und nach der Einwirkzeit wird die Schutzhülle des Einstichdornes entfernt, um unnötige Verunreinigungen dieser Teile zu vermeiden. Dieser wird umgehend mit leichten Drehbewegungen in den Stopfen gestochen.

Ü

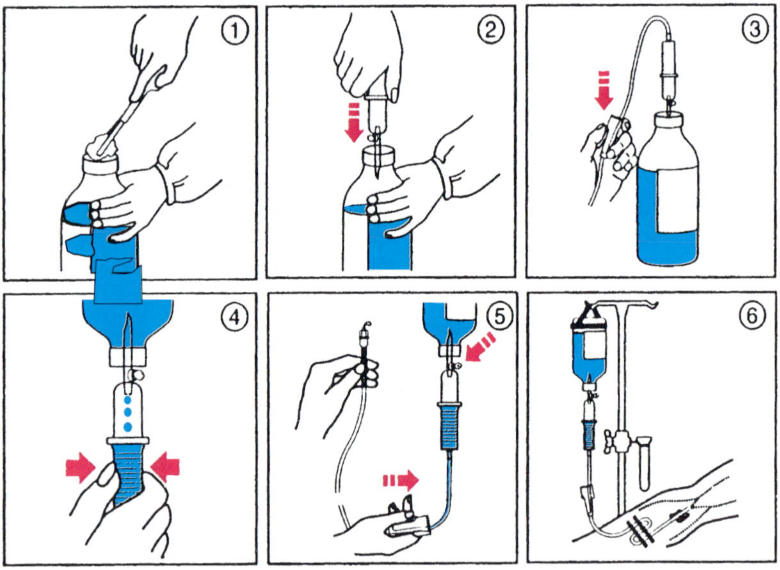

Abbildung 20.4: Ablauf einer Infusionsvorbereitung

Die Flasche oder der Beutel werden dann so gehalten, dass sich die Tropfkammer darunter befindet. Der Durchflussregler unterhalb der Kammer wird nach unten gedreht und so geschlossen. Durch kräftiges Drücken und Loslassen der Tropfkammer wird diese bis zur Hälfte gefüllt. Das Infusionssystem wird entlüftet, indem der Durchflussregler so lange geöffnet wird, **bis sich keine Luftblasen mehr in dem Schlauch befinden** und die ersten Tropfen der Infusion am Schlauchende heraustreten. Bei Glasflaschen ist zusätzlich das Belüftungsventil an der Tropfkammer des Infusionssystems zu öffnen.

Die Infusion wird zur Seite gelegt und **es ist darauf zu achten, dass das untere Ende des Infusionssystems nicht verunreinigt wird oder auf den Boden fällt.** Der Helfer übergibt dem Verabreichenden ein Paar Schutzhandschuhe, den Stauschlauch (oder die Blutdruckmanschette) und das Hautdesinfektionsmittel. Dieses wird gemäß Vorschriften aufgesprüht und muss sich während der Einwirkzeit immer im feuchten Zustand auf der Haut befinden. Gegebenenfalls ist nachzusprühen. Nach der Einwirkzeit legt der Rettungssanitäter, Notfallsanitäter oder Arzt die Verweilkanüle. Der Helfer öffnet die Verpackung der Kanüle an dem Ende, an dem die Flügel angebracht sind, und hält diese geöffnet dem Verabreichenden hin. Dabei drückt er mit der Verpackung auf die Schutzhülle der Stahlnadel, sodass die Kanüle steril ohne Kappe und ohne weiteres Umgreifen herausgezogen werden kann. Nach der erfolgten Punktion ist auf Aufforderung die Kappe vom Anschlussende des Infusionssystems zu entfernen, dieses Ende steril zu übergeben, die Stahlkanüle zu übernehmen und zu entsorgen (**Verletzungsgefahr!**).

Im letzten Schritt wird nach Anschließen der Infusion die Kanüle mit einem Pflaster fixiert. Zur Zugentlastung wird das System mit einem weiteren Pflaster in einer Schlaufe auf die Haut des Patienten geklebt.

Werden Medikamente einer Infusionslösung zugesetzt, so sind diese auf der Infusion zu notieren.

21 Recht

Gesetzliche Grundlagen regeln das Zusammenleben von Menschen. Diese Gesetze wurden in der Form erlassen, dass sich ein großer Teil der hierdurch betroffenen Bürger sicher fühlt und sich frei entfalten kann. Im Gegensatz zu dieser freien Entfaltung steht die Einschränkung, die jeder durch diese Gesetze erfährt. Das Gleichgewicht wird so gehalten, dass niemand durch seine eigenen Freiheiten die Intimsphäre einer anderen Person berühren und verletzen darf.

Gerade im Bereich der zwischenmenschlichen Hilfeleistung sind rechtliche Regelungen von äußerster Wichtigkeit: Medizinische Hilfeleistungen beruhen darauf, dass in die Intimsphäre eines Verunfallten eingegriffen wird, um ihm zu helfen. Oftmals entsteht hier der Konflikt zwischen „was darf ich" und „was kann ich" sowie „was benötigt der Patient" und „was will der Patient". In diesem Bereich gibt es nur wenig eindeutige Paragrafen, sodass zahlreiche Paragrafen aus unterschiedlichen Rechtsbereichen herangezogen und beachtet werden müssen. Hinzu kommt, dass gerade im Bereich des menschlichen Lebens der Umstand des „rechtfertigenden Notstandes" (§ 34 StGB) und des „entschuldigenden Notstandes" (§ 35 StGB) mit beachtet werden muss.

Die folgende Aufzählung von relevanten Paragrafen ist nicht vollständig. Vielmehr soll sie dem Helfer als beispielhafte und anschauliche Sammlung dienen. Spezielle Tatbestände müssen hingegen durch einen Rechtsbeistand überprüft werden.

21.1 Zivilrecht

Zivilrechtliche Bestimmungen aus dem Bürgerlichen Gesetzbuch (BGB) geben u. a. Aufschluss über Fragen der Rechtsfähigkeit und der Haftung von im Gesundheitswesen tätigen Personen.

21.1.1 § 677 BGB „Geschäftsführung ohne Auftrag"

> „Wer ein Geschäft für einen anderen besorgt, ohne von ihm beauftragt oder ihm gegenüber sonst dazu berechtigt zu sein, hat das Geschäft so zu führen, wie das Interesse des Geschäftsherrn mit Rücksicht auf dessen wirklichen oder mutmaßlichen Willen es erfordert."

Dieser Paragraf berechtigt den Helfer dazu, alles in seiner Möglichkeit und Fähigkeit Stehende zu tun, um das Leben einer bewusstlosen Person vor weiterem Schaden zu schützen. Selbst wenn ein Patient vorher den Willen geäußert hat, dass eine eventuell lebensrettende Handlung nicht durchgeführt werden darf, so besteht bei eintretender Bewusstlosigkeit das Recht dazu. Die Argumentation, die angewendet werden kann, lautet wie folgt:

„Hätte der Patient einschätzen können, dass sich seine gesundheitliche Situation dermaßen verschlechtert, so hätte er die Einwilligung zu lebensrettenden Maßnahmen gegeben." Die einzige Ausnahme davon bildet die Patientenverfügung, die weiter unten besprochen wird.

Die Möglichkeit, erkrankten Personen die ordnungsgemäße Geschäftsführung abzusprechen und diese anderen zu übergeben, soll hier nicht betrachtet werden.

21.1.2 § 2250 BGB „Nottestament in besonderen Situationen" (Dreizeugentestament)

> „... (2) Wer sich in so naher Todesgefahr befindet, dass voraussichtlich auch die Errichtung eines Testaments nach § 2249 nicht mehr möglich ist, kann das Testament durch mündliche Erklärung vor drei Zeugen errichten.
>
> (3) Wird das Testament durch mündliche Erklärung vor drei Zeugen errichtet, so muss hierüber eine Niederschrift aufgenommen werden. Auf die Zeugen sind die Vorschriften der § 6 Abs. 1 Nr. 1 bis 3 [...] BGB anzuwenden. Die Niederschrift kann außer in der deutschen auch in einer anderen Sprache aufgenommen werden. Der Erblasser und die Zeugen müssen der Sprache der Niederschrift hinreichend kundig sein; dies soll in der Niederschrift festgestellt werden, wenn sie in einer anderen als der deutschen Sprache aufgenommen wird."

Gerade der Sanitäter bei einer Hilfsorganisation kann in die Lage kommen, einen sterbenden Patienten zu betreuen, beispielsweise bei einem Großschadensfall. Es kann der Wille des Patienten sein, den Erben noch eine bestimmte Nachlasserklärung (Testament) zukommen zu lassen. Dies muss in der Regel durch einen Notar aufgenommen und beglaubigt werden. Durch den oben beschriebenen Notstand kann aber auch der letzte Wille eines Sterbenden durch die Anwesenheit von drei Zeugen ohne dessen eigenhändige Unterschrift gültig werden.

Dabei muss neben den oben genannten Rechtsvorschriften Folgendes beachtet werden:

- Die drei Zeugen müssen sich davon vergewissern, dass der Bewusstseinszustand des Sterbenden eine Willenserklärung zulässt.
- Die Unterschriftsfähigkeit oder -unfähigkeit muss im Testament enthalten sein.
- Die drei Zeugen müssen ausdrücklich vom Erblasser gewünscht sein und dürfen der Willenserklärung nicht zufällig beiwohnen. Sie müssen zudem beim vollständigen Testamentsvorgang anwesend sein: der Erklärung des Verfassers, der Verlesung und der Genehmigung.

- Als Zeugen ausgeschlossen sind alle Personen, die mit dem Erblasser in direkter Linie verwandt sind oder waren. Weiterhin soll jeder Zeuge volljährig sein und ausreichend lesen, schreiben, sehen und hören können.
- Nach der Errichtung muss dieses Testament umgehend dem Nachlassgericht zukommen.

Das Testament wird ungültig bei der Verletzung einer der obigen Vorschriften oder wenn der Patient noch mindestens drei Monate nach Testamentseinrichtung lebt und in dieser Zeit in der Lage war, seinen letzten Willen einem Notar kundzutun.

21.2 Strafrecht

Unter das Strafrecht fallen sowohl alle Handlungen, gegen die die Staatsanwaltschaft auf Antrag Klage erheben kann (Antragsdelikte), als auch Privatklagedelikte, die von Privatpersonen verfolgt werden können. Allgemein ist dies der Fall, wenn ein rechtswidriger Tatbestand vorliegt, bei dem der angeklagten Person die Schuld nachgewiesen ist oder von einer Schuld aufgrund der vorliegenden Beweise ausgegangen werden kann.

21.2.1 § 203 StGB „Verletzung von Privatgeheimnissen"

„(1) Wer unbefugt ein fremdes Geheimnis, namentlich ein zum persönlichen Lebensbereich gehörendes Geheimnis oder ein Betriebs- oder Geschäftsgeheimnis, offenbart, das ihm als 1. Arzt, Zahnarzt, Tierarzt, Apotheker oder Angehöriger eines anderen Heilberufs, der für die Berufsausübung oder die Führung der Berufsbezeichnung eine staatlich geregelte Ausbildung erfordert, [...] anvertraut worden oder sonst bekannt geworden ist, wird mit Freiheitsstrafe bis zu einem Jahr oder mit Geldstrafe bestraft.
[...]

(3) Den in Absatz 1 Genannten stehen ihre berufsmäßig tätigen Gehilfen und die Personen gleich, die bei ihnen zur Vorbereitung auf den Beruf tätig sind. Den in Absatz 1 und den in Satz 1 Genannten steht nach dem Tod des zur Wahrung des Geheimnisses Verpflichteten ferner gleich, wer das Geheimnis von dem Verstorbenen oder aus dessen Nachlass erlangt hat.

(4) Die Absätze 1 bis 3 sind auch anzuwenden, wenn der Täter das fremde Geheimnis nach dem Tod des Betroffenen unbefugt offenbart.

(5) Handelt der Täter gegen Entgelt oder in der Absicht, sich oder einen anderen zu bereichern oder einen anderen zu schädigen, so ist die Strafe Freiheitsstrafe bis zu zwei Jahren oder Geldstrafe."

Dieser Paragraf aus dem Strafgesetzbuch regelt die sogenannte Schweigepflicht. Hierdurch ist es Personen bestimmter Tätigkeitsbereiche untersagt, Daten anderer Personen weiterzugeben, die sie aufgrund ihrer Tätigkeit erhalten haben. Ausnahmen von der Schweigepflicht sind in folgenden Fällen gegeben:

- der Patient stimmt ausdrücklich zu (am besten schriftlich oder vor unabhängigen Zeugen),
- es wird vermutet, dass der nicht bewusstseinsklare Patient einwilligen würde,
- um höherwertige Güter zu schützen (z. B. das Leben anderer),
- gegenüber weiterbehandelnden und erziehungsberechtigten bzw. bevormundeten Personen,
- in Wahrnehmung eigener Interessen (z. B. vor Gericht).

Der Sanitäter kommt bei der Ausübung seiner Tätigkeit oft in die Versuchung, die Schweigepflicht zu brechen. Es fängt bei der umstehenden Menge von Schaulustigen an, die fragt, was dem Patienten fehle. Unbedacht kann in diesem Fall eine Diagnose preisgegeben werden. Weiterhin ist es möglich, dass ein Helfer privat in der Öffentlichkeit von bei einem Unfall anwesenden Personen wiedererkannt wird und diese sich nach „dem Einsatz in der letzten Woche" erkundigen. Genauso kann auch die Presse Informationen erbeten. Die Möglichkeiten sind sehr vielseitig, in denen Patientendaten an unbeteiligte Dritte weitergegeben werden können.

Die einzige Ausnahme von dieser Regel ist die unvollständige oder veränderte Weitergabe der Daten beispielsweise zu Unterrichtszwecken oder zur Mitarbeiterbesprechung. Hier ist es durchaus erlaubt, über Einsätze zu sprechen, wenn daraus nicht klar wird, welche Personen mit den einzelnen Angaben gemeint sind, oder wenn Ort, Zeit oder Personenbezüge geändert wurden.

21.2.2 § 221 StGB „Aussetzung"

> „(1) Wer eine wegen jugendlichen Alters, Gebrechlichkeit oder Krankheit hilflose Person aussetzt oder wer eine solche Person, wenn sie unter seiner Obhut steht oder wenn er für ihre Unterbringung, Fortschaffung oder Aufnahme zu sorgen hat, in hilfloser Lage verlässt, wird mit Freiheitsstrafe von drei Monaten bis zu fünf Jahren bestraft.
>
> […]
>
> (3) Ist durch die Handlung eine schwere Körperverletzung (§ 224) der ausgesetzten oder verlassenen Person verursacht worden, so tritt Freiheitsstrafe von einem Jahr bis zu zehn Jahren und, wenn durch die Handlung der Tod verursacht worden ist, Freiheitsstrafe nicht unter drei Jahren ein."

Auf diesem Paragrafen beruht der Sachverhalt, dass immer mindestens ein Helfer beim Patienten bleiben muss, um dessen Gesundheitszustand zu überwachen. Eine Ausnahme ist beispielsweise in einer Situation gegeben, in der ein allein anwesender Helfer den schwer kranken Patienten nach der lebensrettenden Erstversorgung verlässt, um den Notruf abzusetzen. Dies geschieht zu dem Zweck der weiteren Bewahrung des Lebens, nachdem der Ersthelfer alle wichtigeren Maßnahmen durchgeführt hat.

21.2.3 § 222 StGB „Fahrlässige Tötung"

> „Wer durch Fahrlässigkeit den Tod eines Menschen verursacht, wird mit Freiheitsstrafe bis zu fünf Jahren oder mit Geldstrafe bestraft."

Eine fahrlässige Handlung begeht derjenige, der seiner Sorgfaltspflicht nicht nachgegangen ist.

Beispiel: Ein Patient im schweren Schock wird wiederholt aufrecht hingesetzt, obwohl dieser selbst versucht, sich hinzulegen oder eine Schocklagerung einzunehmen. Letztendlich verstirbt dieser an den Folgen der falschen Lagerung.

Mit einer höheren Sorgfalt gegenüber dem Patienten oder einer besseren Untersuchung wäre festgestellt worden, dass sich der Patientenzustand bessert, wenn dieser sich hinlegt.

21.2.4 § 229 StGB „Fahrlässige Körperverletzung"

> „Wer durch Fahrlässigkeit die Körperverletzung eines anderen verursacht, wird mit Freiheitsstrafe bis zu drei Jahren oder mit Geldstrafe bestraft."

Eine fahrlässige Handlung wird dann begangen, wenn durch sorgfältigeres Arbeiten ein Schaden hätte vermieden werden können.

Beispiel: Ein Verband wird versehentlich so fest angelegt, dass der Patient aufgrund einer verminderten Durchblutung an Teilen des Körpers einen Schaden nimmt.

Da ein solcher Verband unüblich fest gewickelt sein muss und eine nachfolgende Untersuchung innerhalb empfohlener Intervalle von ca. zehn Minuten eine deutliche Blaufärbung des Körperteiles gezeigt hätte, ist nicht ausreichend sorgfältig gearbeitet worden.

Eine Körperverletzung wird dann vorsätzlich, wenn die Körperverletzung eines Menschen bewusst gewollt oder sie in Grenzfällen bewusst in Kauf genommen wird.

Beispiel: Ein Patient soll die Strecke zum Behandlungsplatz gehend zurücklegen, obwohl ein höher qualifizierter Helfer darauf hingewiesen hat, dass dies dem Gesundheitszustand des Patienten schaden könne.

21.2.5 § 323c StGB „Unterlassene Hilfeleistung"

> „Wer bei Unglücksfällen oder gemeiner Gefahr oder Not nicht Hilfe leistet, obwohl dies erforderlich und ihm den Umständen nach zuzumuten, insbesondere ohne erhebliche eigene Gefahr und ohne Verletzung anderer wichtiger Pflichten möglich ist, wird mit Freiheitsstrafe bis zu einem Jahr oder mit Geldstrafe bestraft."

Dieser Paragraf beinhaltet die Pflicht, anderen Menschen in Not zu helfen, wenn der Helfer sich dabei nicht selbst in eine Gefahr begibt oder eine Gefahr nicht ausschließen kann.

Beispiel: Auf einer viel befahrenen Landstraße kommt tagsüber ein Fahrzeug von der Strecke ab. Man sieht dieses Fahrzeug und weiß nicht, ob sich noch Personen in diesem Fahrzeug befinden oder weitere Hilfe benötigt wird.

Der Helfer ist verpflichtet, sich davon zu überzeugen, dass keine Hilfe benötigt wird, bzw. er muss diese Hilfe nach besten eigenen Kräften stellen.

Beispiel: Ist diese eben erwähnte Landstraße wenig befahren und ist es dunkel, könnte die Befürchtung aufkommen, dass es sich hierbei um einen fingierten Unfall – eine Falle – handeln könnte.

Die eigene Sicherheit ist nicht gewährleistet und es besteht dementsprechend keine Verpflichtung, anzuhalten und sich einen Überblick über die Situation zu verschaffen. Stattdessen muss aber in jedem Fall ein Notruf abgesetzt werden, was auch als Hilfeleistung zählt.

21.2.6 Patientenverfügung

Unter einer „Patientenverfügung" wird die verbindliche Äußerung über Art und Umfang lebenserhaltender Maßnahmen verstanden, für den Fall, dass der Patient sich aufgrund seines Gesundheitszustandes nicht mehr zu den Maßnahmen äußern kann.
Eine Patientenverfügung ist nach § 1901a Abs. 1 S. 2 BGB verbindlich! !

§ 1901a Patientenverfügung

> (1) Hat ein einwilligungsfähiger Volljähriger für den Fall seiner Einwilligungsunfähigkeit schriftlich festgelegt, ob er in bestimmte, zum Zeitpunkt der Festlegung noch nicht unmittelbar bevorstehende Untersuchungen seines Gesundheitszustandes, Heilbehandlungen oder ärztliche Eingriffe einwilligt oder sie untersagt (Patientenverfügung), prüft der Betreuer, ob diese Festlegungen auf die aktuelle Lebens- und Behandlungssituation zutreffen. **Ist dies der Fall, hat der Betreuer dem Willen des Betreuten Ausdruck und Geltung zuverschaffen.** Eine Patientenverfügung kann jederzeit formlos widerrufen werden.

Im Rettungsdienst liegt im seltensten Fall eine schriftliche Patientenverfügung vor, sodass in der Regel entsprechende lebensrettende Maßnahmen durchgeführt werden. Und selbst bei Vorliegen einer Patientenverfügung müsste unterschieden werden, ob sie den Fall einer plötzlichen Erkrankung oder nur den eines Siechtums abdeckt.
Im Zweifel muss der Helfer entscheiden, ob er gegen eine mögliche Patientenverfügung verstößt oder sich der unterlassenen Hilfeleistung strafbar macht. Spätestens im Krankenhaus oder in einer Pflegeeinrichtung werden dann aber im Namen des Patienten durch eine gerichtliche Verfügung, ausgelöst durch einen bestellten Betreuer, Rechtssicherheit und Klarheit geschaffen.

21.3 Straßenverkehrsordnung (StVO)

21.3.1 § 35 StVO „Sonderrechte"

„(1) Von den Vorschriften dieser Verordnung sind die Bundeswehr, der Bundesgrenzschutz, die Feuerwehr, der Katastrophenschutz, die Polizei und der Zolldienst befreit, so weit das zur Erfüllung hoheitlicher Aufgaben dringend geboten ist.
(2) Dagegen bedürfen diese Organisationen auch unter den Voraussetzungen des Absatzes 1 der Erlaubnis,
1. wenn sie mehr als 30 Kraftfahrzeuge im geschlossenen Verband (§ 27) fahren lassen wollen,
2. im Übrigen bei jeder sonstigen übermäßigen Straßenbenutzung mit Ausnahme der nach § 29 Abs. 3 Satz 2.

[...]
(4) Die Beschränkungen der Sonderrechte durch die Absätze 2 und 3 gelten nicht bei Einsätzen anlässlich von Unglücksfällen, Katastrophen und Störungen der öffentlichen Sicherheit oder Ordnung sowie in den Fällen der Artikel 91 und 87 a Abs. 4 des Grundgesetzes sowie im Verteidigungsfall und im Spannungsfall.
(5a) Fahrzeuge des Rettungsdienstes sind von den Vorschriften dieser Verordnung befreit, wenn höchste Eile geboten ist, um Menschenleben zu retten oder schwere gesundheitliche Schäden abzuwenden.
[...]
(8) Die Sonderrechte dürfen nur unter gebührender Berücksichtigung der öffentlichen Sicherheit und Ordnung ausgeübt werden."

Sonderrechte können sowohl bei Sanitätsdiensten als auch bei Schnell-Einsatz-Gruppen(SEG-)Einsätzen von Interesse sein: Nach Absatz (5a) ist es erlaubt, die Straßenverkehrsordnung in einem Fahrzeug des Rettungsdienstes zu umgehen, wenn es dabei um die Rettung von Menschenleben geht. Der Einsatzbefehl, dass Sonderrechte benutzt werden dürfen, ist grundsätzlich durch die übergeordnete Stelle bestätigen zu lassen (Einsatzleitung, Leitstelle).

Ein Katastrophenfall gestattet auch diese Sonderrechte. Ein Katastrophenfall ist so definiert: Ein Katastrophenfall muss vom Hauptverwaltungsbeamten (HVB) ausgerufen werden. Da dies meist mit einigem Zeitaufwand verbunden ist, kann davon ausgegangen werden, dass Ereignisse, die schnelles Eingreifen erfordern, kein Katastrophenfall sein werden. Hier erteilen die örtlichen Leitstellen unter Berücksichtigung des Absatzes (5a) die Genehmigung. Das Vorliegen eines Katastrophenfalles kann nicht selbst entschieden werden!
Diese Sonderrechte sind nach Gesetz nicht an bestimmte Kennzeichnungen oder Warnsignale für die Fahrzeuge gebunden. Dies bedeutet auch, dass die anderen Verkehrsteilnehmer nicht wissen, dass diese Sonderrechte in Anspruch genommen werden. Dementsprechend ist ein vorsichtiges Verhalten erforderlich, um nicht gegen Absatz (8) zu verstoßen.

21.3.2 § 38 StVO „Wegerecht"

„(1) Blaues Blinklicht zusammen mit dem Einsatzhorn darf nur verwendet werden, wenn höchste Eile geboten ist, um Menschenleben zu retten oder schwere gesundheitliche Schäden abzuwenden, eine Gefahr für die öffentliche Sicherheit oder Ordnung abzuwenden, flüchtige Personen zu verfolgen oder bedeutende Sachwerte zu erhalten.
Es ordnet an:
Alle übrigen Verkehrsteilnehmer haben sofort freie Bahn zu schaffen.

(2) Blaues Blinklicht allein darf nur von den damit ausgerüsteten Fahrzeugen und nur zur Warnung an Unfall- oder sonstigen Einsatzstellen, bei Einsatzfahrten oder bei der Begleitung von Fahrzeugen oder von geschlossenen Verbänden verwendet werden.
(3) Gelbes Blinklicht warnt vor Gefahren. Es kann ortsfest oder von Fahrzeugen aus verwendet werden. Die Verwendung von Fahrzeugen aus ist nur zulässig, um vor Arbeits- oder Unfallstellen, vor ungewöhnlich langsam fahrenden Fahrzeugen oder vor Fahrzeugen mit ungewöhnlicher Breite oder Länge oder mit ungewöhnlich breiter oder langer Ladung zu warnen."

Mit „Wegerecht" wird die Verpflichtung aller anderen Verkehrsteilnehmer, sofort freie Bahn zu schaffen, bezeichnet. Voraussetzung dafür ist das Einschalten von Einsatzhorn und Blaulicht am Einsatzfahrzeug. Auch hier muss die Genehmigung von einer übergeordneten Leitstelle oder Einsatzleitung eingeholt werden. Das Blaulicht allein genügt nach dem Gesetz nicht, um das Wegerecht in Anspruch zu nehmen, sondern kann nur verwendet werden, um vor Unfall- oder Gefahrenstellen zu warnen. Dies ist beispielsweise bei der Absicherung von Unfallstellen möglich.
Grundsätzlich entbindet aber weder das Sonderrecht noch das Wegerecht von § 1 StVO, nämlich der Vorsicht und Rücksichtnahme. Bei einem Unfall, der aufgrund einer Überschreitung der StVO auftritt, trägt zunächst einmal der

Fahrer des Einsatzfahrzeuges die Schuld. An diesem liegt es jetzt, die Richtigkeit seines Handelns darzulegen. Hierzu dient u. a. auch der Fahrtenschreiber, der immer korrekt eingesetzt werden sollte, selbst wenn Fahrzeuge des Rettungsdienstes dazu nicht verpflichtet sind.

21.4 Infektionsschutzgesetz (IfSG)

Ziel des Infektionsschutzgesetzes ist es, übertragbaren Krankheiten beim Menschen vorzubeugen, Infektionen frühzeitig zu erkennen und ihre Weiterverbreitung zu verhindern (IfSG § 1).
Hierfür sind alle gefährlichen Krankheiten und Erreger zusammengefasst, die beim Auftreten dieser Krankheiten oder dem Nachweis dieser Erreger bei einem Patienten dem zuständigen Gesundheitsamt gemeldet werden müssen. Eine Unterscheidung nach der Meldepflicht nach „Tod, Erkrankung, Krankheitsverdacht und Ausscheidung" findet nicht statt.
Der Helfer vor Ort wird vermutlich nie eine Krankheit melden müssen (mit Ausnahme der Fälle nach IfSG § 6 (4)), da er üblicherweise im Einsatz nicht in der Lage ist, solche Krankheiten eindeutig zu diagnostizieren.
Dennoch erscheint es sinnvoll eine Aufstellung dieser Erkrankungen (IfSG § 6) und meldepflichtigen Erreger (IfSG § 7) zur Information hier aufzuführen.

§ 6 Meldepflichtige Krankheiten (Auszug)

(1) Namentlich ist zu melden:

1. der Krankheitsverdacht, die Erkrankung sowie der Tod an:
   Botulismus, Cholera, Diphtherie, humaner spongiformer Enzephalopathie, akuter Virushepatitis, enteropathischem hämolytisch-urämischem Syndrom (HUS), virusbedingtem hämorrhagischen Fieber, Masern, Meningokokken-Meningitis oder -Sepsis, Milzbrand, Poliomyelitis (als Verdacht gilt jede akute schlaffe Lähmung, außer wenn traumatisch bedingt), Pest, Tollwut, Typhus abdominalis/Paratyphus sowie die Erkrankung und der Tod an einer behandlungsbedürftigen Tuberkulose, auch wenn ein bakteriologischer Nachweis nicht vorliegt.
2. der Verdacht auf und die Erkrankung an einer mikrobiell bedingten Lebensmittelvergiftung oder an akuter infektiöser Gastroenteritis, wenn:
   a) eine Person betroffen ist, die eine Tätigkeit im Sinne des § 42 Abs. 1 ausübt,
   b) zwei oder mehr gleichartige Erkrankungen auftreten, bei denen ein epidemischer Zusammenhang wahrscheinlich ist oder vermutet wird.
3. der Verdacht einer über das übliche Ausmaß einer Impfreaktion hinausgehenden gesundheitlichen Schädigung.
4. die Verletzung eines Menschen durch ein tollwutkrankes, -verdächtiges oder -ansteckungsverdächtiges Tier sowie die Berührung eines solchen Tieres oder Tierkörpers.

5. soweit nicht nach den Nummern 1 bis 4 meldepflichtig, das Auftreten
   a) einer bedrohlichen Krankheit oder
   b) von zwei oder mehr gleichartigen Erkrankungen, bei denen ein epidemischer Zusammenhang wahrscheinlich ist oder vermutet wird, wenn dies auf eine schwerwiegende Gefahr für die Allgemeinheit hinweist und Krankheitserreger als Ursache in Betracht kommen, die nicht in § 7 genannt sind.

21.5 Paragrafen, die einiges entschuldigen können ...

21.5.1 § 34 StGB „Rechtfertigender Notstand"

„Wer in einer gegenwärtigen, nicht anders abwendbaren Gefahr für Leben, Leib, Freiheit, Ehre, Eigentum oder ein anderes Rechtsgut eine Tat begeht, um die Gefahr von sich oder einem anderen abzuwenden, handelt nicht rechtswidrig, wenn bei Abwägung der widerstreitenden Interessen, namentlich der betroffenen Rechtsgüter und des Grades der ihnen drohenden Gefahren, das geschützte Interesse das beeinträchtigte wesentlich überwiegt. Dies gilt jedoch nur, soweit die Tat ein angemessenes Mittel ist, die Gefahr abzuwenden."

21.5.2 § 35 StGB „Entschuldigender Notstand"

„(1) Wer in einer gegenwärtigen, nicht anders abwendbaren Gefahr für Leben, Leib oder Freiheit eine rechtswidrige Tat begeht, um die Gefahr von sich, einem Angehörigen oder einer anderen ihm nahe stehenden Person abzuwenden, handelt ohne Schuld. Dies gilt nicht, soweit dem Täter nach den Umständen, namentlich weil er die Gefahr selbst verursacht hat oder weil er in einem besonderen Rechtsverhältnis stand, zugemutet werden konnte, die Gefahr hinzunehmen; jedoch kann die Strafe nach § 49 Abs. 1 gemildert werden, wenn der Täter nicht mit Rücksicht auf ein besonderes Rechtsverhältnis die Gefahr hinzunehmen hatte.
(2) Nimmt der Täter bei Begehung der Tat irrig Umstände an, welche ihn nach Absatz 1 entschuldigen würden, so wird er nur dann bestraft, wenn er den Irrtum vermeiden konnte. Die Strafe ist nach § 49 Abs. 1 zu mildern."

Diese beiden Paragrafen rechtfertigen oder entschuldigen eine Handlung, wenn aufgrund einer Güterabwägung an einem niederwertigen Gut eine Straftat begangen wurde, um ein höherwertiges Gut zu schützen. Wenn im Rahmen eines Einsatzes z. B. eine Fensterscheibe eingeschlagen werden musste, weil eine hilflose Person dahinter vermutet worden ist, so wird dies nicht bestraft, wenn es keinen anderen Weg gab, das Leben zu retten. Zu beachten ist aber stets, dass das geschützte Interesse, zu dessen Gunsten der Täter handelt, das beeinträchtigte Interesse wesentlich überwiegen muss.

22 Fallbeispiele

Anhand der folgenden Fallbeispiele soll der Leser sein erlerntes Wissen überprüfen und sich für praktische Einsätze Handlungsschemata aneignen.

Jedoch kann und soll hierdurch nicht die praktische Übung ersetzt werden, die erfahrungsgemäß gerade durch „gespielte" Fälle gut vermittelt wird. In diesem Sinne soll dieses Kapitel auch dazu anregen, bei der Ausbildung oder während Fortbildungen Fälle „durchzuspielen", um Sicherheit im eigenen Handeln zu bekommen.

Die im Folgenden beschriebenen Fälle sind reale Einsätze, alle zur Diagnose herangezogenen Werte wurden so vorgefunden, nur die Angaben über den Ort und die Namen wurden geändert.

Auf die Angabe der nach dem Eintreffen des Rettungsdienstes durchgeführten Maßnahmen wurde verzichtet, da es sich dabei in der Regel um *invasive* Maßnahmen handelt, die von Helfern nicht durchgeführt werden dürfen.

Auf grundsätzliche Handlungen wie die Vorstellung des Helfers, das durchgängige Ansprechen des Patienten mit seinem Namen und die immer stattfindende psychische Betreuung des Patienten wird in den Fallbeispielen nicht eingegangen, es sei denn, manche dieser Punkte sind z. B. zur Diagnostik erwähnenswert. Ebenso wird die ständige Überwachung der Vitalfunktion bei fast allen Erkrankungen als selbstverständlich vorausgesetzt.

Anleitung zum Umgang mit den Fallbeispielen

Die Fallbeispiele in der vorliegenden Neuauflage sind anders gestaltet als die der Vorauflagen. So hat es sich in vielen Lehrgängen gezeigt, dass die Lösung der Fallbeispiele in der Gruppe (mit ca. fünf Teilnehmern) effektiver ist. Zusätzlich fließen mehrere Aspekte ein und durch die Diskussion der Fälle ergeben sich oft viele neue Ansätze zum Vorgehen am Patienten.

Alle notwendigen Informationen zum Fall finden Sie in der Schilderung. Nicht vorhandene Angaben sind für die Lösung irrelevant. So ist z. B. die Patientin in Fall 5 nicht schwanger und nicht unterzuckert, folglich kann also bei möglichen Diagnosen oder dem weiteren Vorgehen eine Schädigung des Ungeborenen oder die Behandlung der Hypoglykämie vernachlässigt werden.

Arbeiten Sie die Fragen Punkt für Punkt im Team durch und notieren Sie Ihre Lösungen.
Sehen Sie sich die Lösung für den Fall am Ende des Kapitels an: stimmt Ihr Ergebnis mit der Lösung überein?

Fall 1

Ihre ältere Nachbarin klingelt morgens an Ihrer Tür und fragt Sie, ob Sie nicht einmal mitkommen könnten, da es ihrem Mann nicht gutgehe. Sie finden Ihren ca. 70 Jahre alten Nachbarn im Bett liegend vor. Auf den ersten Eindruck wirkt er abwesend und reagiert kaum, als Sie das Zimmer betreten. Das Kopfteil ist stark erhöht, zusätzlich liegt Ihr Nachbar auf einem dicken Kopfkissen. Weiterhin ist es im Zimmer sehr warm, die Raumluft ist „schlecht". Ein Blutdruckmessgerät und ein Blutzuckermessgerät sind in der Wohnung vorhanden. Medikamente sehen Sie keine, Ihre Nachbarin äußert nur, dass ihr Mann „irgendetwas" für die Durchblutung nähme.

Vorgehen/Fragen

1. Sie sprechen den Patienten laut an: „Guten Morgen, Herr Bauer!"
2. Er reagiert kaum und nuschelt nur: „Will schlafen."
3. Maßnahme(n)?
4. RR 90/60 mmHg, Puls 60 (schlecht tastbar, aber rhythmisch)
5. Luftnot scheint der Patient nicht zu haben, Ihre Nachbarin sagt Ihnen auch, dass mit seinem Herz bisher alles in Ordnung gewesen sei.
6. Der Patient „sabbert" etwas, ein Augenlid hängt herab.
7. Verdachtsdiagnose?
8. Maßnahme(n)?
9. Welches Rettungsmittel fordern Sie mit welcher Diagnose an?
10. Weitere Maßnahmen?

Fall 2

Sie sind als Betreuer auf einer Kinderfreizeit mit 25 zwischen 12 und 14 Jahre alten Kindern. Es ist Sommer und sehr warm, am Abend werden Wurst und Fisch gegrillt, und die leckeren Salate werden von allen gegessen. Drei Tage später kommen zwei Kinder zu Ihnen und sagen, dass ihr Zimmerkamerad unter heftigsten Bauchschmerzen leidet. Sie gehen in das Zimmer und sehen den Jungen gekrümmt auf dem Bett liegen. Er hat schon erbrochen. Eine Sanitätstasche steht Ihnen nicht zur Verfügung.

Vorgehen/Fragen

1. Welche Erkrankung können Sie zu 99 % jetzt schon ausschließen?
2. Sie fragen das Kind, wo es weh tue. „Ja, irgendwie so rechts im Bauch", ist die Antwort.
3. Verdachtsdiagnose?
4. Wie gelangen Sie zu einer sicheren Diagnose?
5. Maßnahmen?
6. Welches Rettungsmittel fordern Sie mit welcher Diagnose an?
7. Weitere Maßnahmen?
8. Welche Gefahr besteht bei dieser Erkrankung?

Fall 3

Auf einem Sanitätsdienst bei einem Sportfest im Hochsommer (> 30 °C) werden Sie zu einer etwa 30 Jahre alten Frau gerufen, die im Trainingsanzug am Rande der Laufbahn in der Sonne sitzt. Sie stellen sich vor und fragen nach ihrem Befinden. Die Frau teilt Ihnen mit, dass ihr schwindelig sei und sie Kopfschmerzen habe, zusätzlich bemerken Sie eine blässliche Hautfarbe und eine schnelle Atmung. Sie messen den Blutdruck und fühlen den Puls (RR 150/90 mmHg, Puls ca. 100 Schläge/min).

Vorgehen/Fragen

1. Verdachtsdiagnose?
2. Welche Erstmaßnahme führen Sie darauf hin durch?
3. Welche weitere Maßnahme wäre sinnvoll?
4. Wie lagern Sie die Patientin?
   Eine zweite Blutdruckmessung ergibt jetzt einen RR von 100/60 mmHg.
5. Sie messen die Körpertemperatur, welchen Wert erwarten Sie?
6. Welches Rettungsmittel fordern Sie mit welcher (Verdachts-)Diagnose an?
7. Weitere Maßnahmen?

Fall 4

Sie sind mit dem KTW auf dem Weg zu einem Sanitätsdienst und halten bei einem Supermarkt an, um sich Getränke zu besorgen. Am Getränkeregal fällt Ihnen eine ältere Frau auf, die einen stark verwirrten Eindruck macht, sich eine Flasche Wasser aus dem Regal nimmt und diese zu öffnen versucht. Neben dem Regal stehen mehrere leere Bierkisten. Sie stellen sich vor und fragen, ob Sie helfen können. Sie bekommen keine Antwort, obwohl die Frau Sie offensichtlich gehört hat, stattdessen macht sie sich weiter an der Flasche zu schaffen. Sie wiederholen Ihre Frage und fragen die Frau nach ihrem Namen und bekommen als Antwort: „Schulze, jaja, oder? Doch, ich muss aber jetzt in die Küche."

Vorgehen/Fragen

1. An welche möglichen Erkrankungen denken Sie spontan?
2. Die Frau steht immer noch, jetzt zusätzlich leicht schwankend vor dem Regal, was machen Sie?
3. Sie messen den Blutdruck und fühlen den Puls (RR 140/90, Puls 120 Schläge/min).
4. Hierbei bemerken Sie einen „seltsamen" Geruch im Atem der Patientin. Der Atem riecht nach Azeton (Nagellackentferner).
5. Welche weitere Untersuchung führen Sie durch, welchen Wert vermuten Sie?
6. Ihre Annahme war richtig. Welches Rettungsmittel fordern Sie mit welcher (Verdachts-)Diagnose an?
7. Wie lagern Sie die Patientin jetzt?
8. Welche weiteren Maßnahmen führen Sie durch?

Fall 5

Sie kommen an einem Samstagnachmittag im Winter mit Ihrer Sanitätsgruppe von einer Übung zurück und sehen ein Auto, welches kurz nach dem Ortsausgang gegen einen Baum gefahren ist. Das Fahrzeug ist relativ stark beschädigt, hinter dem Lenkrad sitzt eine ca. 20 Jahre alte Frau, die angeschnallt ist. Überall im Auto liegen Schminksachen.
Es befinden sich keine weiteren Personen im Fahrzeug. Die Frau wiederholt ständig „Wo ist mein Lipgloss, ich muss doch in die Disko", abwechselnd mit „Aua, mein Kopf, aua, mein Hals".

Vorgehen/Fragen

1. Welche Erstmaßnahme ergreifen Sie, wenn nicht bereits geschehen?
2. Wie gehen Sie weiter vor (Maßnahmen an der Patientin)?
3. Welche Diagnosen sind so gut wie sicher?
4. Ist eine zusätzliche Maßnahme angebracht?
5. Sie holen die Patientin aus dem Auto, wie lagern Sie sie?
6. Welches Rettungsmittel fordern Sie an?
7. Was können Sie bei der jetzigen Lagerung ebenfalls zusätzlich untersuchen?
8. Welche Verletzung wäre hier möglich?
9. Weitere Maßnahmen bis zum Eintreffen des Notarztes?

Fall 6

Bei einem Marathonlauf bricht eine ca. 25-jährige Läuferin zusammen. Sie ist etwa 1,75 m groß, sehr dünn und wiegt geschätzte 50 kg. Nach Angaben ihrer Freundin, die ebenfalls am Lauf teilnimmt, esse sie seit Monaten sehr wenig, da sie sich zu dick fühle. Sie liegt auf dem Rücken, ist bewusstlos und schweißig. Der Blutdruck liegt bei 120/60 mmHg, der Puls beträgt 160 Schläge/min.

Vorgehen/Fragen

1. Erstmaßnahme?
2. Nennen Sie mögliche Diagnosen.
3. Welche weitere Untersuchung(-en) führen Sie durch, um Klarheit zu bekommen?
4. Diagnose jetzt?
5. Wen fordern Sie an?
6. Weitere Maßnahmen?

Fall 7

Sie finden in der Silvesternacht gegen 3:00 Uhr einen offensichtlich alkoholisierten jungen Mann scheinbar schlafend unter einem Busch liegend. Es schneit, der Mann liegt auf der Seite. Eine Sanitätstasche haben Sie dabei, weil Sie diese gerade zum Fahrzeug bringen wollten. Sie sprechen den Mann an, dieser reagiert aber weder auf Ansprache noch auf Anfassen. Eine Blutdruckmessung ergibt den Wert von 60 mmHg/nicht messbar, der Puls liegt bei 40 Schlägen/min und ist arrhythmisch, der Blutzucker bei etwa 60 mg/dl. Personen, die den Mann kennen, sind keine zu sehen, wie lange er dort liegt, ist ebenfalls nicht bekannt. Der Atem des Patienten riecht nach Alkohol.

Vorgehen/Fragen

1. Wie beurteilen Sie die Gefährlichkeit der Lage?
2. Welche Diagnose(n) stellen Sie anhand der oben angegebenen Werte und der Gesamtsituation?
3. Welches Rettungsmittel fordern Sie an?
4. Was sollten Sie bei der Arbeit am Patienten unbedingt vermeiden?
5. Weitere Maßnahmen?
6. Wie sinnvoll wäre das Messen der Körpertemperatur?

Fall 8

Sie sind zu Besuch bei Ihrer Freundin. Abends, während Sie sich einen Spielfilm im Fernsehen ansehen, klagt die ebenfalls anwesende 78 Jahre alte Großmutter plötzlich über Schmerzen im linken Bein.
Sie schauen sich das Bein an und bemerken, dass es etwas angeschwollen und relativ „rot" ist, zusätzlich sind die Venen am Unterschenkel gut erkennbar.
Ihre Freundin sagt Ihnen, dass ihre Großmutter seit Jahren „blutverdünnende" Medikamente nehmen würde.

Vorgehen/Fragen

1. Verdachtsdiagnose?
2. Erstmaßnahme?
3. Als Nächstes?
4. Welches Rettungsmittel fordern Sie an?
5. Weitere Maßnahmen?
6. Besondere Gefahren?

Lösungen

Fall 1

3. Patienten vorerst so belassen, evtl. das Fester öffnen (lassen).
7. Apoplex
8. Patienten flach lagern, eine Hochlagerung oder das Beibehalten der bisherigen Lagerung würde einer ausreichenden Durchblutung des Gehirnes entgegenstehen, „frische Luft".

9. Notarzt, Verdacht: Apoplex
10. Ständige Bewusstseinskontrolle, Blutzuckermessung (ca. 90 mg/dl). Die Nachbarin bitten, schon einmal die Medikamente und medizinischen Unterlagen ihres Ehemanns bereitzulegen. Eventuell prüfen, ob der Carotispuls auf beiden Seiten gleich gut tastbar ist.

Fall 2

1. Ausgeschlossen werden kann eine Lebensmittelvergiftung, z. B. durch den Fisch, da lediglich ein Kind erkrankt ist und der Zeitraum zwischen dem Essen und dem Auftreten der Beschwerden zu lang ist.
3. Appendizitis
4. Abwehrspannung, Fieber, „Loslassschmerz"?
5. Bauchdeckenentlastende Lagerung -> flach mit einer Knierolle, Wärmeerhalt
6. Notarzt rufen, Verdacht auf akute Appendizitis
7. Beruhigung, Wärmeerhalt
8. Perforation des Appendix mit schwerster Bauchraumentzündung

Fall 3

1. „Hitzschlag"
2. Patientin in den Schatten oder einen kühlen Raum bringen
3. wärmende und beengende Kleidung entfernen
4. flach mit etwas erhöhtem Oberkörper
5. Temperatur über 39–40 °C
6. Notarzt – Hitzschlag
7. kalte, feuchte Umschläge, Sauerstoffgabe, Vorbereitung von Venenpunktion und Infusion

Fall 4

1. Apoplex, cerebrale Durchblutungsstörung, Patientin könnte betrunken sein, Unterzuckerung, Überzuckerung, Hypotonie …
2. Bierkisten umdrehen und die Patientin erst einmal auf die Kisten setzen.
3. Der Blutdruck ist in der Regel bei dieser Erkrankung normal!
5. Blutzuckerkontrolle -> Der Wert wird analog der Symptomatik im Fallbeispiel (Verwirrtheit, Durst, Herzfrequenz) vermutlich über 250 mg/dl liegen.
6. RTW, solange die Patientin einen Bewusstseinszustand wie hier beschrieben hat, besteht keine zwingende Notarztindikation.
7. flach, evtl. mit leicht erhöhtem Oberkörper
8. Sauerstoffgabe, Vorbereitung von Venenpunktion und Infusion, Wärmeerhalt

Fall 5

1. Unfallstelle absichern
2. Bodycheck/RR, Puls
3. SHT/Commotio, HWS-Syndrom
4. Ruhigstellung der Halswirbelsäule mit einem Stiffneck
5. flach mit leicht erhöhtem Oberkörper/Kopf
6. Notarzt (eine „Verschlimmerung" des SHT ist immer möglich)
7. den Abdominalbereich
8. Prellung/Ruptur der Leber (Fahrer, Gurtverlauf)
9. Wärmeerhalt, Vorbereitung von Venenpunktion und Infusion

Fall 6

1. stabile Seitenlage, Atemwege freimachen/freihalten
2. Dehydratation, Hypoglykämie, „Ohnmacht"
3. zuerst Blutzuckerkontrolle (Wert -> 30 mg/dl)
4. Hypoglykämie bedingt durch die „Diät" und die Anstrengung
5. Notarzt
6. Sauerstoffgabe, Wärmeerhalt, Vorbereitung von Venenpunktion und Infusion, Freihalten der Atemwege, Glukose bereithalten

Fall 7

1. Bei diesen Kreislaufwerten und der Bewusstlosigkeit liegt akute Lebensgefahr vor.
2. akute Unterkühlung bei Alkohol-Vergiftung mit Bewusstlosigkeit
3. Notarzt
4. Den Patienten zu bewegen (Bergungstod), da der Patient fast schon in einer Seitenlage liegt, diesen so belassen und lediglich auf freie Atemwege achten.
5. Wärmeerhalt! Alles an Decken verwenden, was vorhanden ist. Sauerstoffgabe, Vorbereitung von Venenpunktion und Infusion, Glukose bereithalten, Freihalten der Atemwege.
6. In diesem Fall nicht angebracht, da der Patient für eine sichere Bestimmung (rektale Messung) im Freien entkleidet werden müsste. Die Messung kann später im geheizten RTW erfolgen, wo zusätzlich auch gewärmte Infusionen zur Verfügung stehen.

Fall 8

1. venöser Verschluss des linken Beines
2. absolutes Bewegungsverbot
3. Flachlagerung mit erhöhter Lagerung des betroffenen Beines
4. Rettungswagen
5. Beruhigung, Ruhigstellung des Beines
6. Lösen des Thrombus mit Gefahr einer Lungenembolie

23 Erkrankungsverzeichnis

Die im folgenden Kapitel genannten Erkrankungen sollen den Helfer bei der Behandlung lebensbedrohender Erkrankungen unterstützen und in der Praxis häufig anzutreffende Erkrankungen aufzeigen.

Die Maßnahmen sowie die Lagerungen beziehen sich, wenn nicht besonders vermerkt, immer auf Patienten mit erhaltenem Bewusstsein. Wenn Patienten bewusstlos aufgefunden werden oder während der Versorgung eintrüben, sind diese in die stabile Seitenlage zu bringen (➔ Abschnitt 18.5.4 „Stabile Seitenlage bei Bewusstlosigkeit").

Patienten mit insuffizienter Atmung oder einem Atemstillstand werden nach dem Abschnitt 5.2 „Atemstörungen und Erkrankungen" entweder assistiert oder kontrolliert beatmet, Patienten mit einem Herz-Kreislauf-Stillstand grundsätzlich entsprechend der in Kapitel 15 genannten Maßnahmen zur „Herz-Lungen-Wiederbelebung" reanimiert.

Unter den Leitsymptomen sind bei der jeweiligen Erkrankung die typisch auftretenden, bei den möglichen die häufigen oder teilweise auftretenden weiteren Symptome aufgeführt. Der Notruf hat grundsätzlich mit der Nennung der Verdachtsdiagnose zu erfolgen.

Erläuterungen zur Angabe der Lebensbedrohlichkeit:

0	**keine Lebensgefahr**	Der Patient kann sich eventuell selbst bei einem Arzt vorstellen und kann mit einem Pkw oder Krankentransportwagen zu diesem transportiert werden.
+	**Lebensgefahr kann entstehen**	Rettungswagenindikation
++	**Lebensgefahr/Reanimation**	Notarztindikation

Eindeutige Notarztindikationen sind:
Amputationen, anaphylaktischer Schock, ausgedehnte Weichteilverletzungen und Frakturen des Gesichtes, Beckenfrakturen, Koma (diabeticum, hepaticum, uraemicum), Drogennotfall, Epiglottitis, großflächige Verätzungen, Fremdkörper im Larynx- und Pharynxbereich, Aspiration, große arterielle und venöse Blutungen, Herzinfarkt, Krampfanfälle, Lungenembolie, Lungenödem, Meningitis, Enzephalitis, plötzliche unvorhergesehene Geburt, Pseudokrupp, Schädel-Hirn-Trauma mit Bewusstlosigkeit, Schock in Verbindung mit jeglicher Verletzung, schwere genitale Blutungen, schwere Herzrhythmusstörungen, schwere Krampfzustände, schwere Asthmaanfälle, starkes Bluthusten oder -Erbrechen, Status asthmaticus, Status epilepticus, stumpfes und offenes Bauchtrauma, Verbrennungen von mehr als 15 % der Körperoberfläche, Vergiftungen, Verletzungen im Bereich des Rachenraumes mit der Gefahr der Verlegung der Luftwege, Wirbelsäulenfrakturen und zerebrale Infarkte.

23.1 Abdominaltrauma

Ursache:	Geschlossene (z. B. Milz- oder Leberverletzungen nach Verkehrsunfällen) oder offene Bauchverletzungen (z. B. Stichwunden) mit der Gefahr hoher, schwer abschätzbarer Blutverluste durch Blutungen in die Bauchhöhle (➔ „Akuter Bauch" Abschnitt 10.3).
Lebensgefahr:	++
Leitsymptome:	starke bis stärkste Schmerzen Schocksymptomatik harte Bauchdecke sichtbare Symptome beim offenen Bauchtrauma eventuelles Heraustreten von Bauchorganen Unfallmechanismus (z. B. Fahrradlenkersturz bei Kindern)
Mögliche Symptome:	blasse und kaltschweißige Haut schnelle und flache Atmung Prellmarken Bewusstseinsstörungen bis Bewusstlosigkeit Herz-Kreislauf-Stillstand
Kreislauf:	schneller Blutdruckabfall tachykarder und schlecht fühlbarer Puls
Maßnahmen:	Notruf (veranlassen); Notarztindikation! Schocklage (Vorsicht!) Sauerstoffgabe Wärmeerhalt sterile Abdeckung bei offenen Wunden heraustretende Organe niemals zurückdrücken! ggf. Beatmung
Bewusstlosigkeit zusätzlich zu den allgemeinen Maßnahmen:	Kombination von Schock- und stabiler Seitenlage
Bis zum Eintreffen des Rettungsdienstes (Notarztes):	ständige Kontrolle der Vitalfunktionen psychische Betreuung
Wenn möglich:	Venenpunktion und Infusion vorbereiten

23.2 Afterbluten

Ursache:	Zum Beispiel durch geplatzte Hämorriden, Darmrisse oder Darmtumorblutungen entstehende leichte bis starke Blutungen aus dem After.
Lebensgefahr:	0 bis ++
Leitsymptome:	Blutungen aus dem After eventuell Schocksymptome
Mögliche Symptome:	Patient ist meist orientiert und ansprechbar normale bis blasse Hautfarbe
Kreislauf:	normaler bis niedriger Blutdruck normaler bis tachykarder Puls normale bis verlangsamte Nagelbettfüllung
Maßnahmen:	KTW- bis RTW-Anforderung mit Notarzt, abhängig von der Intensität der Blutungen Flachlagerung Vorlegen einer sterilen Kompresse auf den After Patienten die Gesäßbacken zusammenpressen lassen Bei bestehendem Volumenmangelschock: • Schocklage • Wärmeerhalt • Sauerstoffzufuhr

Bis zum Eintreffen des Rettungsdienstes (Notarztes):
ständige Kontrolle der Vitalfunktionen

Wenn möglich: Venenpunktion und Infusion vorbereiten

23.3 Alkoholvergiftung

Ursache:	Übermäßiger Alkoholkonsum. Vorsicht bei Kindern, bei denen schon vergleichsweise geringe Mengen Alkohol zu einer lebensgefährlichen Vergiftung führen können.
Lebensgefahr:	+ bis ++
Leitsymptome:	meist lallende Sprache oft Alkoholgeruch soziales Umfeld
Mögliche Symptome:	Bewusstseinsstörung bis hin zur Bewusstlosigkeit Aggressivität Euphorie Erbrechen Atemstörungen bis hin zum Atemstillstand Sprachstörungen Schwitzen
Kreislauf:	erniedrigter Blutdruck tachykarder, manchmal arrhythmischer Puls erniedrigter Blutzuckerwert bis hin zur Hypoglykämie
Maßnahmen:	Notruf (veranlassen) Flachlagerung mit leicht erhöhtem Oberkörper Sauerstoffgabe Blutzuckerbestimmung ggf. Beatmung
Bei Bewusstlosigkeit zusätzlich zu den allgemeinen Maßnahmen:	Kombination von Schock- und stabiler Seitenlage
Bis zum Eintreffen des Rettungsdienstes (Notarztes):	ständige Kontrolle der Vitalfunktionen Wärmeerhalt
Wenn möglich:	Venenpunktion und Infusion vorbereiten

23.4 Amputationsverletzungen (Extremitäten)

Ursache:	Eine durch unterschiedliche Mechanismen entstehende Abtrennung von Teilen oder einer gesamten Extremität vom Körper. Amputationsverletzungen bluten zu Beginn meist nur gering, im weiteren Verlauf aber stark.
Lebensgefahr:	0 (Fingerkuppe) bis ++ (Extremität teilweise oder ganz)
Leitsymptom:	Abtrennung eines Körperteils
Mögliche Symptome:	Unruhe große Angst Ausprägung der Schocksymptomatik je nach Art der Amputation (Finger, Hand, Unterarm usw.)
Kreislauf:	normaler bis stark fallender Blutdruck tachykarder bis schlecht tastbarer Puls
Maßnahmen:	Notruf (veranlassen); Notarztindikation! Beruhigung Flachlagerung Versorgung der Amputationswunde Sichern und Verpacken des Amputats Bei Schocksymptomen: • Sauerstoffgabe • Schocklage • Wärmeerhalt
Bis zum Eintreffen des Rettungsdienstes (Notarztes):	ständige Kontrolle der Vitalfunktionen Kühlung des Amputats psychische Betreuung
Wenn möglich:	Venenpunktion und Infusion vorbereiten

23.5 Anaphylaktischer (allergischer) Schock

Ursache:	Eine „Überreaktion" des Körpers auf bestimmte Substanzen wie Medikamente, Insektengifte und zahlreiche andere Stoffe (Pollen, Metalle, Tiere usw.).
Lebensgefahr:	+ bis ++
Leitsymptome in der Reihenfolge der Schwere des Schocks:	Angaben des Patienten über mögliche Allergien Juckreiz Ödeme Quaddeln Schocksymptome Atemnot bis hin zum Atemstillstand (Krampf der Bronchien) Atem- und Kreislaufstillstand
Mögliche Symptome:	Unruhe Übelkeit Erbrechen Bewusstseinsstörungen bis Bewusstlosigkeit
Kreislauf:	erniedrigter Blutdruck tachykarder Puls
Maßnahmen:	Notruf (veranlassen); Notarztindikation! Beruhigung Sauerstoffgabe Schocklage ggf. Beatmung
Bei Bewusstlosigkeit zusätzlich zu den allgemeinen Maßnahmen:	Kombination von Schock- und stabiler Seitenlage
Bis zum Eintreffen des Rettungsdienstes (Notarztes):	psychische Betreuung ständige Kontrolle der Vitalfunktionen
Wenn möglich:	Venenpunktion und Infusion vorbereiten

23.6 Angina Pectoris

Ursache:	Die Coronararterien sind verengt und die dadurch entstehende Sauerstoffminderversorgung des Herzmuskelgewebes führt zu einem Mangeldurchblutungsschmerz der Herzmuskelzellen, der sowohl bei Belastung als auch in Ruhe auftreten kann. Angina-Pectoris-Beschwerden können Vorboten eines Herzinfarktes sein und sind deshalb in jedem Fall ernst zu nehmen.
Lebensgefahr:	+ (dennoch wie einen Herzinfarkt behandeln, ++)
Leitsymptome:	anfallsweise Schmerzen in der Brust, meist von kürzerer Dauer und schwächer als beim Herzinfarkt Gefühl der „Brustenge“
Mögliche Symptome:	Unruhe Angst bis Todesangst Atemnot meist flache Atmung eventuell Schwitzen
Kreislauf:	normaler bis erniedrigter Blutdruck normaler bis tachykarder Puls
Maßnahmen:	Notruf (veranlassen); im Zweifel immer Notarztindikation! Beruhigung Patienten sich nicht bewegen lassen Flachlagerung mit leicht erhöhtem Oberkörper Sauerstoffgabe bei der Medikamenteneinnahme unterstützen

Bis zum Eintreffen des Rettungsdienstes (Notarztes):

	ständige Kontrolle der Vitalfunktionen psychische Betreuung
Wenn möglich:	Venenpunktion und Infusion vorbereiten

23.7 Apoplektischer Insult (Schlaganfall)

Ursache:	Durch den Verschluss oder das Platzen eines Gefäßes im Schädel zur Versorgung des Gehirns erfolgt eine Funktionseinstellung oder -verminderung des entsprechenden Gehirnbereiches sowie eventuell der daran anschließenden Abschnitte.
Lebensgefahr:	+ bis ++
Leitsymptome:	spontan auftretende Sprechstörungen einseitige Bewegungsstörungen oder Lähmungen
Mögliche Symptome:	Kopfschmerzen Übelkeit Erbrechen herabhängende Mundwinkel
Kreislauf:	niedriger oder erhöhter Blutdruck bradykarder, eventuell arrhythmischer Puls
Maßnahmen:	Notruf (veranlassen) Beruhigung Flachlagerung bei Blutdruck von weniger als 120 mmHg systolisch liegende Lagerung mit erhöhtem Oberkörper bei Blutdruck von mehr als 160 mmHg systolisch Sauerstoffgabe
Bis zum Eintreffen des Rettungsdienstes (Notarztes):	
	ständige Kontrolle der Vitalfunktionen psychische Betreuung
Wenn möglich:	Venenpunktion und Infusion vorbereiten

23.8 Appendizitis (umgangssprachlich: „Blinddarmentzündung“)

Ursache:	Chronische oder akute Entzündung des Wurmfortsatzes (Appendix)
Lebensgefahr:	0 bis ++ (bei einer Perforation des Appendix)
Leitsymptom:	Loslassschmerz nach vorsichtigem Eindrücken der Bauchdecke und beim schnellen Loslassen im rechten Unterbauch
Mögliche Symptome:	Abdominalschmerzen Übelkeit Erbrechen Fieber Schonhaltung harte Bauchdecke Abwehrspannung
Kreislauf:	meist normaler Blutdruck meist normaler Puls
Maßnahmen:	Notruf (veranlassen) Beruhigung Flachlagerung mit Knierolle (Bauchdeckenentlastung)
Bis zum Eintreffen des Rettungsdienstes (Notarztes):	
	Kontrolle der Vitalfunktionen psychische Betreuung Wärmeerhalt
Wenn möglich:	Venenpunktion und Infusion vorbereiten

23.9 Arterieller Verschluss einer Extremität

Ursache:	Durch einen Embolus (Blutpfropfen) wird eine die Extremität versorgende Arterie verschlossen. Die hinter dem Verschluss liegenden Bereiche werden nicht mehr oder nur noch stark vermindert durchblutet.
Lebensgefahr:	+ bis ++
Leitsymptome:	blasse, eventuell marmorierte Extremität fehlender Puls in der Extremität eventuell Lähmungen verlangsamte bis fehlende Nagelbettfüllung
Mögliche Symptome:	Schmerzen und Gefühlsstörungen in der Extremität Bewusstseinsstörungen bis Bewusstlosigkeit
Kreislauf:	meist normaler Blutdruck meist tachykarder Puls
Maßnahmen:	Notruf (veranlassen) Beruhigung Flachlagerung mit herabhängender betroffener Extremität Ruhigstellung der betroffenen Extremität Wärmeerhalt
Bis zum Eintreffen des Rettungsdienstes (Notarztes):	
	Kontrolle der Vitalfunktionen psychische Betreuung
Wenn möglich:	Venenpunktion und Infusion vorbereiten

23.10 Asthma bronchiale

Ursache:	Durch eine allergische Reaktion oder psychische Ursachen hervorgerufenes Verkrampfen der Muskulatur in den Bronchien und Bronchiolen in Verbindung mit der Absonderung von zähem Schleim.
Lebensgefahr:	+ bis ++
Leitsymptome:	akute Atemnot Vorgeschichte
Mögliche Symptome:	Angst Unruhe Zyanose pfeifende Geräusche (Giemen) beim Ausatmen Schwitzen
Kreislauf:	Blutdruck erhöht Puls tachykard
Maßnahmen:	Notruf (veranlassen); Notarztindikation! Beruhigung sitzende Lagerung auf einer Trage, Aufstützen der Arme des Patienten ermöglichen vorsichtige Sauerstoffgabe (1–2 Liter pro Minute) bei Medikamenteneinnahme unterstützen
Bis zum Eintreffen des Rettungsdienstes (Notarztes):	
	ständige Kontrolle der Vitalfunktionen psychische Betreuung Wärmeerhalt
Wenn möglich:	Venenpunktion und Infusion vorbereiten

23.11 Augenverletzungen

Ursache:	Eine durch feste, flüssige oder gasförmige Stoffe hervorgerufene Schädigung des Auges.
Lebensgefahr:	0 bis +
Leitsymptom:	Schädigung des Auges
Mögliche Symptome:	Angst Schmerzen
Kreislauf:	meist normaler Blutdruck meist normaler Puls
Maßnahmen:	ggf. Notruf (veranlassen) Beruhigung bei Verätzungen o. Ä. das betroffene Auge mit möglichst lauwarmem Wasser großzügig spülen **(zum Thema „Spülen nach Verätzungen mit ungelöschtem Kalk" existieren unterschiedliche, teils widersprüchliche Lehrmeinungen, → S. 165)** • Fremdkörper unter dem oberen Augenlid oder zwischen beiden Augenlidern: Das obere Augenlid wird mit Zeigefinger und Daumen an den Wimpern gefasst und vorsichtig über das untere Lid gezogen. • Fremdkörper unter dem unteren Augenlid: Das Auge wird geschlossen und der Zeigefinger reibt auf dem Augenlid mit vorsichtig kreisenden Bewegungen zur Nase hin. • Bei Fremdkörpern, die sich nicht entfernen lassen, beide Augen verbinden und den Patienten schnellstmöglich einem Augenarzt vorführen. • Soll die Augenbewegung unterbunden werden, so ist das verletzte Auge steril abzudecken. Aufgrund der Synchronbewegung sind beide Augen zu verbinden.
Bis zum Eintreffen des Rettungsdienstes (Notarztes):	
	psychische Betreuung

23.12 Betäubungsmittelvergiftung (Heroin, Morphium, Opiate)

Ursache:	Vergiftung mit Betäubungsmitteln in suizidaler Absicht oder bei Abhängigkeit.
Lebensgefahr:	+ bis ++
Leitsymptome:	„stecknadelkopfkleine" Pupillen Vorgeschichte Umfeld
Mögliche Symptome:	Krämpfe blasse oder zyanotische Hautfarbe Atemstörungen bis hin zum Atemstillstand Bewusstseinsstörungen bis Bewusstlosigkeit Herz-Kreislauf-Stillstand
Kreislauf:	erniedrigter Blutdruck bradykarder und meist schlecht tastbarer Puls
Maßnahmen:	Notruf (veranlassen); Notarztindikation Lagerung in stabiler Seitenlage Sauerstoffgabe Atemanweisungen geben ggf. Beatmung
Bei Bewusstlosigkeit zusätzlich zu den allgemeinen Maßnahmen:	
	Kombination von Schock- und stabiler Seitenlage
Bis zum Eintreffen des Rettungsdienstes (Notarztes):	
	Sichern von Giftresten ständige Kontrolle der Vitalfunktionen Wärmeerhalt psychische Betreuung
Wenn möglich:	Venenpunktion und Infusion vorbereiten

23.13 Bewusstlosigkeit (allgemein)

Ursache:	Vergiftungen, Schock, Schädel-Hirn-Verletzungen, andere Ursachen.
Lebensgefahr:	++
Leitsymptome:	fehlende Ansprechbarkeit sowie keine Reaktion auf Schmerzreize
Mögliche Symptome:	auffällig schlaffe Körperhaltung auffällige Hautfarbe
Kreislauf:	niedriger, normaler oder hoher Blutdruck (je nach Ursache) bradykarder, normaler oder tachykarder Puls (je nach Ursache)
Maßnahmen:	Notruf (veranlassen); Notarztindikation Freilegen und Freihalten der Atemwege: Mund- und Rachenraum inspizieren, ggf. freimachen, lebensrettender Handgriff Lagerung in stabiler Seitenlage Sauerstoffgabe Wärmeerhalt
Bei Atemstillstand:	Beatmung (in Rückenlage)
Bis zum Eintreffen des Rettungsdienstes (Notarztes):	
	ständige Kontrolle von Atmung und Puls
Wenn möglich:	Venenpunktion und Infusion vorbereiten

23.14 Bradykardie

Ursache:	Vergiftungen, Schock, Schädel-Hirn-Verletzungen, andere Ursachen.
Lebensgefahr:	+ bis ++
Leitsymptom:	Herzfrequenz unter 60 Schlägen pro Minute
Mögliche Symptome:	Schwindel Bewusstseinsstörungen
Kreislauf:	niedriger, normaler oder erhöhter Blutdruck bradykarder Puls verlangsamte Nagelbettfüllung
Maßnahmen:	Notruf (veranlassen); Notarztindikation Beruhigung Flachlagerung Sauerstoffgabe ggf. Beatmung
Bei Bewusstlosigkeit zusätzlich zu den allgemeinen Maßnahmen:	
	versuchen, durch **leichtes** Schlagen mit der Faust auf das Brustbein eine Art Ersatzrhythmus zu schaffen
Bis zum Eintreffen des Rettungsdienstes (Notarztes):	
	ständige Kontrolle der Vitalfunktionen psychische Betreuung Wärmeerhalt
Wenn möglich:	Venenpunktion und Infusion vorbereiten

23.15 Commotio cerebri (Gehirnerschütterung)

Ursache:	Durch direkte oder indirekte Gewalteinwirkung auf den Schädel entstehende „Gehirnerschütterung“.
Lebensgefahr:	+
Leitsymptome:	Unfallhergang kurzzeitige Bewusstlosigkeit die Zeit vor dem Unfallereignis betreffende Gedächtnislücke (retrograde Amnesie)
Mögliche Symptome:	Übelkeit Schwindel Kopfschmerzen Unruhe Bewusstseinsstörungen
Kreislauf:	normaler, eventuell erniedrigter Blutdruck normaler, eventuell tachykarder Puls
Maßnahmen:	Notruf (veranlassen) Flachlagerung mit leicht erhöhtem Oberkörper (ca. 15°) Beruhigung Sauerstoffgabe ggf. Beatmung ggf. Versorgung der Wunden am Schädel
Bis zum Eintreffen des Rettungsdienstes (Notarztes):	
	ständige Kontrolle der Vitalfunktionen psychische Betreuung Wärmeerhalt
Wenn möglich:	Venenpunktion und Infusion vorbereiten

23.16 Epiglottitis

Ursache:	Eine meist bei Kindern im Alter von vier bis sechs Jahren durch Bakterien hervorgerufene Infektion mit Entzündung und Schwellung des Kehldeckels.
Lebensgefahr:	++
Leitsymptome:	hohes Fieber sitzende, nach vorn gebeugte Haltung im Bett plötzliche Atemnot Schluckbeschwerden
Mögliche Symptome:	Speichelfluss pfeifende Ein- und Ausatemgeräusche (in- und exspiratorischer Stridor) leise, kloßige Stimme Angst
Kreislauf:	meist normaler bis erniedrigter Blutdruck tachykarder Puls
Maßnahmen:	Notruf (veranlassen); Notarztindikation Beruhigung (auch der Eltern) Kind nicht von den Eltern trennen kühle, feuchte Luft zuführen Sauerstoffgabe (1–2 Liter pro Minute)

Bis zum Eintreffen des Rettungsdienstes (Notarztes):

	ständige Kontrolle der Vitalfunktionen psychische Betreuung

23.17 Epileptischer Anfall

Ursache: Durch eine Fehlfunktion des Gehirns hervorgerufener, Teile des Körpers oder den gesamten Körper betreffender (generalisierter) Krampfanfall.

Lebensgefahr: + (++ beim lang andauernden „statischen" Anfall)

Leitsymptome (während des Krampfanfalls):

bis zu 30 Sekunden andauernder Krampf
bis zu drei Minuten andauernde Zuckungen
Zyanose
Einnässen
Zungenbiss
die Zeit vor dem Unfallereignis betreffende Gedächtnislücke (retrograde Amnesie)

Mögliche Symptome (nach dem Krampfanfall):

Schaum vor dem Mund
zeitlich, örtlich und zur Person nicht orientiert
Bewusstseinsstörung
Müdigkeit oder Nachschlafphase
Kopfplatzwunden oder Frakturen durch Sturz

Kreislauf: meist normaler bis erniedrigter Blutdruck
tachykarder Puls

Maßnahmen: Notruf (veranlassen); Notarztindikation
wegen Verletzungsgefahr keinen Beißkeil oder Ähnliches in den Mund einführen
den Patienten vor einer Eigenverletzung schützen (Polstern oder Wegräumen verletzungsgefährden der Gegenstände)
möglichst stabile Seitenlage
Freimachen und Freihalten der Atemwege
vorsichtige Sauerstoffgabe, ggf. Beatmung

Bis zum Eintreffen des Rettungsdienstes (Notarztes):

ständige Kontrolle der Vitalfunktionen
wenn möglich, Blutzuckerbestimmung
Wärmeerhalt
psychische Betreuung

Wenn möglich: Venenpunktion und Infusion vorbereiten

23.18 Erfrierungen

Ursache:	Durch Einwirkung von Kälte entstehende lokale Schädigung der vom Körperstamm weiter entfernten und weniger durchbluteten Bereiche (meist Nase, Ohren, Finger, Zehen).
Lebensgefahr:	+ bis + +
Leitsymptome:	deutlich fühlbare Kälte des betroffenen Bereichs hartes Gewebe je nach Schwere : • Blässe und Schwellungen • Blaufärbung und Blasen • Vereisung
Maßnahmen:	Notruf (veranlassen) Beruhigung Flachlagerung Bewegungsverbot für den Patienten Wärmeerhalt für eine warme Umgebung sorgen betroffene Bereiche steril abdecken, polstern bei erhaltenem Bewusstsein heiße, zuckerhaltige Getränke geben Alkohol- und Nikotinverbot **Eine zusätzliche Unterkühlung ist primär zu behandeln!**

Bis zum Eintreffen des Rettungsdienstes (Notarztes):

	ständige Kontrolle der Vitalfunktionen psychische Betreuung
Wenn möglich:	Venenpunktion und warme Infusion vorbereiten

23.19 Ertrinken (Beinahe-Ertrinken)

Ursache:	Aus dem Unfallhergang ersichtlich.
Lebensgefahr:	++
Leitsymptom:	Unfallhergang
Mögliche Symptome:	blasse oder zyanotische Hautfarbe rasselnde Atemgeräusche Atemstörung bis hin zum Atemstillstand Bewusstseinsstörungen bis hin zur Bewusstlosigkeit Herz-Kreislauf-Stillstand
Kreislauf:	normaler, eventuell erniedrigter bis nicht messbarer Blutdruck tachykarder, eventuell bradykarder, arrhythmischer oder nicht tastbarer Puls Auch das Vorhandensein einer zusätzlichen Unterkühlung bedenken!
Maßnahmen:	Notruf (veranlassen); Notarztindikation Flachlagerung nasse Kleidung ausziehen Sauerstoffgabe ggf. Beatmung Behandeln der eventuellen Unterkühlung Wärmeerhalt
Bis zum Eintreffen des Rettungsdienstes (Notarztes):	
	ständige Kontrolle der Vitalfunktionen psychische Betreuung
Wenn möglich:	Venenpunktion und Infusion vorbereiten

23.20 Fieberkrampf (Kinder)

Ursache:	Kurzzeitige Fehlfunktion des zentralen Nervensystems infolge des durch Fieber verursachten Flüssigkeitsverlustes und der Elektrolytverschiebungen.
Lebensgefahr:	+ bis ++
Leitsymptome:	Fieber Muskelzuckungen
Mögliche Symptome:	starre oder „verdrehte" Augen unregelmäßige, flache Atmung graue oder zyanotische Hautfarbe Bewusstseinsstörungen bis hin zur Bewusstlosigkeit
Kreislauf:	normaler eventuell erhöhter Blutdruck tachykarder Puls
Maßnahmen:	Notruf (veranlassen); Notarztindikation Kind nicht festhalten Polstern oder Wegräumen verletzungsgefährdender Gegenstände vorsichtige Sauerstoffgabe (1–2 Liter pro Minute) Entfernung zu warmer Kleidung ggf. Beatmung
Bis zum Eintreffen des Rettungsdienstes (Notarztes):	
	ständige Kontrolle der Vitalfunktionen psychische Betreuung
Wenn möglich:	Venenpunktion und Infusion vorbereiten

23.21 Frakturen von Extremitäten

Ursache:	Direkte oder indirekte Gewalteinwirkung auf die knöchernen Bestandteile der Extremität mit der Folge einer offenen oder geschlossenen Fraktur.
Lebensgefahr:	0 (Finger) bis + (Oberschenkel)
Leitsymptome:	Fehlstellungen hör- oder fühlbares Knochenreiben sichtbar aus einer Wunde ragende Knochenteile unnormale Beweglichkeit
Mögliche Symptome:	Schmerzen Schwellungen Funktionsstörungen Schocksymptome
Kreislauf:	normaler bis erniedrigter Blutdruck normaler bis tachykarder Puls
Maßnahmen:	Notruf (veranlassen); bei Schocksymptomen: Notarztindikation Beruhigung Flachlagerung Bodycheck ggf. Schocklage (Vorsicht bei Verletzungen der Beine) und Sauerstoffgabe Wärmeerhalt Ruhigstellung der Extremität (Schienung etc.) sterile Wundabdeckung bei offenen Frakturen ggf. Stillen von Blutungen Gefahr eventuell hoher innerer Blutverluste bedenken
Bis zum Eintreffen des Rettungsdienstes (Notarztes):	
	Kontrolle der Vitalfunktionen psychische Betreuung
Wenn möglich:	bei Schocksymptomen: Venenpunktion und Infusion vorbereiten

23.22 Fremdkörper in den Atemwegen

Ursache:	Teilweise oder komplette Verlegung der Atemwege durch Fremdkörper.
Lebensgefahr:	++
Leitsymptome:	Atemnot oder Atemstillstand Unfallmechanismus Angaben von Zeugen
Mögliche Symptome:	Angst, Unruhe Zyanose Bewusstseinsstörungen bis hin zur Bewusstlosigkeit Herz-Kreislauf-Stillstand
Kreislauf:	meist normaler bis erniedrigter Blutdruck tachykarder Puls
Maßnahmen:	Notruf (veranlassen); Notarztindikation Kind möglichst mit dem Kopf nach unten halten und mit der flachen Hand dosiert zwischen die Schulterblätter schlagen (➔ Abbildung 5.12) Erwachsene sich so hinknien lassen, dass der Kopf nach unten zeigt, und weiter wie bei Kindern verfahren (➔ Abbildung 5.12) bei Erwachsenen als **letzte** Möglichkeit Heimlich-Handgriff anwenden (➔ Abbildung 5.13)

Bei Bewusstlosigkeit zusätzlich zu den allgemeinen Maßnahmen:

	Fremdkörper versuchen zu lösen bzw. zu entfernen stabile Seitenlage bei einsetzender Atmung

Bei Herz-Kreislauf-Stillstand:

	Fremdkörper zu lösen bzw. entfernen versuchen weitere Maßnahmen ➔ Kapitel 15 „Herz-Lungen-Wiederbelebung“

Bis zum Eintreffen des Rettungsdienstes (Notarztes):

	Sauerstoffgabe, psychische Betreuung ständige Kontrolle der Vitalfunktionen Wärmeerhalt
Wenn möglich:	Venenpunktion und Infusion vorbereiten

23.23 Fremdkörper in Nase und Ohren

Ursache:	verschieden
Lebensgefahr:	0
Leitsymptom:	Unfallmechanismus
Mögliche Symptome:	Angst Unruhe
Kreislauf:	normaler, eventuell erhöhter Blutdruck normaler, eventuell tachykarder Puls
Maßnahmen:	versuchen, den Fremdkörper in der Nase durch Zuhalten des freien Nasenloches und stoßweises Ausatmen durch die Nase auszuschnauben nicht versuchen, mit Pinzetten oder Ähnlichem Fremdkörper zu fassen (Gefahr der Verletzung der Nasenschleimhäute oder des Trommelfelles im Ohr) Hilfe eines Hals-Nasen-Ohren-Arztes in Anspruch nehmen psychische Betreuung

23.24 Hämatothorax

Ursache:	Durch eine Verletzung von Blutgefäßen im Thorax bedingte Ansammlung von Blut im Pleuraspalt.
Lebensgefahr:	+ bis ++
Leitsymptome:	Atemnot atmungsabhängige, einseitige Brustschmerzen Unfallmechanismus
Mögliche Symptome:	Angst Unruhe veränderte Atemmechanik blasse oder zyanotische Hautfarbe Abhusten von blutigem, schaumigem Schleim Schocksymptome
Kreislauf:	normaler bis erniedrigter Blutdruck tachykarder Puls
Maßnahmen:	Notruf (veranlassen); Notarztindikation Beruhigung Sauerstoffgabe atemerleichternde Lagerung ggf. Schocklage ggf. Beatmung
Bei Bewusstlosigkeit zusätzlich zu den allgemeinen Maßnahmen:	
	stabile Seitenlage auf der verletzten Seite, wenn notwendig, in Verbindung mit Schocklage
Bis zum Eintreffen des Rettungsdienstes (Notarztes):	
	psychische Betreuung ständige Kontrolle der Vitalfunktionen Wärmeerhalt
Wenn möglich:	Venenpunktion und Infusion vorbereiten

23.25 Herzinfarkt

Ursache:	Eine oder mehrere das Herz versorgende Coronararterien sind durch einen Blutpfropfen oder aufgrund verschiedener Ursachen plötzlich verschlossen, dadurch kommt es zu einer Sauerstoffminderversorgung des Herzmuskelgewebes. Dies führt zu einem sehr starken Schmerz. Gelingt es nicht, diesen Verschluss in kürzester Zeit zu beseitigen, so gehen die nicht mehr mit Sauerstoff versorgten Herzmuskelzellen zugrunde.
Lebensgefahr:	++
Leitsymptome:	stärkste Schmerzen in der Brust, häufig ausstrahlend in den linken Arm, Rücken, Oberbauch oder Hals Gefühl der „Brustenge" Todesangst häufig Übelkeit und Erbrechen
Mögliche Symptome:	Unruhe Atemnot meist flache Atmung Kaltschweißigkeit blasse oder zyanotische Hautfarbe
Kreislauf:	normaler bis erniedrigter Blutdruck bradykarder, tachykarder, eventuell arrhythmischer Puls
Maßnahmen:	Notruf (veranlassen); Notarztindikation Beruhigung Flachlagerung mit leicht erhöhtem Oberkörper keine Schocklage! Sauerstoffgabe Patienten nicht bewegen lassen
Bis zum Eintreffen des Rettungsdienstes (Notarztes):	
	ständige Kontrolle der Vitalfunktionen psychische Betreuung Wärmeerhalt
Wenn möglich:	Venenpunktion und Infusion vorbereiten

23.26 Hitzeerschöpfung (Hitzeschock)

Ursache:	Volumenverlust durch starkes Schwitzen und Versagen der peripheren Durchblutung mit der Folge eines mangelnden venösen Rückflusses.
Lebensgefahr:	+
Leitsymptome:	feuchte, klebrige Haut Schocksymptome Situation (Hochsommer, Arbeit in heißen Räumen etc.)
Mögliche Symptome:	Blässe Kopfschmerzen Schwindel Übelkeit Bewusstseinsstörungen bis Bewusstlosigkeit schnelle, flache Atmung
Kreislauf:	erniedrigter Blutdruck tachykarder Puls verlangsamte Nagelbettfüllung
Maßnahmen:	Notruf (veranlassen); im Zweifel Notarztindikation Patienten in den Schatten oder kühlere Umgebung bringen Beruhigung Schocklage beengende Kleidung entfernen Gabe nicht zu kalter, möglichst kohlensäurefreier Getränke Sauerstoffgabe
Bei Bewusstlosigkeit zusätzlich zu den allgemeinen Maßnahmen:	
	Kombination von Schock- und stabiler Seitenlage
Bis zum Eintreffen des Rettungsdienstes (Notarztes):	
	ständige Kontrolle der Vitalfunktionen psychische Betreuung
Wenn möglich:	Venenpunktion und Infusion vorbereiten

23.27 Hitzschlag

Ursache:	Durch von außen bedingte Überwärmung (Hyperthermie) des Körpers bei gleichzeitiger Verhinderung der Wärmeabgabe, was zu einem Wärmestau und einem Versagen der körpereigenen Temperaturregulationsmechanismen führt. Als Folge steigt die Körpertemperatur plötzlich auf über 40 °C.
Lebensgefahr:	++
Leitsymptome:	heiße, trockene Haut Körpertemperatur über 40 °C Situation (Hochsommer, Arbeit in heißen Räumen etc.)
Mögliche Symptome:	Kopfschmerzen Schwindel Übelkeit blass-graue Hautfarbe Bewusstseinsstörungen bis Bewusstlosigkeit schnelle, flache Atmung
Kreislauf:	zuerst erhöhter, später erniedrigter Blutdruck tachykarder und flacher Puls
Maßnahmen:	Notruf (veranlassen); Notarztindikation Patienten in den Schatten oder kühlere Umgebung bringen Flachlagerung mit leicht erhöhtem Oberkörper Beruhigung beengende Kleidung entfernen Extremitäten mit Wasser oder feuchten, kalten Umschlägen kühlen Sauerstoffgabe
Bis zum Eintreffen des Rettungsdienstes (Notarztes):	
	ständige Kontrolle der Vitalfunktionen psychische Betreuung
Wenn möglich:	Venenpunktion und Infusion vorbereiten

23.28 Hyperglykämie und Coma diabeticum

Ursache:	Durch relativen Insulinmangel verursachte Erhöhung des Blutzuckerspiegels.
Lebensgefahr:	0 bis ++ (entsprechend der Bewusstseinslage)
Leitsymptome:	Blutzucker von mehr als 120 mg/dl (Hyperglykämie) Blutzucker oft mehr als 400 mg/dl (Coma diabeticum); Bewusstlosigkeit Vorgeschichte (Diabetes mellitus)
Mögliche Symptome:	Durst trockene Haut normale bis tiefe Atmung azetonartiger Geruch der Ausatemluft Bewusstseinsstörungen bis Bewusstlosigkeit
Kreislauf:	normaler bis erniedrigter Blutdruck tachykarder Puls
Maßnahmen:	Notruf (veranlassen); Coma diabeticum: Notarztindikation Blutzuckerkontrolle Flachlagerung Beruhigung Sauerstoffgabe
Bis zum Eintreffen des Rettungsdienstes (Notarztes):	
	ständige Kontrolle der Vitalfunktionen psychische Betreuung Wärmeerhalt
Wenn möglich:	Venenpunktion und Infusion vorbereiten

23.29 Hyperventilation(stetanie)

Ursache:	Durch psychische Ursachen ausgelöstes „falsches" (zu schnelles) Atmen, welches u. a. ein Absinken des Kohlendioxidspiegels im Blut und dadurch ein Anheben des pH-Wertes bewirkt (respiratorische Alkalose).
Lebensgefahr:	0 bis ++
Leitsymptome:	schnelle Atmung Kribbeln in den Händen und Lippen eventuell Pfötchenstellung der Hände
Mögliche Symptome:	subjektive Atemnot Erstickungsgefühl Kribbeln in den Füßen Schwindel Bewusstseinsstörungen bis Bewusstlosigkeit Schwitzen
Kreislauf:	normaler bis erhöhter Blutdruck tachykarder Puls
Maßnahmen:	Notruf (veranlassen); eventuell Notarztindikation Beruhigung Flachlagerung mit leicht erhöhtem Oberkörper Rückatmung des Patienten in eine Plastiktüte oder spezielle Hyperventilationsmaske **Auf keinen Fall Sauerstoffgabe!**
Bis zum Eintreffen des Rettungsdienstes (Notarztes):	
	ggf. weitere Kontrolle der Vitalfunktionen psychische Betreuung
Wenn möglich:	Venenpunktion und Infusion vorbereiten

23.30 Hypoglykämie

Ursache:	Durch Stoffwechselentgleisungen, Diäten, körperliche Anstrengung oder bei Diabetikern durch eine Insulinüberdosierung bedingtes Absinken des Blutzuckerwertes.
Lebensgefahr:	+ bis ++
Leitsymptome:	BZ < 50 mg/dl Vorgeschichte
Mögliche Symptome:	feuchte Haut Hunger Unruhe Schwäche Kopfschmerzen Schwitzen schnelle Atmung Bewusstseinsstörungen bis Bewusstlosigkeit
Kreislauf:	normaler bis erhöhter Blutdruck tachykarder Puls
Maßnahmen:	Notruf (veranlassen); Notarztindikation Blutzuckerkontrolle Flachlagerung Beruhigung bei erhaltenem Bewusstsein Gabe stark gezuckerter Getränke oder orale Zuführung von Zucker (Traubenzucker) Sauerstoffgabe

Bis zum Eintreffen des Rettungsdienstes (Notarztes):

	ständige Kontrolle der Vitalfunktionen psychische Betreuung Wärmeerhalt eventuell weitere Blutzuckerkontrolle
Wenn möglich:	Venenpunktion und Glukoseinfusion vorbereiten

23.31 Inhalationstrauma

Ursache:	Durch Einatmung von heißen Gasen, Wasserdampf oder direkte Flammeneinwirkung entstehende Verbrennung im Nasen-, Mund-, Rachen- und Kehlkopfbereich. Die Folge ist ein schnelles Anschwellen der Schleimhäute mit einer teilweisen oder kompletten Verlegung der Atemwege. Oft in Verbindung mit einem toxischen Lungenödem (➔ Abschnitt 23.38).
Lebensgefahr:	++
Leitsymptome:	Unfallmechanismus eventuell Verbrennungen im Gesichtsbereich Atemnot bis hin zum Atemstillstand
Mögliche Symptome:	Husten Schmerzen Schocksymptome Bewusstseinsstörungen bis Bewusstlosigkeit Herz-Kreislauf-Stillstand
Kreislauf:	normaler bis erhöhter Blutdruck tachykarder Puls
Maßnahmen:	Notruf (veranlassen); Notarztindikation Beruhigung atemerleichternde Lagerung massive Sauerstoffgabe bei bewusstseinsklaren Patienten: Gabe oder Gurgeln von kaltem Wasser Lutschen von Eiswürfeln Hals von außen kühlen ggf. Beatmung
Bis zum Eintreffen des Rettungsdienstes (Notarztes):	
	ständige Kontrolle der Vitalfunktionen psychische Betreuung Wärmeerhalt
Wenn möglich:	Venenpunktion und Infusion vorbereiten

23.32 Insektenstiche in den Atemwegen

Ursache:	Rasches Anschwellen im Mund- und Rachenbereich mit der teilweisen oder kompletten Verlegung der Atemwege. Oft in Verbindung mit einem anaphylaktischen Schock (➔ Kapitel 23.5).
Lebensgefahr:	++
Leitsymptom:	Unfallmechanismus
Mögliche Symptome:	Schmerzen Schocksymptome pfeifende Einatemgeräusche (inspiratorischer Stridor) Atemnot bis hin zum Atemstillstand Bewusstseinsstörungen bis Bewusstlosigkeit Herz-Kreislauf-Stillstand
Kreislauf:	meist normaler bis erniedrigter Blutdruck tachykarder Puls
Maßnahmen:	Notruf (veranlassen); Notarztindikation Beruhigung atemerleichternde Lagerung massive Sauerstoffgabe bei bewusstseinklaren Patienten: Gabe oder Gurgeln von kaltem Wasser Lutschen von Eiswürfeln Hals von außen kühlen ggf. Beatmung
Bis zum Eintreffen des Rettungsdienstes (Notarztes):	
	ständige Kontrolle der Vitalfunktionen psychische Betreuung Wärmeerhalt
Wenn möglich:	Venenpunktion und Infusion vorbereiten

23.33 Kohlendioxiderstickung

Ursache:	Erstickung aufgrund des durch das schwere Kohlendioxid verdrängten Sauerstoffes (z. B. in Kellern, Höhlen oder Jauchegruben).
Lebensgefahr:	+ bis ++
Leitsymptome:	Bewusstseinsstörungen bis Bewusstlosigkeit oder Bewusstlosigkeit unklarer Ursache in Verbindung mit den örtlichen Gegebenheiten **Bei der Rettung des Patienten Eigenschutz (Erstickung) beachten!**
Mögliche Symptome:	Schwindel Kopfschmerzen Atemnot Zyanose weite Pupillen Atemstörungen bis hin zum Atemstillstand Herz-Kreislauf-Stillstand
Kreislauf:	erst erhöhter, später fallender Blutdruck tachykarder, manchmal arrhythmischer Puls
Maßnahmen:	Notruf (veranlassen); Notarztindikation atemerleichternde Lagerung Beruhigung **massive** Sauerstoffgabe ggf. Beatmung
Bis zum Eintreffen des Rettungsdienstes (Notarztes):	
	ständige Kontrolle der Vitalfunktionen psychische Betreuung
Wenn möglich:	Venenpunktion und Infusion vorbereiten

23.34 Kohlenmonoxidvergiftung

Ursache:	Eine durch die Bindung von Kohlenmonoxid an das Hämoglobin hervorgerufene Vergiftung (z. T. in suizidaler Absicht).
Lebensgefahr:	+ bis ++
Leitsymptome:	Bewusstseinsstörungen bis Bewusstlosigkeit unklarer Ursache in Verbindung mit den örtlichen Gegebenheiten (Garagen, Kohleöfen etc.) keine Zyanose, sondern rosige Hautfarbe **Bei der Rettung des Patienten Eigenschutz beachten (Vergiftung, Explosionsgefahr)!**
Mögliche Symptome:	Übelkeit Schwindel Atemnot Schwäche Kopfschmerzen Atemstörungen bis hin zum Atemstillstand
Kreislauf:	erniedrigter Blutdruck tachykarder, eventuell arrhythmischer Puls
Maßnahmen:	Notruf (veranlassen); Notarztindikation atemerleichternde Lagerung Beruhigung **massive** Sauerstoffgabe (ggf. möglichst mit reinem Sauerstoff)

Bei Bewusstlosigkeit zusätzlich zu den allgemeinen Maßnahmen:

	Beatmung mit reinem Sauerstoff

Bis zum Eintreffen des Rettungsdienstes (Notarztes):

	ständige Kontrolle der Vitalfunktionen psychische Betreuung Wärmeerhalt
Wenn möglich:	Venenpunktion und Infusion vorbereiten

23.35 Krupp (Pseudo-Krupp)

Ursache:	Eine meist bei Kindern im Alter von bis zu fünf Jahren durch Viren hervorgerufene Infektion mit Entzündung und Schwellung der Schleimhäute in den Bronchien
Lebensgefahr:	+
Leitsymptom:	bellender Husten
Mögliche Symptome:	Atemnot pfeifende Einatemgeräusche (inspiratorischer Stridor) heisere Stimme Angst kein oder nur geringes Fieber
Kreislauf:	meist normaler bis erniedrigter Blutdruck tachykarder Puls
Maßnahmen:	Notruf (veranlassen) Beruhigung (auch der Eltern) Zuführung kühler, feuchter Luft Sauerstoffgabe (1–2 Liter pro Minute)

Bis zum Eintreffen des Rettungsdienstes (Notarztes):

Kontrolle der Vitalfunktionen
psychische Betreuung
Wärmeerhalt

23.36 Lungenembolie

Ursache:	Verschluss einer Lungenarterie durch einen meist aus den tiefen Becken- oder Beinvenen stammenden und dort losgerissenen Blutpfropfen (Thrombus)
Lebensgefahr:	+ bis ++
Leitsymptome:	plötzlich auftretende Atemnot und Schmerzen im Lungenbereich Zyanose Vorgeschichte (Thrombose etc.)
Mögliche Symptome:	Schwindel Angst Unruhe schnelle, flache Atmung Schwitzen feuchte, kalte Extremitäten Bewusstseinsstörungen bis Bewusstlosigkeit Herz-Kreislauf-Stillstand
Kreislauf:	erniedrigter Blutdruck tachykarder Puls
Maßnahmen:	Notruf (veranlassen); Notarztindikation Beruhigung atemerleichternde Lagerung **massive** Sauerstoffgabe ggf. Beatmung
Bis zum Eintreffen des Rettungsdienstes (Notarztes):	
	ständige Kontrolle der Vitalfunktionen psychische Betreuung Wärmeerhalt
Wenn möglich:	Venenpunktion und Infusion vorbereiten

23.37 Lungenödem (kardiales)

Ursache:	Durch eine stark verminderte Pumpleistung der linken Herzkammer erfolgt ein Blutstau im Lungenkreislauf, hierbei tritt Blutplasma durch die Gefäßwände in die Lunge über, es entsteht eine Flüssigkeitsansammlung in der Lunge.
Lebensgefahr:	++
Leitsymptome:	starke Atemnot hörbares Rasseln bis Brodeln beim Atmen schnelle, flache Atmung
Mögliche Symptome:	Angst Unruhe blasse oder zyanotische Hautfarbe Patient meist sitzend mit Einsatz der Atemhilfsmuskulatur kalte Extremitäten
Kreislaufwerte:	am Anfang erhöhter, später erniedrigter Blutdruck tachykarder, manchmal arrhythmischer Puls verlangsamte Nagelbettprobe
Maßnahmen:	Notruf (veranlassen); Notarztindikation! Beruhigung sitzende Lagerung mit herabhängenden Armen und Beinen unblutiger Aderlass (→ Abschnitt 6.2.4) **massive** Sauerstoffgabe ggf. Beatmung
Bis zum Eintreffen des Rettungsdienstes (Notarztes):	ständige Kontrolle der Vitalfunktionen psychische Betreuung Wärmeerhalt
Wenn möglich:	Venenpunktion und Infusion vorbereiten

23.38 Lungenödem (toxisches)

Ursache:	Durch z. B. bei Bränden frei werdende toxische Gase, die inhaliert werden, sowie durch Opiat- oder Heroinintoxikationen wird die Durchlässigkeit der Lungenkapillaren erhöht, sodass Blutplasma in die Lunge übertreten kann und eine Flüssigkeitsansammlung in der Lunge entsteht. Ein toxisches Lungenödem kann auch erst Stunden nach der Inhalation entstehen, weshalb Patienten, bei denen der Verdacht auf das Vorliegen besteht, grundsätzlich von einem Arzt untersucht werden müssen.
Lebensgefahr:	+ bis ++
Leitsymptome:	Schadensereignis (z. B. Wohnungsbrand) Heroinintoxikation etc. schnelle, flache Atmung
Mögliche Symptome:	Angst Unruhe Atemnot Rasseln beim Atmen zyanotische Hautfarbe Patient meist sitzend mit Einsatz der Atemhilfsmuskulatur
Kreislaufwerte:	meist normaler Blutdruck tachykarder Puls
Maßnahmen:	Notruf (veranlassen); Notarztindikation Beruhigung sitzende Lagerung mit herabhängenden Armen und Beinen **massive** Sauerstoffgabe wenn notwendig, beatmen
Bis zum Eintreffen des Rettungsdienstes (Notarztes):	
	ständige Kontrolle der Vitalfunktionen psychische Betreuung Wärmeerhalt
Wenn möglich:	Venenpunktion und Infusion vorbereiten Cortisonspray bereithalten

23.39 Magen-, Darm- und Ösophagusvarizen-Blutungen

Ursache:	Durch das Platzen von Gefäßen in der Speiseröhre, dem Magen oder Darm ausgelöste, meist massive Blutung.
Lebensgefahr:	+ bis ++
Leitsymptome:	Bluterbrechen (hellrot oder kaffeesatzartig) Teerstuhl meist in Verbindung mit Schocksymptomen
Mögliche Symptome:	Schwindel Schwäche Unruhe Atemnot Bewusstseinsstörungen bis Bewusstlosigkeit
Kreislauf:	erniedrigter Blutdruck tachykarder, flacher und schlecht tastbarer Puls
Maßnahmen:	Notruf (veranlassen); Notarztindikation Beruhigung Schocklage mit erhöhtem Oberkörper Sauerstoffgabe
Bei Bewusstlosigkeit zusätzlich zu den allgemeinen Maßnahmen:	
	Kombination von Schock- und stabiler Seitenlage
Bis zum Eintreffen des Rettungsdienstes (Notarztes):	
	ständige Kontrolle der Vitalfunktionen psychische Betreuung Wärmeerhalt
Wenn möglich:	Venenpunktion und Infusion vorbereiten

23.40 Nasenbluten

Ursache:	Häufig infolge einer Hypertonie oder Gewalteinwirkung auftretendes Platzen von Gefäßen in der Nase.
Lebensgefahr:	0 bis +
Leitsymptom:	Blutungen aus der Nase
Mögliche Symptome:	Schwindel Schwäche Schocksymptome Bluterbrechen bekannte Hypertonie
Kreislauf:	erhöhter, normaler oder erniedrigter Blutdruck normaler bis tachykarder und schlecht tastbarer Puls
Maßnahmen:	bei Volumenmangelschock Notruf (veranlassen) Beruhigung sitzende Lagerung mit nach vorn gebeugtem Kopf (Kopf nicht in den Nacken legen!) Blut nicht herunterschlucken, sondern ausspucken lassen Nasenflügel zusammendrücken lassen zwischendurch Blut ungehindert abfließen lassen kalte Umschläge in den Nacken legen Patienten ggf. von Hals-Nasen-Ohren-Arzt behandeln lassen
Bis zum Eintreffen des Rettungsdienstes bei einem Volumenmangelschock:	
	keine Schocklage, sondern Flachlagerung mit leicht erhöhtem Oberkörper ständige Kontrolle der Vitalfunktionen psychische Betreuung Wärmeerhalt
Wenn möglich:	bei Volumenmangelschock die Venenpunktion und Infusion vorbereiten

23.41 Ohnmacht

Ursache:	Kurzzeitige, meist durch psychische Einflüsse oder aufgrund einer Minderdurchblutung des Gehirns bedingte Bewusstlosigkeit (Erschrecken, Schmerzen, Angst etc.), oft bei jungen Frauen.
Lebensgefahr:	0 (lang anhaltend ++)
Leitsymptom:	kurze Bewusstlosigkeit
Mögliche Symptome:	Schwindel Übelkeit „Klingeln in den Ohren" Schwitzen Blässe
Kreislauf:	erniedrigter Blutdruck bradykarder Puls
Maßnahmen:	bei länger anhaltender Bewusstlosigkeit: Notarztruf Beruhigung Schocklage bei bestehender Bewusstlosigkeit: Kombination von Schock- und stabiler Seitenlage Sauerstoffgabe Wärmeerhalt Kontrolle der Vitalfunktionen
Bis zum Eintreffen des Rettungsdienstes (Notarztes):	
	Kombination von Schock- und stabiler Seitenlage ständige Kontrolle der Vitalfunktionen
Wenn möglich:	Venenpunktion und Infusion vorbereiten

23.42 Polytrauma

Definition :	Das Vorliegen mehrerer Verletzungen, von denen mindestens eine als lebensbedrohlich anzusehen ist (z. B. ein schweres Schädel-Hirn-Trauma und Fraktur des Beckens, mehrerer großer Röhrenknochen wie Oberarm und Oberschenkel etc.)
Lebensgefahr:	++
Leitsymptome:	Unfallmechanismus (z. B. schwerer Autounfall) Verletzungen (SHT und Thorax oder Abdomen usw.) schwere Schocksymptome
Mögliche Symptome:	Schmerzen Atemstörungen bis hin zum Atemstillstand Thorax-, Adomen-, Schädel-Hirn- und Wirbelsäulenverletzungen Frakturen Bewusstseinsstörungen bis Bewusstlosigkeit Herz-Kreislauf-Stillstand
Kreislauf:	erniedrigter Blutdruck tachykarder, flacher und schlecht tastbarer Puls
Maßnahmen:	Notruf (veranlassen); Notarztindikation Beruhigung Schocklage Stillung lebensbedrohlicher Blutungen Ruhigstellung von Frakturen sterile Wundabdeckung Sauerstoffgabe Wärmeerhalt ggf. Beatmung
Bei Bewusstlosigkeit zusätzlich zu den allgemeinen Maßnahmen:	Kombination von Schock- und stabiler Seitenlage Achtung: Bestehende Verletzungen durch die Lagerung nicht verschlimmern!
Bis zum Eintreffen des Rettungsdienstes (Notarztes):	ständige Kontrolle der Vitalfunktionen psychische Betreuung
Wenn möglich:	Venenpunktion und mehrere Infusionen vorbereiten

23.43 Schädel-Hirn-Trauma (SHT)

Ursache:	Verletzung des Schädels durch direkte oder indirekte Gewalteinwirkung, z. T. in Verbindung mit offenen Schädelverletzungen
Lebensgefahr:	++
Leitsymptome:	Unfallhergang Erinnerungslücke Bewusstseinsstörungen bis hin zur Bewusstlosigkeit
Mögliche Symptome:	Übelkeit Schwindel Kopfschmerzen Unruhe Krämpfe Atemstörungen bis hin zum Atemstillstand Blut- oder Liquoraustritt aus Nase, Ohr, Mund sichtbare Schädelverletzungen
Kreislauf:	erhöhter Blutdruck tachykarder, später eventuell bradykarder und hämmernder Puls (Druckpuls)
Maßnahmen:	Notruf (veranlassen); Notarztindikation Flachlagerung mit leicht erhöhtem Oberkörper und Kopf (ca. 15°) Beruhigung Sauerstoffgabe ggf. Beatmung ggf. Versorgung der Wunden am Schädel
Bei Bewusstlosigkeit zusätzlich zu den allgemeinen Maßnahmen:	
	Kombination von stabiler Seitenlage mit erhöhtem Kopf
Bis zum Eintreffen des Rettungsdienstes (Notarztes):	
	ständige Kontrolle der Vitalfunktionen psychische Betreuung Wärmeerhalt
Wenn möglich:	Venenpunktion und Infusion vorbereiten

23.44 Schock (allgemein)

Ursache:	Missverhältnis zwischen vom Körper benötigter und zur Verfügung stehender Blutmenge durch Blutverluste, Plasmaverluste, Vergiftungen, kardiale Ursachen etc.
Lebensgefahr:	+ bis ++
Leitsymptome:	Herzfrequenz über 100 Schläge pro Minute beim Erwachsenen Blutdruck unter 100 mmHg systolisch beim Erwachsenen Unfallmechanismus
Mögliche Symptome:	Kaltschweißigkeit blasse oder zyanotische Hautfarbe Bewusstseinsstörungen bis Bewusstlosigkeit
Kreislauf:	erniedrigter Blutdruck tachykarder, schlecht tastbarer Puls verlangsamte Nagelbettfüllung
Maßnahmen:	Notruf (veranlassen); Notarztindikation Beruhigung Schocklage Sauerstoffgabe Wärmeerhalt ggf. Beatmung Keine Schocklage, wenn das Vorliegen eines kardiogenen Schocks vermutet wird (Atemnot, Brustschmerz, Vorgeschichte etc.), sondern je nach vorliegendem Blutdruck Lagerung mit leicht erhöhtem Oberkörper bis Flachlagerung.
Bei Bewusstlosigkeit zusätzlich zu den allgemeinen Maßnahmen:	
	Kombination von Schock- und stabiler Seitenlage
Bis zum Eintreffen des Rettungsdienstes (Notarztes):	
	ständige Kontrolle der Vitalfunktionen psychische Betreuung
Wenn möglich:	Venenpunktion und Infusion vorbereiten

23.45 Sonnenstich

Ursache:	Reizung der Hirnhäute durch starke Sonneneinstrahlung auf den Schädel, eventuell in Verbindung mit der Bildung eines Hirnödems. Besonders gefährdet sind kleinere Kinder sowie Personen mit wenig Kopfhaar oder Glatze.
Lebensgefahr:	+ bis ++
Leitsymptome:	heißer, roter Kopf Situation (starke Sonneneinstrahlung) oft Nackenschmerzen, -steifigkeit
Mögliche Symptome:	Kopfschmerzen Schwindel Übelkeit schnelle, flache Atmung Bewusstseinsstörungen bis Bewusstlosigkeit
Kreislauf:	normaler Blutdruck tachykarder oder bradykarder und hämmernder Puls (Druckpuls)
Maßnahmen:	Notruf (veranlassen); im Zweifel Notarztindikation Patienten in den Schatten und eine kühlere Umgebung bringen Flachlagerung mit erhöhtem Oberkörper Beruhigung Kühlung des Kopfes mit Wasser oder kalten, feuchten Tüchern Sauerstoffgabe ggf. Beatmung
Bei Bewusstlosigkeit zusätzlich zu den allgemeinen Maßnahmen:	
	Kombination von stabiler Seitenlage mit erhöhtem Kopf
Bis zum Eintreffen des Rettungsdienstes (Notarztes):	
	ständige Kontrolle der Vitalfunktionen psychische Betreuung
Wenn möglich:	Venenpunktion und Infusion vorbereiten

23.46 Stromunfall (allgemein)

Ursache:	Beim Berühren einer elektrischen Leitung fließt elektrischer Strom durch den Körper und bewirkt in Abhängigkeit von dessen Stärke und Frequenz eine Störung der elektrischen Vorgänge im Körper (Reizleitung des Herzens, Bewusstsein, Nerven). (Niederspannung bis 1000 Volt, Hochspannung über 1000 Volt.)
Lebensgefahr:	+ bis ++
Leitsymptom:	Unfallmechanismus
Mögliche Symptome:	Niederspannung: • Bewusstseinsstörungen bis Bewusstlosigkeit • Patient berührt noch den Leiter (oft krampfend) Hochspannung : • Bewusstseinsstörungen bis Bewusstlosigkeit • Patient berührt noch den Leiter (oft krampfend) • Verbrennungen oder Verkohlungen • Frakturen • Herz-Kreislauf-Stillstand
Kreislauf:	Niederspannung: • erhöhter Blutdruck • normaler, tachykarder oder arrhythmischer Puls • Hochspannung: • erniedrigter bis fehlender Blutdruck • tachykarder, arrhythmischer oder fehlender Puls **Bei der Rettung des Patienten unbedingt Eigenschutz beachten!**
Maßnahmen:	Notruf (veranlassen); Notarztindikation Flachlagerung mit erhöhtem Oberkörper Sauerstoffgabe ggf. Wund- und Frakturversorgung ggf. Beatmung
Bis zum Eintreffen des Rettungsdienstes (Notarztes):	ständige Kontrolle der Vitalfunktionen psychische Betreuung Wärmeerhalt
Wenn möglich:	Venenpunktion und Infusion vorbereiten

23.47 Tachykardie

Ursache:	Krankhaft: Schock, Störungen der Reizleitung im Herzen, Sauerstoffmangel, Vergiftungen etc. Nicht krankhaft: körperliche Anstrengung, Stress, Alkohol, Kaffee etc.
Lebensgefahr:	0 bis ++
Leitsymptom:	Herzfrequenz über 100 Schläge pro Minute beim Erwachsenen in Ruhe
Mögliche Symptome:	Kopfschmerzen Schwindel Übelkeit Schwitzen Bewusstseinsstörungen bis Bewusstlosigkeit
Kreislauf:	erniedrigter oder erhöhter Blutdruck tachykarder Puls **Sollte die Herzfrequenz z. B. aufgrund eines Volumenmangelschocks erhöht sein, sind selbstverständlich Maßnahmen zur Schockbekämpfung durchzuführen!**
Maßnahmen: Notarztindikation	im Zweifel Notruf (veranlassen) Flachlagerung mit erhöhtem Oberkörper Beruhigung Sauerstoffgabe ggf. Beatmung
Bis zum Eintreffen des Rettungsdienstes (Notarztes):	
	ständige Kontrolle der Vitalfunktionen psychische Betreuung eventuell durch Kompression der Carotisarterien links und rechts neben dem Kehlkopf den Nervus vagus stimulieren und hierdurch eine Senkung der Herzfrequenz erreichen
Wenn möglich:	Venenpunktion und Infusion vorbereiten

23.48 Unterkühlung

Ursache:	Durch Einwirkung von Kälte entstehende globale Unterkühlung des Körpers bei einem Abfall der Körperkerntemperatur unter 35 °C. Oft begünstigt durch andere Erkrankungen, wie z. B. Alkoholvergiftungen.
Lebensgefahr:	+ bis ++
Leitsymptome:	Vorherrschende Umwelteinflüsse je nach Schwere (Höhe der Kerntemperatur): • 36 °C bis 34 °C: Zittern, Zyanose, Tachykardie, tiefe Atmung • 34 °C bis 27 °C: kein Zittern, Bradykardie, Ateminsuffizienz, Bewusstseinsstörungen • unter 27 °C: Bewusstlosigkeit, weite lichtstarre Pupillen, kaum vorhandene Atmung, Herz-Kreislauf-Stillstand
Maßnahmen:	Notruf (veranlassen), Notarzt Beruhigung Flachlagerung Patienten möglichst nicht bewegen (Bergungstod) für eine warme Umgebung sorgen Sauerstoffgabe Wärmeerhalt bei erhaltenen Bewusstsein Gabe heißer, gezuckerter Getränke Alkohol- und Nikotinverbot
Bis zum Eintreffen des Rettungsdienstes (Notarztes):	ständige Kontrolle der Vitalfunktionen psychische Betreuung
Wenn möglich:	Venenpunktion und (warme) Infusion vorbereiten

23.49 Varizen-(Krampfader)blutungen der Beine

Ursache:	Platzen von krankhaft veränderten, oberflächlichen Venen der Beine.
Lebensgefahr:	0 bis +
Leitsymptome:	Blutungen im Bereich der unteren Extremitäten Vorgeschichte (Krampfadern)
Mögliche Symptome:	Schwindel eventuell Schocksymptome
Kreislauf:	normaler bis erniedrigter Blutdruck normaler bis tachykarder Puls
Maßnahmen:	Notruf (veranlassen) bei starken Blutungen oder Schocksymptomen Flachlagerung mit erhöhter Extremität bei Schocksymptomen: Schocklage und Sauerstoffgabe Beruhigung Druckverband
Bis zum Eintreffen des Rettungsdienstes (Notarztes):	
	bei Schocksymptomen: ständige Kontrolle der Vitalfunktionen psychische Betreuung
Wenn möglich:	bei Schocksymptomen: Venenpunktion und Infusion vorbereiten

23.50 Venöser Verschluss einer Extremität

Ursache:	Durch einen Thrombus (Blutpfropfen) wird eine Vene der Extremität verschlossen, verbunden mit einer Blutstauung in dem Bereich vor dem Verschluss.
Lebensgefahr:	+ bis ++
Leitsymptome (in der Extremität):	Rot- oder Blaufärbung prall gefüllte Venen vorhandener Puls in der Extremität meist Schwellung häufig spiegelnd glänzende Haut
Mögliche Symptome:	Schmerzen und Druckgefühl Schmerzen beim Abtasten
Maßnahmen:	Notruf (veranlassen) Beruhigung Bewegungsverbot (Gefahr einer Lungenembolie durch Lösen des Thrombus) Flachlagerung mit Hochlagerung der betroffenen Extremität Ruhigstellung der betroffenen Extremität
Wenn möglich:	Venenpunktion und Infusion vorbereiten

23.51 Verätzungen (innere)

Ursache:	Schädigung von Mund, Rachen, Speiseröhre, Magen etc. durch das versehentliche oder absichtliche Trinken von Säuren oder Laugen.
Lebensgefahr:	++
Leitsymptome:	Situation oder Angaben sichtbare Ätzwunden im und um den Mund
Mögliche Symptome:	Schmerzen Übelkeit Erbrechen
Kreislauf:	normaler bis erniedrigter Blutdruck tachykarder Puls
Maßnahmen:	Notruf (veranlassen); Notarztindikation Flachlagerung mit erhöhtem Oberkörper Beruhigung **kein Erbrechen auslösen!** Giftreste sicherstellen Sauerstoffgabe Mund und betroffene Stellen mit reichlich Wasser abspülen zur Giftverdünnung viel Wasser ohne Kohlensäure zu trinken geben ggf. Beatmung
Bis zum Eintreffen des Rettungsdienstes (Notarztes):	
	ständige Kontrolle der Vitalfunktionen psychische Betreuung Wärmeerhalt
Wenn möglich:	Venenpunktion und Infusion vorbereiten

23.52 Verbrennungen (äußere)

Ursache:	Durch Einwirkung von Hitze, Strahlung oder elektrischen Strom entstehende lokale Schädigung von Körpergewebe.
Lebensgefahr:	0 bis ++ (mehr als 10 % der Körperoberfläche beim Kind) (mehr als 15 % beim Erwachsenen)
Leitsymptome:	sichtbar, je nach Verbrennungsgrad • Rötung der Haut (1. Grad) • Blasenbildung (2. Grad) • bis Verkohlung (3. Grad) Unfallmechanismus
Mögliche Symptome:	Schmerzen blasse oder zyanotische Hautfarbe Schocksymptome (Volumenmangelschock) Atmung schnell und flach
Kreislauf:	normaler bis erniedrigter Blutdruck tachykarder Puls verlangsamte Nagelbettfüllung
Maßnahmen:	Notruf (veranlassen); Notarztindikation bei schweren Verbrennungen Beruhigung Soweit der betroffene Bereich nicht größer als die Fläche von zwei DIN-A4-Seiten ist: Kühlung mit Wasser (max. 10 Minuten) Schocklage nicht verklebte Kleidung entfernen Sauerstoffgabe steriles Abdecken der betroffenen Bereiche Wärmeerhalt **Nur Wasser und eine keimfreie Abdeckung gehören auf die Brandwunden!**
Bei Bewusstlosigkeit zusätzlich zu den allgemeinen Maßnahmen:	Kombination von Schocklage und stabiler Seitenlage
Bis zum Eintreffen des Rettungsdienstes (Notarztes):	ständige Kontrolle der Vitalfunktionen psychische Betreuung
Wenn möglich:	Venenpunktion und Infusion vorbereiten

23.53 Vergiftungen (allgemein)

Ursache:	Einbringung von giftigen Substanzen in den Körper.
Lebensgefahr:	+ bis ++
Leitsymptome:	Situation oder Angaben sichtbare Giftreste im und um den Mund, Flüssigkeiten in der Nähe des Körpers Umfeld des Vergifteten umherliegende Tablettenpackungen, (Abschiedsbrief ...)
Mögliche Symptome:	Übelkeit Bewusstseinsstörungen bis Bewusstlosigkeit Atemstörungen bis hin zum Atemstillstand Krämpfe Übelkeit oder Erbrechen Herz-Kreislauf-Stillstand
Kreislauf:	normaler bis erniedrigter Blutdruck tachykarder Puls **Eigenschutz unbedingt beachten (Säuren, Laugen, Pflanzenschutzmittel ...)!**
Maßnahmen:	Notruf (veranlassen); Notarztindikation Fragen nach: **Was? Wie viel? Wann?** bei oraler Giftaufnahme Erbrechen auslösen, allerdings nicht bei Bewusstseinsstörungen oder Vergiftungen mit Säuren, Laugen, Schaumbildnern und organischen Lösungsmitteln Giftreste sicherstellen Sauerstoffgabe ggf. Beatmung Lagerung und weitere Maßnahmen nach Bewusstseinszustand
Bis zum Eintreffen des Rettungsdienstes (Notarztes):	
	ständige Kontrolle der Vitalfunktionen psychische Betreuung Wärmeerhalt
Wenn möglich:	Venenpunktion und Infusion vorbereiten

Literaturverzeichnis

Allgemein
Schäffler, A.; Schmidt, S.: Mensch, Körper, Krankheit; München, 1999
Pschyrembel, Willibald (Hrsg.): Pschyrembel Klinisches Wörterbuch; Berlin, 2011
Lippert, H.: Anatomie; München, 2002
Bartels, H.; Bartels, R.: Physiologie; München, 2004
Madler, C.; Jauch, K.-W.; Werdan, K. (Hrsg.): Das NAW Buch; München, 2009
Kaufmann, W.; Löhr, G.-W.: Pathophysiologie; Stuttgart, 1992
Boss, N. (Hrsg.); Lexikon Medizin; München, 1999
Bücker, J.: Anatomie und Physiologie; Stuttgart, 1992
Bühlmann; Froesch: Pathophysiologie; Heidelberg, 1991

Stütz- und Bewegungsapparat
Lehrtafel: „Das menschliche Skelett"; Berlin, 1991
Burri; Beck; Ecke; Jungblut; Kunner u.a.: Unfallchirurgie; Heidelberg, 1982

Herz-Kreislauf
Lehrtafel: „Das menschliche Herz"; Berlin, 1991
Lehrtafel: „Gefäß-Systeme des Menschen"; Berlin, 1991
Hohmeister, G.; Kress, S.: Laborkunde; Troisdorf, 2009

Hygiene und Infektionskrankheiten
Christiansen, B.; Grabowski, B.; Kirstein, P.: Arbeitsbuch Hygiene; München, 1995
Alexander, M.; Raettig, H.: Infektionskrankheiten; Stuttgart, 1998

Krankenpflege und Verletztenbetreuung
Thiemes Pflege: Das Lehrbuch für Pflegende in Ausbildung; Stuttgart, 2012
Schaub, M.: Psychologie, Soziologie und Pädagogik für die Pflegeberufe; Berlin/Heidelberg, 2001
Frey, I., Wenzel, W., Kortus, R. : Krankenpflegehilfe; Stuttgart, 2011

Medikamente, Injektionen, Infusionen
Plötz, H.: Kleine Arzneimittellehre für Fachberufe m Gesundheitswesen, Heidelberg 2007
Bastigkeit, M.: Medikamente in der Notfallmedizin; Edewecht, 2011

Recht
Schneider, A.: Staatsbürger-, Gesetzes- und Berufskunde für Fachberufe im Gesundheitswesen; Berlin, 2003

Kindernotfälle
Fischer (Hrsg.): Allgemeinmedizin; Berlin, 1993
Geo: „Kindheit und Jugend"; Hamburg, 1995
Dorsch, A.: Manual Notfallmedizin. Pädiatrische Notfallsituationen; München, 2004
von Harnack (Hrsg.): Kinderheilkunde; Berlin, 1999

Verbrennungen
Deutsche Gesellschaft für Verbrennungsmedizin: Kleiner Ratgeber für Eltern und Angehörige eines brandverletzten Kindes im Krankenhaus, 2010

Nerven und Sinnesorgane
Stafford-Clark, D.; Smith A. C.: Psychiatrie; Stuttgart, 1991
Lehrtafel: „Die Wirbelsäule"; Berlin, 1991
Lehrtafel: „Nervensystem des Menschen"; Berlin, 1991

Fachwörterverzeichnis

adäquat	angemessen, richtig
AED	Automatisierter Externer Defibrillator
After (Anus)	Darmausgang
Agglutination	Zusammenballung, Verklumpung, hier: von Blutzellen
allergisch (-e Reaktion)	„Überreaktion" des Körpers auf körperfremde, eigentlich unschädliche Substanzen
Alveolen (Alveoli pulmonis)	Lungenbläschen
Anamnese	Krankengeschichte (Vorgeschichte oder Unfallhergang)
anaphylaktische Reaktion	überempfindliche (allergische) Reaktion des Körpers
Antibiotika	Gruppe von Medikamenten zur Behandlung von bakteriellen Infektionskrankheiten
Aorta	große Körperschlagader
Aorta abdominalis	Bauchschlagader
Aortenaneurysma	Ausweitung bzw. Ausstülpung der Aorta
apoplektischer Insult	kurz: Apoplex (umgangssprachlich: Schlaganfall, Gehirnschlag)
Appendix	Wurmfortsatz des Blinddarms
Appendizitis	Entzündung des Wurmfortsatzes
applizieren	verabreichen, anwenden
Apnoe	Atemstillstand
Ampulle	Glasbehältnis für (in der Regel flüssige) Medikamente
Arrhythmie	unregelmäßige Herzfrequenz
arrhythmisch	unregelmäßig
Arteria (A.)	Arterie
-brachialis	Oberarmarterie
-carotis	Halsschlagader
-pulmonalis	Lungenarterie
-radialis	daumenwärts gelegene Arterie an der Innenseite des Unterarms
-subclavia	Schlüsselbeinarterie
Arteriolen	kleine Arterien
Aspiration	Einatmung von festen oder flüssigen Stoffen in die Luftwege (die Lunge)
Aspirationspneumonie	Lungenentzündung durch Einatmung von Erbrochenem, Wasser beim Ertrinken etc.
aspirieren	Einatmen von festen oder flüssigen Stoffen in die Luftwege (die Lunge)

Asservierung	Sicherstellung, Aufbewahrung
assistieren	helfen, mitarbeiten, unterstützen
Asystolie	Herzstillstand, fehlender Herzschlag
Atemdepression	Herabsetzung/Störung der Atemaktivität
auskultieren	abhören
autonom	selbstständig, nicht beeinflussbar
Azidose	„Übersäuerung" des Blutes infolge des Anfallens saurer Stoffwechselprodukte und/oder Anstei-gens des Kohlendioxidgehaltes im Blut
axillar	in der Achselhöhle
Bagatellverletzungen	nicht lebensbedrohliche, geringfügige Verletzungen
Bathophobie	Höhenangst
Beatmung, assistierte	Beatmung eines Patienten mit Eigenatmung, bei der die Beatmungsfrequenz der Eigenatmungs-frequenz des Patienten angepasst ist
Beatmung, kontrollierte	Beatmung eines Patienten ohne Eigenatmung, mit aufgezwungener Atemfrequenz
Bifurkation	in der Lunge: Aufteilung der Luftröhre in den rechten und den linken Stammbronchus
Bilirubin	Abbauprodukt des Farbstoffes der roten Blutkör-perchen
Bindenkopf	der noch aufgerollte Teil einer Binde
BLS	Basic Life Support (Lebensrettende Basismaß-nahmen)
Bradykardie	Verlangsamung der Herzfrequenz auf unter 50–60 Schläge pro Minute beim Erwachsenen
Brillenhämatom	Blutergüsse um beide Augen in Form einer Brille
Bronchien	„Luftgefäße", Verästelungen der Luftröhre in der Lunge
Bronchitis	Entzündung der Bronchialschleimhaut
BTM-Intoxikation	Vergiftung durch Betäubungsmittel (Heroin, Opiate etc.)
BZ	Abkürzung für Blutzucker
Caecum	Blinddarm
Carotispuls	Puls an der Halsschlagader
chronisch	sich langsam entwickelnd (bleibend), wiederkeh-rend
C_2H_5OH	chemische Formel für Alkohol
CO	chemische Formel für Kohlenmonoxid
CO_2	chemische Formel für Kohlendioxid
Commotio (cerebri)	Gehirnerschütterung
Compressio (cerebri)	Gehirnquetschung
Contusio (cerebri)	Gehirnprellung
Corium	Lederhaut

Dehydratation	„Austrocknung“ durch Abnahme des „Körperwassers“
Delirium tremens	Alkoholdelir (Delir = Bewusstseins-, Orientierungsstörung)
Depression	traurige, niedergeschlagene Stimmungslage
Desoxyribonukleinsäure (DNS)	bildet den biochemischen Code für die Erbeigenschaften (engl. DNA)
Diabetes mellitus	Zuckerkrankheit
Diaphragma	Zwerchfell
diastolischer Wert	„unterer“ Blutdruckwert, die Diastole
differenzieren	unterscheiden
Distorsion	Verstauchung, Zerrung
Duodenum	Zwölffingerdarm
effizient	hier: richtig durchgeführt, wirkungsvoll
Ejakulation	Samenerguss (beim Orgasmus) des Mannes
Emotion(-en)	Gemütsbewegung(-en), Gefühl(-e)
Embryo	Bezeichnung der Leibesfrucht bis zum Ende des zweiten Schwangerschaftsmonats (Embryonal-Periode)
Embolus	(Blut-)Pfropfen in einer Blutbahn
Endokard	Herzinnenhaut
Endokarditis	Entzündung der Herzinnenhaut
endogen	von innen, im Körper entstanden
Enzyme	Stoffe, die im Körper chemische Reaktionen beschleunigen bzw. bewirken
Epikard	Herzaußenhaut
Epidermis	Oberhaut
Epiglottis	Kehldeckel
epikutan	auf die Haut (z. B. Salben)
Epilepsie	durch Funktionsstörungen des Gehirns ausgelöste Krampfanfälle
Epithel(-gewebe)	Deckgewebe (z. B. die Haut)
erigiert	hier: versteift, aufgerichtet
Erythrozyten	rote Blutkörperchen
evolutionsbedingt	durch die bisherige menschliche Entwicklung bedingt
Exanthem	Hautausschlag
exogen	von außen in den Körper eindringend
Exspiration	die Ausatmung
extendieren	hier: auseinanderziehen, unter Zug halten
Extrasystolen	zusätzliche, vorzeitige oder verspätete Herzschläge
extrauterin	außerhalb der Gebärmutter
Extremitäten	Arme und Beine (Gliedmaßen)

Fäkalien	menschliche Ausscheidungen (Kot und Harn)
Fermente	alte Bezeichnung für Enzyme
fixieren	festsetzen, ruhigstellen
Follikel	Bläschen
Fontanelle	noch nicht verknöcherte Stelle im Schädel eines Neugeborenen oder Säuglings
Fötus (Fetus)	Bezeichnung des Ungeborenen nach der Embryonal-Periode
Fraktur	(Knochen-)Bruch
Gaster	Magen
Gastritis	Magenschleimhautentzündung
Genital(-e)	Geschlechtsorgane
global	hier: den gesamten Körper betreffend
Glottis	Stimmritze
Glukagon	Blutzucker steigerndes Hormon
Glykogen	Speicherungsform der Glukose (des Blutzuckers)
Grundtonus	Spannungszustand der Gewebe, besonders der Muskeln
Halluzination	Trugwahrnehmung, es wird etwas wahrgenommen, was nicht vorhanden ist
Hämatom	Bluterguss (umgangssprachlich „blauer Fleck“)
Hämatothorax	Ansammlung von Blut im Pleuraspalt
Hämoglobin	der rote Blutfarbstoff, an den der Sauerstoff gebunden wird
Harnstoff	ein Endprodukt des Eiweißstoffwechsels
Hautemphysem	Luftansammlung unter der Haut
Hepar	Leber
Hepatitis	Entzündung der Leber
Herzinsuffizienz	verminderte Herzleistung
HLW	Herz-Lungen-Wiederbelebung
Hormone	Wirkstoffe des Körpers, die auf jeweils bestimmte Organe oder Körperfunktionen beeinflussend wirken
HWS	Abkürzung für Halswirbelsäule
Hyperglykämie	Blutzuckerwerte über 120 mg/dl Blut
Hyperthermie	Übererwärmung (des Körpers)
Hypertonie	Blutdruckwert über 140–160 mmHg systolisch
Hypertonus	hoher Blutdruck(-wert)
Hyperventilation	erhöhte Atemfrequenz, -tiefe
Hypoglykämie	Blutzuckerwerte unter 50 mg/dl Blut
Hypothermie	Unterkühlung (des Körpers)
Hypotonie	Blutdruckwert unter 100 mmHg systolisch
Hypotonus	niedriger Blutdruck(-wert)

Ileum	Teil des Dünndarms vor dem Blinddarm
Ileus	Darmverschluss
immobilisieren	ruhigstellen
Indikation	Grund zur Anwendung einer bestimmten Maßnahme
Inhalation	Einatmen von Gasen, Dämpfen usw. in die Atemwege bzw. die Lunge
Initialbeatmungen	Beatmungen vor Beginn der HLW
Infektion	vereinfacht: Pilze, Viren, Bakterien etc. dringen in einen Organismus ein und vermehren sich dort
Inkubationszeit	Zeit zwischen Ansteckung und Ausbruch einer Infektionskrankheit
Inspiration	die Einatmung
insuffizient	nicht ausreichend, mangelhaft
Insulin	Blutzucker senkendes Hormon
Intensität	Stärke
Interzellularraum	Bereich zwischen den Zellen (auch: Zwischenzellraum)
intramuskulär	in den Muskel
intravenös	in die Vene
Invagination	Einstülpung (eines Darmabschnitts in einen anderen Darmabschnitt), auch bei Tumoren
invasiv	(in den Körper) eindringend
invers	umgekehrt, entgegengesetzt
Iris	Regenbogenhaut des Auges
Irrelevanz	Geringfügigkeit, Unwichtigkeit
irreparabel	nicht wiederherstellbar
-itis	Entzündung
Jejunum	Leerdarm, der an den Zwölffingerdarm anschließende Teil des Dünndarms
Kammerdiastole	Ausdehnung (Erschlaffung) der Herzkammer
Kammersystole	Zusammenziehen (Kontraktion) der Herzkammer
Kapillaren	feinste Blutgefäße, „Haargefäße"
kardial	das Herz betreffend
kardiogen	durch das Herz bedingt (ausgelöst)
Klaustrophobie	Angst vor geschlossenen Räumen oder großen Menschenmassen (umgangssprachlich: Platzangst)
Kleptomanie	Sucht (krankhafter Zwang) zum Stehlen
Klimakterium	Wechseljahre der Frau
Klitoris	Kitzler
Kolik	krampfartiger Schmerz
kollabieren	zusammenfallen, zusammenbrechen
kollagene (Fasern)	„Festigkeit gebende" Fasern
kontrahieren	zusammenziehen

Kontraktion	das Sich-Zusammenziehen (kontrahieren)
koronare Herzkrankheit	Abkürzung KHK, Verminderung der Durchblutung des Herzmuskels durch verengte oder verschlossene Koronarien
Koronarien	Herzkranzgefäße
Kreisgang	Bindenverlauf zum Festlegen des Bindenanfanges
Krepitation	„Knochenreiben"
Larynx	Kehlkopf
Leberzirrhose	chronische Lebererkrankung mit Umwandlung („Vernarbung") von Lebergewebe, z. B. durch Alkoholmissbrauch
Leukozyten	weiße Blutkörperchen
Liquor (cerebrospinalis)	Gehirn- und Rückenmarksflüssigkeit
lokal	hier: ein abgrenzbares Gebiet des Körpers betreffend
Lumen	hier: Weite (Innendurchmesser), z. B. von Gefäßen
Luxation	Verrenkung
Lymphbahn	Gefäß zum Transport der Lymphflüssigkeit
Lymphozythen	Zellen des Blutes, zuständig für die Immunabwehr
Magill-Zange	anatomisch (dem Körper) angepasste Zange, z. B. zum Entfernen von Fremdkörpern aus dem Rachenraum
MedGV	Medizingeräteverordnung
medial	zur Körpermitte hin
Mediastinum	Mittelfell
Meningitis	Hirnhautentzündung
Menopause	Zeitpunkt der letzten Menstruation
Menstruation	Regelblutung (Periode) einer Frau
mmHg	Abkürzung für Millimeter Quecksilbersäule, eine Maßeinheit zur (Blut-)Druckbestimmung
Monokelhämatom	Bluterguss um ein Auge in Form eines Monokels
MPG	Medizinproduktegesetz
Myokard	Herzmuskel
NaCl	chemische Formel für Natriumchlorid = Kochsalz
nasal	durch die Nase
Nekrose	abgestorbenes (sich zersetzendes) Gewebe
neurogen	vom Nervensystem ausgelöst
O_2	chemische Formel für Sauerstoff
Ödem	Schwellung durch Flüssigkeitsansammlung
oral	durch den (mit dem) Mund

Organellen	chemische Reaktionsräume der Zellen
Organismus	lebensfähige Einheit von Organen
Os	Mund (Gesicht)
Ösophagus	Speiseröhre
Ovarien	Eierstöcke
Ovulation	Eisprung, Ausstoßung eines befruchtungsfähigen Eies aus den Ovarien
paarig	doppelt, gleichartig angeordnet
palpieren (palpatorisch)	tasten
Pankreas	Bauchspeicheldrüse
Pankreatitis	Entzündung der Bauchspeicheldrüse
paradox	widersinnig
Parasympathikus (Vagus)	Nerv des vegetativen Nervensystems (➔ Abschnitt 13.1.1)
parenteral	unter Umgehung des Magen-Darm-Traktes
pathologisch	krankhaft
Perikard	Herzbeutel
peripher	vom Körperzentrum entfernt liegend
Peritonitis	Entzündung des Bauchfelles
Pharynx	Rachen(-raum)
Phobie	krankhafte Angst
pH-Wert	Maß für die saure oder alkalische Reaktion einer Lösung: 0–7 = sauer (Säure), 7 = neutral (reines Wasser), 7–14 = alkalisch (Lauge). Blut ca. 7,4; Magensaft ca. 2
physiologisch	entsprechend den normalen Körperabläufen
physisch	körperlich
Pigmente	Farbstoffe im Körper
Plazenta	der Mutterkuchen, die Nachgeburt
Pleuraspalt	Spalt zwischen Rippen- und Lungenfell
Pneumonie	Lungenentzündung
Pneumothorax	Ansammlung von Luft im Pleuraspalt
primär	erst, zuerst, ursprünglich, unmittelbar
Prostata	Vorsteherdrüse
pulmonal	zur Lunge gehörend
psychisch	seelisch, geistig
Rabies	Tollwut
Reanimation	Wiederbelebung
reanimieren	wiederbeleben
reflektorisch	durch einen Reflex bedingt (ablaufend)
Regeneration	Wiederherstellung, Erneuerung
rektal	im (durch den) After
Rektum	Mastdarm
Ren	Niere

Residualvolumen	nach der Ausatmung verbleibendes „Restluft"-volumen in der Lunge
resorbieren	aufnehmen
Resorption	Aufnahme von Stoffen in den Organismus
respiratorische Alkalose	durch die Atmung bedingte Verschiebung des pH-Wertes des Blutes „nach oben" (stärker alkalisch)
Retina	Netzhaut des Auges
retrograde Amnesie	Gedächtnisstörung (-verlust) für einen gewissen Zeitraum vor dem (Unfall-)Ereignis, z. B. bei einer Gehirnerschütterung
Rezeptoren	Empfangs-(Aufnahme-)Einrichtungen eines Organismus für bestimmte Reize (Kälte, Wärme ...)
Riva-Rocci (RR)	Erfinder der unblutigen Blutdruckmessung, Abkürzung RR
Ruptur	Durchbruch, Zerreißung
Segelklappen	Klappen des Herzens zwischen Vorhöfen und Herzkammern, die ein Zurückströmen des Blutes in die Vorhöfe verhindern
sekundär	nachträglich, in zweiter Linie, zweitrangig
Sensibilität	Wahrnehmung von Reizen
Sepsis	„Blutvergiftung" bzw. Allgemeininfektion
septisch	unrein, hier: im Sinne von Sepsis = Allgemeininfektion
Septum	(Herz-)Scheidewand
SHT	Abkürzung für Schädel-Hirn-Trauma
Sigma	Teil des Dickdarms
Sinusrhythmus	„normaler", regelrechter vom Sinusknoten ausgelöster Herzrhythmus
somatisch	körperlich
Somnolenz	Schläfrigkeit, der Patient kann durch äußere Reize noch erweckt werden
Sperma	Samenflüssigkeit des Mannes
Spermien	Samenzellen des Mannes
Splen	Milz
spontan	von selbst, selbsttätig, plötzlich
Status asthmaticus	lang anhaltender, schwerer Anfall von Asthma bronchiale
Status epilepticus	lang andauernder epileptischer Anfall oder Anfälle, die sehr schnell aufeinanderfolgen
steril	keimfrei (unfruchtbar)
Sternum	Brustbein
Stiffneck	„Halskrause" zum Ruhigstellen der Halswirbelsäule

stimulieren	anregen
Streptokokken	eine Untergruppe von (gekapselten) Bakterien
Stridor	pfeifendes Atemgeräusch
Subkutis	„Unterhaut"
subkutan	unter die (Ober-)Haut
sublingual	unter die (der) Zunge
Sympathikus	Nerv des vegetativen Nervensystems (→ Abschnitt 13.1.1)
Symphyse	Knochenverwachsung hier: Schambein
Synkope	kurze Bewusstlosigkeit, Ohnmacht
systolischer Wert	„oberer" Blutdruckwert, die Systole
Tachyarrhythmie	Tachykardie mit unregelmäßigem Herzrhythmus
Tachykardie	Herzfrequenz über 100 Schläge pro Minute beim Erwachsenen in Ruhe
Tachypnoe	beschleunigte Atemfrequenz
tamponieren	hier: zustopfen, z. B. mit Tupfern
Taschenklappen	Klappen des Herzens am Übergang zu den großen Gefäßen, die ein Zurückströmen des Blutes verhindern
Tetanus	Wundstarrkrampf
Therapie	Behandlung (Heilung) von Krankheiten
Thorax	Brustkorb
Thrombozyten	Blutplättchen
Thrombus	Blutgerinnsel
Toxine	Giftstoffe
toxisch	giftig
Trachea	Luftröhre
Ulcus ventriculi	Magengeschwür
Uterus	Gebärmutter
UV(-Strahlung)	Abkürzung für Ultraviolettstrahlung
Vagina	Scheide
vaginal	in die Scheide
vagovasal(-e Synkope)	Ohnmacht, z. B. durch plötzliches Weitstellen der Blutgefäße (auch engl.: vagovasal syndrom)
Vagus	auch: Parasympathikus (s. dort)
Varizen	„Krampfadern"
Vena (V.)	Vene
-cava inferior	untere Hohlvene
-cava superior	obere Hohlvene
-pulmonalis	Lungenvene

vegetativ	unbewusst, nicht dem Willen unterliegend
Venolen	kleine Venen
Ventilation	Belüftung
Vesica fellea	Gallenblase
visuell	(für das Auge) sichtbar
Vitalfunktionen	Atmung, Kreislauf, Bewusstsein
Vollelektrolytlösung	Infusionslösung, deren Konzentration an Elektrolyten der des Körpers entspricht
Vorhofdiastole	Ausdehnung (Erschlaffung) der Herzvorhöfe
Vorhofsystole	Zusammenziehen (Kontraktion) der Herzvorhöfe
Wasser-Elektrolyt-Haushalt	dient der Aufrechterhaltung der für den Zellstoffwechsel notwendigen Bedingungen wie Körpertemperatur, Wassergehalt, Elektrolytkonzentration (z. B. NaCl) etc.
Wirbelkörper	Wirbelknochen
Wirbelloch	Loch im Wirbelknochen, durch das die Nerven geführt werden
Wundschnellverband	„Pflaster“ oder „Pflasterverbände“
ZeMuKo	Abkürzung für (sterile) Zellstoff-Mull-Kompresse
zentral	im (der) Mittelpunkt, hier: im Körperstamm
Zentralisation (Kreislauf-)	stark verminderte bis keine Durchblutung der peripheren Bereiche des Körpers
zerebral (cerebralis)	vom Gehirn ausgehend, das Gehirn betreffend
Zirkulation	hier: die Blutzirkulation, der Kreislauf des Blutes
zirkulieren	kreisen, hier: im Umlauf befindlich
Zyanose	Blaufärbung der Haut infolge Sauerstoffmangels
Zyklus	sich regelmäßig wiederholender Ablauf, hier: die Regelblutung der Frau

Stichwortverzeichnis

(alle fett markierten Begriffe werden im „Erkrankungsverzeichnis" ab S. 261 ff. besonders übersichtlich dargestellt)

A

B

C

D

E

F

G

H

Q

R

S

Z

Fachbegriffe/Redewendungen in Englisch

Allgemeiner Umgang	**General Contact**
Guten Tag, meine Name ist ...	Hello, my name is ...
Ich will versuchen, Ihnen zu helfen.	I will try to help you.
Wie heißen Sie?	What's your name?
Wie alt sind Sie?	How old are you?
Was ist passiert?	What happened?
Woher kommen Sie?	Where do you (come) from?
Wo sind Sie untergebracht?	Where are you housed?
Was ist Ihr Reiseziel?	What's your destination?
Bitte bleiben Sie ruhig.	Please stay calm.
Bitte entspannen Sie sich.	Please relax.
Bitte legen Sie sich hin.	Please lie down.
Bleiben Sie bitte liegen.	Please stay lying.
Stehen Sie nicht auf.	Don't stand up.
Ist noch jemand anderes verletzt?	Is anybody else injured?
Sind Sie allein?	Are you on your own?
Haben Sie einen Betreuer?	Do you have a care giver?
Ich brauche Ihre Telefonnummer.	I need your phone number.
Wie lautet Ihre Zimmernummer?	What's your room number?
Ist jemand in der Nähe, der übersetzen kann?	Is there anybody here who can translate?
Ruft bitte jemand den Rettungsdienst?	Can anybody call the emergency service, please?

Untersuchung/Befund	**Examination/Diagnosing**
Was haben Sie für Beschwerden?	What's the matter with you?
Wie lange bestehen die Beschwerden?	How long have you had these problems?
Waren Sie früher schon einmal schwer krank?	Have you ever been seriously ill before?
Zeigen Sie mir bitte die Medikamente, die Sie nehmen.	Please show me the medicines you are taking.
Ich untersuche Sie jetzt.	I'm going to examine you now.
Zeigen Sie mir, wo es Ihnen weh tut.	Please show me where you feel pain.
Tut es weh, wenn ich hier drücke?	Do you feel any pain when I press here?
Lassen Sie den Kopf nicht hängen.	Don't be so down in the mouth.
Haben Sie ... Halsschmerzen / Kopfschmerzen / ...?	Have you got / Do you have ... a sore throat / headache / ...?
Ist Ihnen schwindelig?	Do you fell dizzy?
Haben Sie sich den Magen verdorben?	Do you have an upset stomach?
Sie dürfen jetzt nicht trinken/essen	You may not drink/eat now.
Der (die, das) ... ist wund (entzündet).	The ... is sore.
Ihr Puls ist niedrig / hoch.	Your pulse is slow / fast.
Ihr Blutdruck ist niedrig / hoch.	Your blood pressure is low / high.

Ich denke, es ist besser, wenn wir Sie zum Arzt bringen.	I think it's better if we take you to the doctor.
Ich glaube, Ihr Bein ist gebrochen.	I think your leg is broken.
Ich werde Ihre Verbrennung jetzt kühlen.	I will cool the burning now.
Sind Sie schwanger?	Are you pregnant?

Körper	**Body**
Arm, Ober- / Unterarm	arm, upper arm / forearm
Auge	eye
Bauch	belly
Becken	pelvis
Bein	leg
Blinddarm (Wurmfortsatz)	appendix
Blut(-kreislauf)	blood (circulation)
Brust	chest
Darm	intestine
Daumen	thumbs
Ellenbogen	elbows
Faust	fist
Ferse	heel
Finger(-spitze)	finger(-tip)
Fuß	foot
Galle(-nblase)	gall(-bladder)
Gehirn	brain
Gehör (hören)	hearing (to hear)
Gelenk	joint
Gesicht	face
Hand	hand
Handfläche	palm
Herz(-schlag), (-versagen)	heart(-beat), (failure)
Hüfte	hip
Kiefer, Ober-/Unter-	jaw, upper jaw/lower jaw
Knöchel (allgemein)	knuckle
Knöchel (Fuß)	ankle
Knochen	bone
Kopf(-schmerzen)	head(-ache)
Körper	body
Leber	liver
Lippe, Ober-/Unter-	upper/lower lip
Luftröhre	windpipe
Lunge	lungs
Magen	stomach
Milz	spleen
Mund	mouth
Muskel	muscle
Nase(-nspitze)	(tip of) nose

Niere	kidney
Ohr	ear
Pupille	eye pupil
Rücken	back
Schädel	skull
Schenkel, Ober-/Unter-	thigh/shank
Schienbein	shin(-bone)
Schläfe	temple
Schulter	shoulder
Sehne	sinew / tendon
Speiseröhre	gullet
Stirn	forehead
Unterleib	abdomen
Wade	calf
Wirbelsäule	spine, backbone
Zahn	tooth
Zunge(-nspitze)	(tip of) tongue

Verletzungen/Erkrankungen	**Injuries/Diseases**
Allergie(-n)	allergy (allergies)
Amputation	amputation
Ansteckung	infection
Apoplex	fit of apoplexy
Blutverlust (bluten)	loss of blood (to bleed)
Erkältung	cold
Fieber	fever, temperature
Geburt	birth
Geschwulst	swelling
Gift, Vergiftung	poison, poisoning
Grippe	influenza
Heiserkeit	hoarseness
Husten	cough
Knochenbruch	fracture
Krampf	cramp
Krankheit (best. Erkrankung, z.B. Lungenerkrankung)	illness, sickness (e.g. lung disease)
Kriegsverletzung (-en)	war injury (injuries)
Lungenentzündung	pneumonia
Prellung	contusion
Schmerz (Schmerzen haben)	pain (to ache)
Schnupfen	head cold
Schusswunde	bullet wound
Sonnenstich	sunstroke
Splitter	fragment/shrapnel
Stichwunde	stab wound
Unwohlsein, Übelkeit	nausea
Verbrennung	burning

Verletzung	injury
Verstauchung	sprain
Wunde	wound
Wundstarrkrampf	tetanus
Zusammenbruch	collapse

Hilfsmittel/Werkzeuge	**Aids/Equipment**
Armtrageschlinge	sling
Binde, Damenbinde	bandage, pad, sanitary pad
Medikamente	drugs, medicine
Pflaster	plaster
Sauerstoff	oxygen
Spritze	injection
Tablette	tablet
Verband	dressing

Körperaktionen/-eigenschaften	**Body actions/conditions**
anschwellen	to swell up
Atmung	breath
atmen	to breathe
bewusstlos	unconscious
blass	pale
Blutdruck	blood pressure
bluten	to bleed
desinfizieren	to disinfect
einnehmen	to take
kräftig	vigorous
müde	tired
Puls	pulse
Schweiß	sweat
schwitzen	to sweat
schwindelig	dizzy
sehen	to see
sich erholen von ...	to recover from ...
stumm	dumb
taub	deaf

Sonstiges	**Others**
Apotheke(-n Notdienst)	chemist's/pharmacy (pharmacy on call)
Arzt	doctor
Ausweis	ID card
Ehefrau	wife
Ehemann	husband
Eltern	parents
Familienangehörige	family members

Flüchtling(-e)	refugee(-s)
Geburtsort	place of birth
Kind	child
Krankenhaus	hospital
Krankenschwester	nurse
Krankenwagen (Rettungswagen)	ambulance
Notruf	emergency call
Notfall	emergency
Notarzt	doctor on call
Notaufnahme	emergency room
Reisepass	passport
Rettungssanitäter/Notfallsanitäter	paramedic
Sanitätsraum/Krankenstation	Firts Aid room/Infirmary
Unterkunft/Wohnort	accommodation/residence
(Kranken-)Versichertenkarte	(health) insurance card

Telefonnummern

Deutschland	Telefonnummer
Polizei Notruf	110
Polizei Amtsleitung	
Feuerwehr / Rettungsdienst Notruf	112
Feuerwehr Amtsleitung	
Rettungsdienst Amtsleitung	
Krankentransport	Vorwahl der nächstgrößeren Stadt +19222
Krankentransport	
Bundesweite Vergiftungszentrale in Berlin	030 19240
Regionale Vergiftungszentrale	
Kassenärztlicher Bereitschaftsdienst	116117
Kinder- und Jugendhilfe	0800 1110333
Telefonseelsorge	0800 1110111
Notruf der Autoversicherer für Pannen- und Unfallhilfe (mit Handy-Ortung)	0800 6683663
Arbeiter-Samariter-Bund (bundesweit 19212)	
Deutsches Rotes Kreuz	
Johanniter-Unfal-Hilfe e.V. (bundesweit 19214)	
Malteser Hilfsdienst e.V.	
Deutsche Lebens-Rettungs-Gesellschaft e.V.	
Technisches Hilfswerk	
Österreich	
Polizei Notruf	113 oder 112
Polizei Amtsleitung	
Polizei SMS Notruf für Gehörlose	0800 133133
Feuerwehr Notruf	122 oder 112
Feuerwehr Amtsleitung	
Rettungsdienst Notruf	144 oder 112
Rettungsdienst Amtsleitung	
Bergrettung	140
Straßendienst	120
Krankentransport	
Giftnotruf	01 4064343

Ärztenotdienst	141
Kindernotruf	147
Telefonseelsorge Notruf	142
Schweiz	
Polizei Notruf	117 oder 112
Polizei Amtsleitung	
Feuerwehr Notruf	118 oder 112
Feuerwehr Amtsleitung	
Sanitäts-Notruf	144 oder 112
Rettungsdienst Amtsleitung	
RGA - Rettungsflugwacht	1414
Bergrettung/Pannenhilfe	140
Krankentransport	
Giftnotruf	145
Ärztenotdienst	
Kindernotruf	147
Seelsorge Notruf - Dargebotene Hand	143
Großbritannien	112
Euronotruf - E112 **Zentraler Notruf für Polizei, Feuerwehr und Rettungsdienst** EU-weit gültig, sowie auf Island, in Kroatien, Liechtenstein, Israel, Mazedonien, Montenegro, Norwegen, Serbien und der Ukraine.	**112**

Funkrufnamen

Organisation	2m-Band	4m-Band
Arbeiter-Samariter-Bund	Sama	Sama
Deutsche Lebens-Rettungs-Gesellschaft	Pelikan	Pelikan
Deutsches Rotes Kreuz	Rotkreuz	Rotkreuz
Feuerwehr	Florentine	Florian
Johanniter-Unfall-Hilfe	Jonas	Akkon
Malteser Hilfsdienst	Malta	Johannes

Funkkanäle

Ansprechpartner	Kanal	Tonruf	Band

Bildquellenverzeichnis

Fotos

Bildungsverlag EINS GmbH, Köln: S. 75, 212.1, 217.1-5

Bosch, Berlin: S. 225

Rui Camillo, Wiesbaden: S. 239, 241, 242

Dönges GmbH & Co. KG, Remscheid: S. 61.1, 184.1, 212.2

FERNO Transportgeräte GmbH, Troisdorf: S. 211, 212

Fotolia: S.18 Stefan Müller, 193.3 corepics, 203, 231

GS Elektromedizinische Geräte, Kaufering: S. 233

HELBIG Medizintechnik, Neudenau: S. 220, 221, 222.1, 230, 242

Motorolla, Taunusstein: S. 226

W. Söhngen GmbH, Erste Hilfe – Notfallmedizin, Taunusstein: S. 193.2, 203.1-3, 204.1-2, 215.1, 209.2, 217.2

Weinmann Geräte für Medizin, Hamburg: S: 231 (2x), 230

Zeichungen

Birgitt Biermann-Schickling, Hannover: S. 0.1 (Reanimation von Kindern und Erwachsenen), 14, 99, 105 (2x), 127.1, 181 (2x), 208.2, 335.4 (Umschlaginnenseite)

Braun Melsungen AG, Melsungen: S. 242.2

Jörg Mair, München: S. 21, 22 (3x), 23 (3x), 24, 25, 26, 27 (4x), 28 (2x), 29,31 (2x), 32 (2x), 33 (3x), 34 (2x), 35, 36 (2x), 37 (2x), 39, 40, 41 (2x), 42 (2x), 43 (2x), 44, 45, 46 (2x), 50, 51, 54, 55 (2x), 56, 59 (2x), 60 (2x), 61.2, 61.3, 62 (2x), 63 (2x), 64, 65, 68, 69, 71, 72, 75 (2x), 76, 77, 89, 90, 91 (2x), 93, 111, 113, 114, 116, 117, 125, 127.2, 129 (2x), 130, 135 (2x), 151, 155, 156, 157, 158, 159, 160, 164, 165, 179, 180, 182, 183, 186 (2x), 188 (2x), 208.1, 209 (2x), 210, 211 (2x), 213 (2x), 214, 215.2, 216 (3x), 218, 219 (3x), 222.2, 229, 232 (2x), 335 (Umschlaginnenseite, außer 335.4)

Umschlagfoto

Lutz Rothe, Cremlingen

Maße und Einheiten

Länge

1 m	1 000 mm	100 cm	10 dm	1 m
1 dm	100 mm	10 cm	1 dm	0,1 m
1 cm	10 mm	1 cm	0,1 dm	0,01 m
1 mm	1 mm	0,1 cm	0,01 dm	0,001 m

Volumen

1 l	1 000 ml	100 cl	10 dl	1 l	1 000 cm^3
1 dl	100 ml	10 cl	1 dl	0,1 l	100 cm^3
1 cl	10 ml	1 cl	0,1 dl	0,01 l	10 cm^3
1 ml	1 ml	0,1 cl	0,01 dl	0,001 l	1 cm^3

Masse

1 kg	1 000 000 mg	1 000 g	1 kg
1 g	1 000 mg	1 g	0,001 kg
1 mg	1 mg	0,001 g	0,000 001 kg

Druck

1 Pa	0,075 mm Hg	0,01 mbar	0,01 cm H_2O	1 Pa
1 cm H_2O	0,75 mm Hg	1 mbar	1 cm H_2O	100 Pa
1 mbar	0,75 mm Hg	1 mbar	1 cm H_2O	100 Pa
1 mm Hg	1 mm Hg	1,33 mbar	1,33 cm H_2O	133 Pa

„Faustregeln“

Blutmenge im Körper	ca. 1/13 des Körpergewichts oder 80 ml pro kg Körpergewicht (Erwachsener 5–7 Liter)
Beatmungsvolumen	ca. 10 ml pro kg Körpergewicht
Hautfläche	Die Größe der Handfläche des Patienten entspricht etwa 1 % seiner Gesamtkörperoberfläche
Guedeltubusgröße	Größe = Abstand Mundwinkel-Ohrläppchen

Vitalparameter/Sonstiges

	Säugling bis 1 Jahr	Kleinkind bis 6 Jahre	Schulkind bis 14 Jahre	Erwachsener
Blutdruck etwa	70/50 mmHg	90/60 mmHg	100/70 mmHg	130/80 mmHg
Atemfrequenz	30–50/min	20–30/min	15–20/min	12–16/min
Atemzugvolumen	50–100 ml	50–150 ml	200–500 ml	500–1000 ml
Herzfrequenz	110–140/min	100–120/min	80–100/min	60–80/min
lebensbedrohlicher Blutverlust ab ca.	100 ml (Säugling 50 ml)	250 ml	500 ml	1 l
lebensbedrohliche Fläche bei Verbrennungen	ab ca. 10 % der Gesamthautfläche			ab ca. 15 % der Gesamt-hautfläche
Körpertemperatur	ca. 37 °C			
Blutzuckergehalt	80–120 mg/dl			